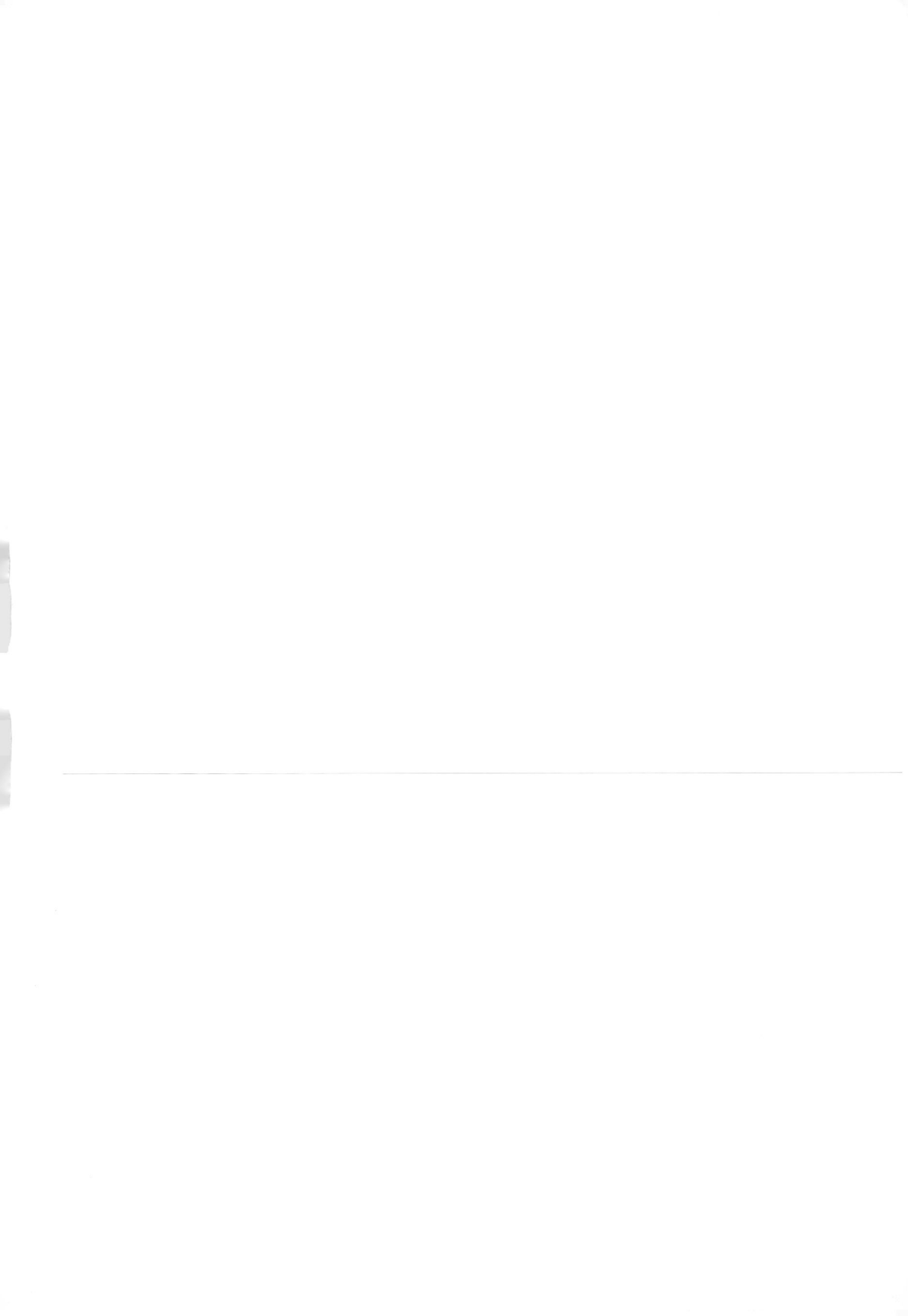

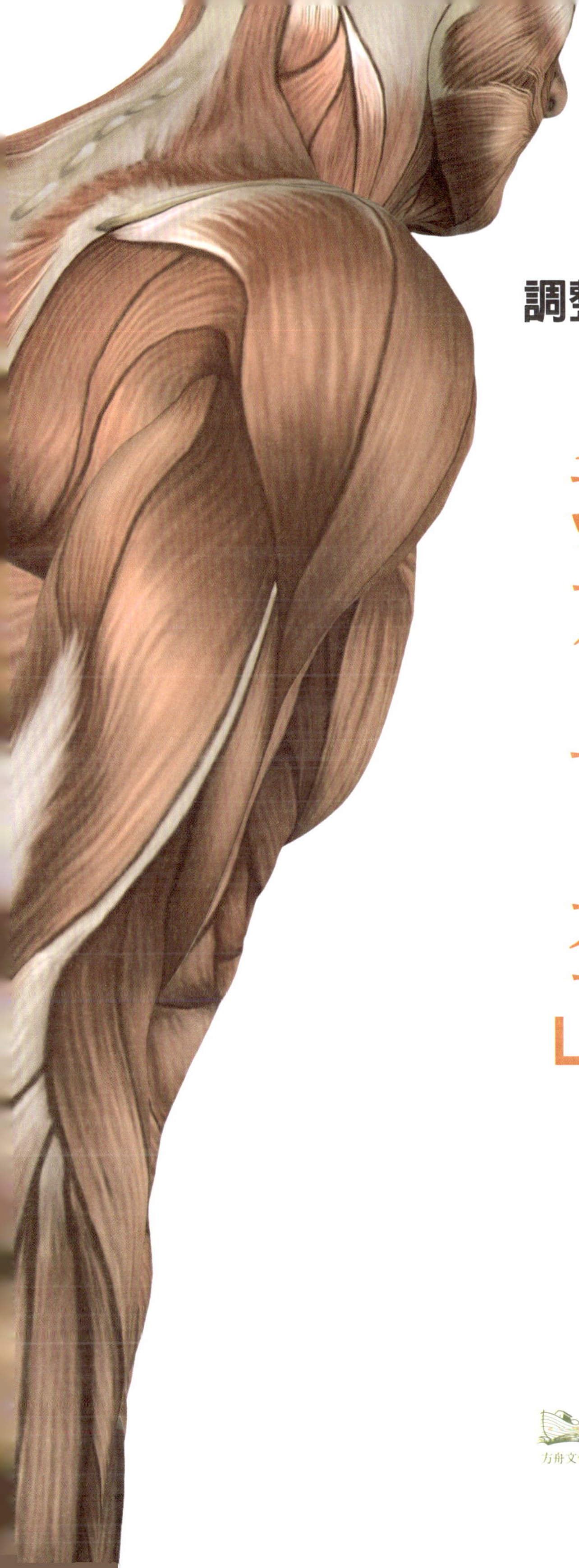

閉嘴咬一咬，
調整**筋膜自癒力**

鬆肩頸、解疼痛、通鼻病、救失眠，我有一「套」

林彥璋、林子宸／著

方舟文化

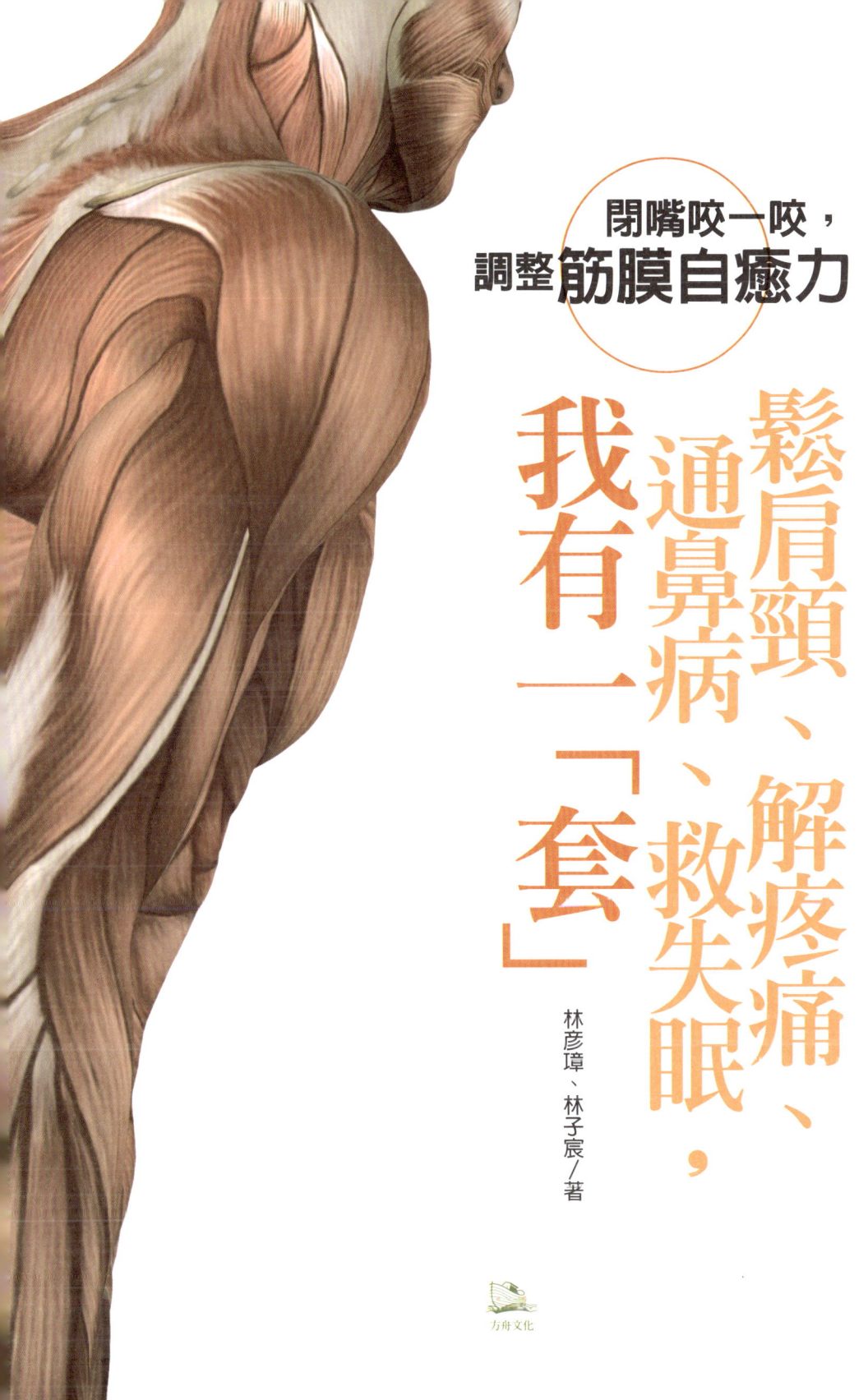

推薦序

改善睡眠靠自己，不再病從口入

作為兩間上市公司的決策領導者，無時無刻不在動腦想事，使得我長年來備受睡眠障礙困擾。近二十年來，看遍許多大醫院的神經科名醫，但仍舊找不出睡眠障礙的病因。直到一位胸腔科醫師轉介我參考林彥璋醫師的治療方法，讓我就這麼遇上了改變睡眠的契機。

一開始，我對林醫師這套治療方法疑慮很深。最納悶的是，怎麼腦神經方面的問題，竟然要找一位牙醫師治療，而且診所還設在鄉鎮小地方？那麼多大醫院的神經科醫師都搞不定了，埔里診所的牙醫師有可能嗎？當時的我，內心面臨極大的掙扎。

抱持著半信半疑的心情，我參加了林彥璋醫師在台北舉辦的病友會。聽聞現場那些配戴牙套患者的親身見證，我覺得必須給自己一個機會試一試。不久後，我開車到埔里診所做牙套，原以為過程就是自己帶牙套慢慢調適，沒想到，林彥璋醫師還有一整個團隊，大家一齊追蹤、關心我牙套配戴的情況。

至今，我配戴牙套已屆滿一年。整體睡眠改善了80、90％，雖然還沒達到100％，但相較過去一天睡不到二、三小時，現今能睡到六個小時，我已經覺得是莫大幸福。

這段治療過程，讓我對身體觀有了個大轉彎。首先，林彥璋醫師讓我認識到，原來我腦神經方面的一些問題，禍源竟然是在嘴巴！透過訓練舌頭與調整呼吸，就能扭轉「病從口入」，從嘴巴防治萬病的發生。其次，我認同林醫師對待疾病的宏觀視野，他把全身的睡眠問題統合起來觀察分析，在頭痛醫頭、腳痛醫腳的分科診治下，林醫師敢於提出這種全面性的治療觀點，我認為是相當值得發展的一條醫療研究方向。

更有意義的轉折，甚至是我的心理狀態。我是一位自我要求很高、凡事積極處理的急先鋒，因為這股個性，讓睡眠出了大問題。這期間林醫師與團隊的鼓勵與關心，尤其是林醫師佛學上的分享，讓我對生命與自己的心性有了嶄新的認知。當我的心一轉變，生理的桎梏也逐漸鬆綁。

對我而言，林醫師的治療非屬純物理性，而是身心同步。我相信，這社會上有許多人也跟我過去一樣，飽受睡眠障礙之苦。正因為歷經這一切，我更希望隨著此書的出版，能讓更多人找到解套的方法。

我受過嚴謹的理工科學訓練，扮演著金字塔高端的工作職責。如果連我這樣背景的人，都願意嘗試用這方法自己救自己了。我希望，你也不要放棄希望，克服困難試一下。

郭重松

圓剛科技、圓展科技董事長

挑戰傳統，提供新觀點

能為林彥璋醫師的新書寫序，是我的榮幸。身為林醫師的老同學，我為他辛苦工作與研究之餘，還能撰寫出如此獨特的著作，極力喝采。

林醫師不同於一般的牙科醫師，對於大家習以為常的觀念與理論，他能運用敏銳的觀察，觸類旁通，因而開發與應用獨特的方法來幫助病人，往往能收奇效，徹底解決病人苦痛，此為林醫師之高人之處。在此書中，林醫師與林子宸博士清楚地描述並分析了每個案例與其相互差異性，可以了解林醫師與其團隊花了相當多的時間來傾聽病人，視病猶親，仔細思考，從每位病人身上學習；因此能建立了豐富的臨床經驗，結合與應用其獨特的想法與理論。

我從事臨床醫療多年來，雖然幫大多數的病友解決了問題，但常感覺仍有許多病例的症狀，用目前的醫學理論與作法無法進一步突破。林醫師的創見提供了我們許多切入點。此書提供了不少新思維，讓我們重新去檢視多年來你我在看待呼吸與氧氣這件事的觀念上，有為數不少值得調整或是需再深入思考的。長期處在緊張焦慮的生活步調中，值得停下來，好好思考一下是否有書中提及的現象與症狀，特別是有關氧氣本身之優缺點與過多可能帶來的負面影響。而筋膜理論，也挑戰了傳統西方醫學解剖生理的侷限，不但提供了發展新治療的基礎，也帶入了許多值得以現代科技來佐證與進一步研究的課題。

這一本中文著作，雖然是醫學科學為基礎，但林醫師與子宸博士之妙筆生花，清晰易懂的敘述文字，深入淺出，讓本書許多章節平易近人，不但拉近了大眾與醫學之距離，也可將醫療專業帶入基層社區，嘉惠大眾。而且書中穿插了許多人文、哲學與文化上的知識，讀來反芻有味。無論是對一般民眾和位居各個專業的醫療人員，均值得推薦。

黃欽威
國立成功大學醫學院附設醫院神經科主治醫師／癲癇科主任
國立成功大學臨床醫學博士

推薦序

認識身體，找回天然自癒力

這是一本促進自我健康的書，告訴我們如何「重新」認識自己的身體，找回天然的自癒能力。林彥璋醫師是一位充滿熱忱、視病猶親的好醫生，在他平日繁忙的工作外，仍不斷努力，探究解決病患困擾的各種方法。大家都明白病從口入這個道理，卻忽略了張口呼吸可能帶來的問題，在林醫師細膩地觀察與臨床驗證下，呼吸這個看似再簡單不過的事情，原來藏有莫大的玄機，以他口腔醫學的專業為出發點，帶領我們從不同的觀點重新看待呼吸的方式，更從牙齒的咬合變化連結到全身筋膜的影響。透過本書內一個個真實案例的生動描述，讓我們真正體會到身體是一個完整的系統，改變呼吸、刺激筋膜就有可能帶來意想不到的效果，本書不僅帶給大家一個嶄新觀點來看待如何養生，也提供醫療的專業領域更多值得深入研究的方向。

劉文德
衛生福利部雙和醫院胸腔內科主治醫師
臺北醫學大學附設醫院睡眠中心主治醫師

開創睡眠醫學的可行之道

現代人的慢性疾病很多，不僅困擾著個人，國家的鉅額醫療保險支出，泰半也都跟很多慢性病有關。這二十年來，睡眠醫學，或是大家常聽到的「睡眠呼吸中止症」，由這個病症所引發的慢性疾病，目前經過證實的，例如心血管疾病、白天嗜睡、長途開車打瞌睡引起交通事故、胃食道逆流、找不出原因的慢性疼痛（頭痛），性功能障礙等；對於小朋友來說，「睡眠呼吸中止」還會伴隨頑固的中耳炎、鼻竇炎、尿床、甚至過動症！不僅如此，在耳鼻喉科方面目前相當難治療的耳鳴、眩暈等，都有可能跟睡眠呼吸中止症有關！（註1）

目前睡眠呼吸中止症的主流治療，有陽壓呼吸器、睡眠手術與止鼾牙套（或稱為口腔呼吸矯正器）。雖然陽壓呼吸器是治療的黃金準則，可惜國人對其接受程度一直都不太高；睡眠手術雖然也不斷一直進步，尤其微創概念引人後，副作用少，但成功率一直都無法提升到「治癒」的層次。而「止鼾牙套」，在醫學界無法跨足牙醫學界的領域，或者說這兩大學界在缺乏溝通平台的情況下，「牙套」是相對不被重視的！想不到彥璋突破重圍，想到舌頭在呼吸睡眠中止扮演極重要的角色，因而研發出前所未見的「壓舌止鼾牙套」，真是令人讚嘆與驚喜！而在他的臨床觀察之下，許多患者都獲得

了不錯的主觀進步，在回饋的過程當中，也發現除了睡眠之外，許多難解的症狀，竟然有所改善！（註2）

所有的科學，包括醫學的進步，都需要有好奇心與熱情。好奇心能找到致病的原因、找到可能的治療方法；而熱情，則是持續不斷研究的動力！本書的作者，彥璋醫師與子宸博士，剛好就是同時具備這兩樣特質的人！展望未來，希望藉由結合西方醫學的實證研究，能開出一條睡眠醫學的可行之道！

沈炳宏
光田醫院耳鼻喉科主治醫師

註1：有關睡眠呼吸中止症與耳鳴、眩暈的關係，目前還沒有實證醫學的證明有確切相關，但有很多臨床研究正如火如荼地在進行。

註2：有關「壓舌止鼾牙套」主觀與客觀的臨床療效，目前正在用科學的方法驗證中，本文所稱的「進步」與「改善」，目前都是基於病患使用過後「主觀」的陳述。

推薦序

口呼吸是萬病的根源

本書作者林彥璋醫師是一位牙醫師，本著一顆熱忱的心，從年輕至今一直都在南投鄉下為民眾服務。除了致力於扎實的牙科基本功，幫助患者整治牙齒外，另一方面發現口腔裡的許多問題：如牙齒咬合、舌頭等軟組織的動態，還發現口呼吸和許多疾病息息相關。因此行醫時便投入大量心思研究如何從口腔保健全身的治療方法。經過多年的努力，受惠了許多民眾，不但創新醫療觀念，更開拓牙醫師在守衛人體健康更進階的醫療模式。

本書分成五大部分闡述理念。第一部分提出「養生首在呼吸」，強調人若不用鼻呼吸而使用口呼吸，會演變成「慢性過度呼吸」，產生過度「氧自由基」。這些氧自由基因為處於一種不穩定的帶電狀態，會到處攻擊它接觸到的物質，使全身各部位的細胞都倖免於難。儘管我們體內有套「抗氧化」系統，能轉化這些氧自由基，當氧自由基產生的量大於「抗氧化」系統的負荷時，就會導致「氧化壓力」的產生。這種氧化壓力，就是造成發炎、疾病、老化、癌症的關鍵因素。此外，許多研究也證實，口呼吸會改變顏面與口腔結構，如造成暴牙、齒列參差不齊、上顎牙弓過深與窄等等特徵，影響呼吸機能進而引發身體各個系統的紊亂，結果出現各式各樣的症狀。可怕的是，大部分的人經常用口呼吸而不自知，尤其在夜間入睡時更是如此。

第二部分提出「筋膜系統失衡」讓你全身毛病連連。本書指出，所謂「筋膜系統」在解剖學上屬於結締組織，指的是遍布全身由薄膜與細絲纖維網路的結合，包覆體內所有細胞和器官。從中醫角度來看，其所形成的網絡與中國傳統醫學的經絡系統，有高度的重疊。過去西方醫學認為，筋膜只有支撐與連結作用，只可用來穩定組織與器官。但近十幾年來不少中外學者發現，筋膜有重要的免疫功能！一旦筋膜產生發炎、沾黏、緊縮或受到壓迫，將會侷限細胞生長發育影響代謝循環，使細胞漸漸失去活性。一旦代謝廢物持續累積無法排除，便會堆積在筋膜層，形成筋膜「阻塞或沾黏」等失調現象，影響身體正常機能的表現。或許口呼吸所造成的生理病理變化，便是造成「筋膜系統失衡」的主因。

第三部分堅信「療癒，始終來自內在」，強調人們可以靠自己找回身體的自癒力。既然錯誤的口呼吸習慣，以及筋膜沾黏阻塞，是致病的關鍵肇因，所以書中教導大家，平常要時時提醒自己用舌力頂上顎。當舌頭用力往上頂時，嘴巴會自然而然地閉緊，呼吸會專注在鼻呼吸上。由於舌頭往上頂會使頦舌肌收縮，此時上呼吸道會特別通暢。另外在筋膜理論架構下，從舌部、心臟、到腹腔、肚臍、大腿小腿到腳趾，有一條「深前線」，屬於中樞筋膜系統，深深牽動及影響全身。舌頭正好位處人體核心筋膜群「深前線」的開端，且是這條核心筋膜群裡，唯一露出體表、可直接觸及的部位，其他則全深埋在軀幹裡，從體外難以觸及。若能不斷的用舌頂上顎、加上下顎咬力對這條中樞筋膜的刺激，就可重新調整筋膜結構，達到內部整體的平衡與穩定，解決身體許多病痛。但是在晚上睡覺時，就無法做這個動作與避免張口呼吸。

幸運的是，林醫師的醫療團隊在經過多年反覆的研究與改良，研發了一個祕密武器，就是「牙套」。這新式「牙套」不是平常矯正牙齒或防止運動傷害的牙套，也有別於常用的兩種止鼾牙套：「下顎前拉式牙套」及「持舌器牙套」（如奶嘴式的用具將舌頭往前固定）。醫療團隊創新改良牙套的構造，在上顎做了「壓舌擋風板」的設計，這種設計可以阻擋口呼吸氣流，讓空氣只從鼻子進出，還可以防止舌頭往後墜、阻擋口呼吸的氣流。另外有趣的是，下顎牙套從中間切割分成左右兩邊的單側牙套，且每次只戴一邊輪流戴，目的是藉由不平衡的單側咬力，來刺激及疏通筋膜系統。藉由配戴上下顎牙套的刺激方式，隨時都可進行的「體內按摩」，活化自己的筋膜，且可避免夜間口呼吸的行為。

第四部分提出很多臨床案例，案例顯示，白天若練習減量呼吸且不斷重複使勁頂舌，晚上睡覺時搭配新型牙套，不僅可矯正用口呼吸的毛病，維持夜間呼吸道暢通，更可刺激筋膜，達到提升身體機能運作的積極作用。書中鉅細靡遺且生動活潑地記載各種案例，將難見的臨床經驗分享在大家眼前。

第五部分闡明其研究的決心。一位優秀的醫師不僅要解決問題，進而要探索問題找出致病機轉。林醫師深知自己的臨床經驗及所提出的假設理論，需要被驗證、被檢視。為了證實並繼續深化自己的研究，便透過同院耳鼻喉科沈炳宏醫師的介紹，認識剛從美國史丹佛睡眠眠中心進修結束的我，而結下不解之緣。此刻，光田醫療團隊將用科學化的方式，來驗證並找尋適當的理論基礎。希望這樣的努力，可以對本土醫學盡綿薄之力。

我深信台灣醫療崗位上，仍有許多無名英雄像林醫師一樣慈悲為懷，在為台灣醫療默默付出，期許給患者更好的治療。而本書就是一個最好的見證，所以在此鄭重向大家推薦。

楊鈞百
光田綜合醫院神經內科主治醫師、醫學研究部主任

目次

Part 4

任何人都做得到！打造不生病的身體

Part 5

Note

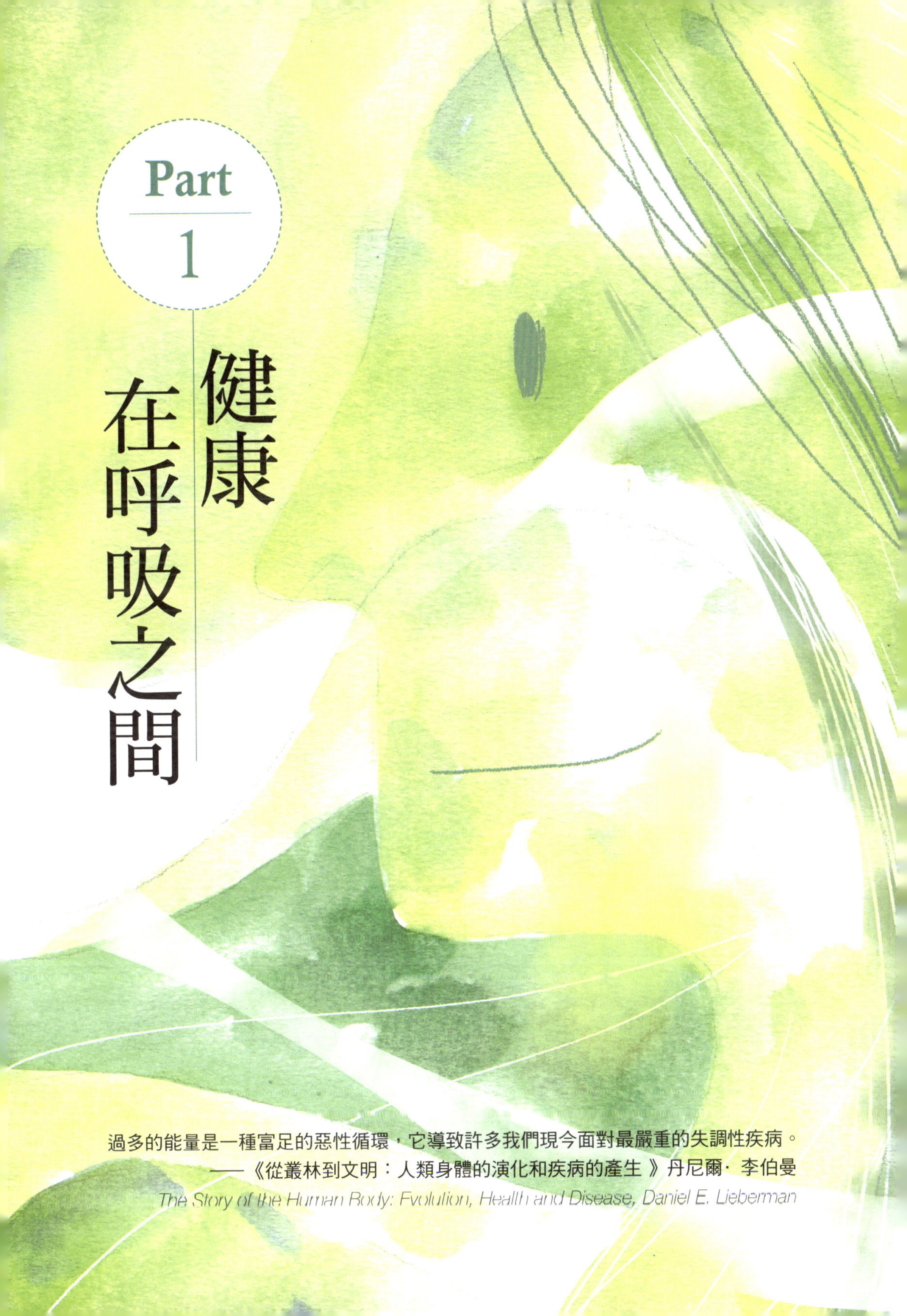

Part 1 健康在呼吸之間

過多的能量是一種富足的惡性循環，它導致許多我們現今面對最嚴重的失調性疾病。

——《從叢林到文明：人類身體的演化和疾病的產生 》丹尼爾· 李伯曼

The Story of the Human Body: Evolution, Health and Disease, Daniel E. Lieberman

現代人的呼吸，跟飲食一樣，經常處於一種過量狀態。人類歷史上沒有一個時代像今日，熱衷於為身體補充大量氧氣，如推崇高壓氧治療、投入各類有氧課程、使用五花八門的補氧產品等。這股好氧風氣之所以興盛，在於大家認為身體有許多疾病，都是缺氧造成的。在篤信氧氣多即是好的迷思下，便一味追求以補氧方式來解決身體上的種種問題，甚至期待透過提高攝氧量來延年益壽。

然而，任何一種能量都一樣，只要超過生理基本需求，對身體來說就是一種過度負荷。氧氣作為一種高活性的氣體，它雖然是細胞產生能量的必要物質，卻也是體內自由基的最大來源，會損害構成細胞的各種分子，而成為器官功能不良、疾病、老化等症狀的決定性因素之一。

你該重新檢視，自己的呼吸觀念與呼吸習慣。

絕大多數人的呼吸問題，就是呼吸過量，以及用嘴巴呼吸。

怎麼可能空氣吸太多，會讓身體老化得更快？為什麼用嘴巴呼吸，會鬧出一身毛病？本部分將透過各種關於呼吸的研究，說明這些錯誤的呼吸習慣為何致病，且提出一個非常關鍵的呼吸觀念：「氧氣不能吸太多」。

「氧氣不能過多」這個論點，完全顛覆目前主流醫學用氧的觀念。但我透過大量國際上發表的研究報告，非常嚴肅且有根據地告訴你，「氧氣」是有問題的！

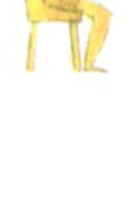

當「氧氣有害」的相關研究，已經大量發表在多種國際期刊與權威著作，以警惕醫療人士勿誤用氧氣，我們卻還依舊抱持著吸氧有益無害的錯誤觀念，大口大口地吸進氧氣，毫不知它對生命危害至深。

本書會一五一十地告訴你，我究竟看到了什麼關於「氧氣」的事實。希望透過這些科學實證研究，讓大家一同來思考：我們身體究竟處於「氧氣過量」的危機，還是「缺氧」？

這個問題的重要性在於，它將讓你採取完全不同的方式對待身體，也會對身體造成完全不同的結果。

是病或癒，在於你對氧氣的判斷與選擇。

鮮為人知的健康殺手「慢性過度呼吸」

「我每天幾乎整晚都在作夢，覺得睡不飽。醒後口舌乾澀、腰酸背痛，精神非常差。怎麼會這樣？」

「我不知道自己為什麼這麼容易緊張，而且一點疼痛就受不了，我真的不是故意要這麼神經質……」

「我很容易過敏，什麼營養品幾乎都吃過，生活環境也弄得一塵不染。但為什麼身體還是這麼差？」

在診療過程中，經常會遇到患者跟我談到這些困擾。他們幾乎試過各種治療，但卻還是找不到病因，苦無對策。直到我請他們觀察自己的「呼吸量」。很多人不相信，全身上下一堆毛病跟呼吸有關，而且竟然是因為「吸了太多」空氣。當我提「呼吸過量」時，幾乎所有人都會用狐疑的眼光問我：「不是缺氧嗎？怎麼可能是氧過多？」

面對這種刻板印象，最直接的檢證，就是回歸到基礎生理數據。就醫學定義來說，只要呼吸量「超過身體代謝所需」，就算呼吸過量，正式學名叫「過度呼吸」（Hyperventilation 或 Over-breathing）。那麼，我們身體代謝所需的呼吸量是多少呢？

答案是每分鐘1.25公升的空氣（0.25公升的氧氣）。[1]

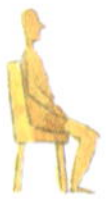

這個量有多小呢？如果把一般常見的呼吸量，列出來相較一下，就會看到其中差異：

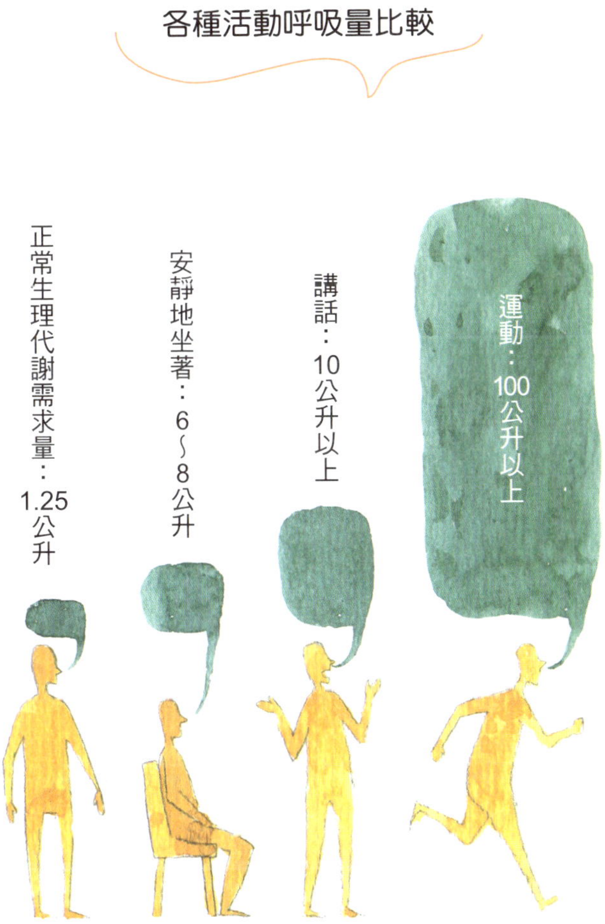
各種活動呼吸量比較
運動：100公升以上
講話：10公升以上
安靜地坐著：6～8公升
正常生理代謝需求量：1.25公升

根據這些基礎生理數據，會發現每分鐘的呼吸量已經大過需求。絕大多數的人，呼吸經常處於一種過量狀態，因此很容易演變成「過度呼吸」。下列量表可供自我檢測：

Nijmegen 過度呼吸問卷量表

症狀	從來沒有 (0)	偶爾 (1)	有時 (2)	常見 (3)	很頻繁 (4)
精神緊張					
焦慮不安					
心悸心慌					
感到困惑					
呼吸快且深					
呼吸短促					
呼吸困難					
頭暈					
視力模糊					
胸痛					
胸口緊繃					
胃脹					
嘴巴周圍緊繃					
手指刺痛					
手指和手僵直					
手腳冰冷					

總結分數達到與超過 23 分者，即屬過度呼吸。

過度呼吸分成急性與慢性二種

急性過度呼吸較為人所知，如突發性喘不過氣來、急促深呼吸，卻反倒覺得吸不到空氣，進而產生心悸、胸悶、盜汗、頭暈、四肢麻木無力等症狀，嚴重者甚至會眼前一黑、癱軟昏厥過去。由於這種突發性呼吸失衡的發作症狀容易判別，因此急性過度呼吸比較容易防範與治療。

但根據統計，在所有的「過度呼吸」個案裡，只有1%屬這種急性過度呼吸。其他99%，都屬另一種難以察覺、長期演變而成的「慢性過度呼吸」。[2]

氧氣在肺部裡的循環

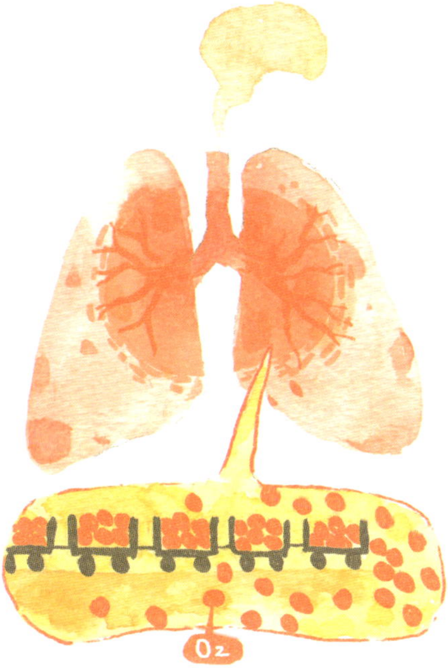

血液在繞經肺部前 1/3 段時，就已經攜滿氧氣，血氧已經飽和。此時吸再多空氣也無用，血液已載不了氧氣。

慢性過度呼吸的形成，其實是「習慣」造成的結果。你可以把慢性過度呼吸這件事想像成胃口，我們總是在不知不覺中越吃越多，其實不是真的因為餓或身體所需，而是一種不經意的習慣。當胃口被養大了，就會累積過多熱量，等到發現時，身體無形中已胖了一大圈。棘手的是，「飲食」與「體型」比較能從外在判斷，控制起來也比較容易，但慢性過度呼吸卻不容易從外觀上發覺。

為什麼「慢性過度呼吸」會養成習慣呢？並非現在的人呼吸生理機能有問題，而是現今使呼吸量變化的「刺激」因素太多了！呼吸經常伴隨著心思念頭、喜怒哀樂、舉手投足等身心理的變化，而不自覺地多吸進空氣。特別當投入工作中時，呼吸量經常會飆高。

舉凡科技商品、娛樂活動、工作步調、社會動態、環境變化等，有太多事讓我們張口大笑、大嘆噴氣、吆喝大喊、滔滔不絕地說話、緊張地深吸氣、急躁地喘息、興奮地加快呼吸、忙碌到忘記把嘴巴閉起來等等。

你可以注意自己看電視時，隨著情緒的變化，造成呼吸幅度改變多少，即可觀察到自己很容易比平時多吸了幾口氣。當我們恣意地隨情緒、動作起伏呼吸，不去約束、調控自己的呼吸量時，身體就像一個接著打氣幫浦的充氣袋，時時都被充入過多的空氣。

更尤甚者，在深呼吸練習與有氧運動風潮的帶動下，呼吸量更是倍數增長，如深呼吸每分鐘呼吸量可增加5倍，激烈運動時則增加20倍以上。

根據門診的觀察，發現許多患者坐著聽治療計畫時，就有呼吸聲沈重、嘴巴微開呼吸、動不動就噴鼻息或「吐大氣」的徵狀。除此之外，許多患者躺在診療椅上時，都可清楚感受到他們呼吸的

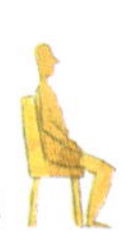

動作很大，胸腔或腹腔起伏相當明顯。有時坐在他們身旁時，甚至可感受到呼吸的氣流來回滑過我的手部，這些都不是一般常態呼吸會有的表現。

要判斷自己是否有呼吸過量的情況，個人可注意是否有以下習慣：

- **呼吸不規則**：鼻子頻仍抽吸氣、打呵欠、噴鼻息、嘆氣。
- **呼吸聲音大**：聽得見呼吸的氣流聲、呼吸有喘聲、入睡有鼾聲。
- **呼吸速度快**：不到5秒就呼吸一次（每一、兩秒就吸氣），或每分鐘呼吸超過14次。
- **呼吸動作大**：胸部或腹部明顯起伏，或經常做出像深呼吸的擴胸動作。
- **呼吸用嘴巴**：下意識地嘴巴微開呼吸，尤其是運動、聊天或睡覺時。

不良的呼吸狀況

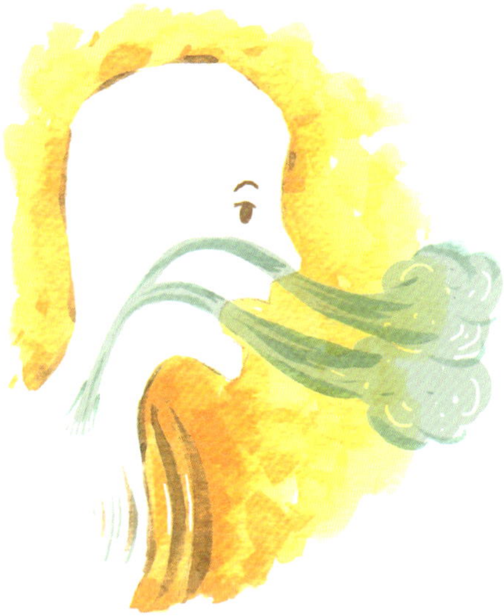

呼吸短而急、氣流大、呼吸聲沉重、胸腔起伏大、用嘴巴呼吸，是呼吸過量的常見表現

這些習慣可能出現在任何時候。從早上一起床、爬樓梯、拿東西、閱讀書報、進食、講話、哭笑、走路、騎車、工作、上廁所、洗澡、做家事等日間活動，甚至連睡覺時，只要沒有注意到自己的呼吸，就會在不知不覺間「多吸」氣。經年累月下來，呼吸過量的程度就會越來越大，屆時大腦的呼吸中樞就會像大胃王的胃口一般，覺得自己需要吸進大量空氣才足夠，而難以收斂。

根據臨床上的觀察，有某些職業、嗜好或生理症狀的人，很容易成為慢性過度呼吸一族。例如：

- 長時間講話的教師、業務員、客服人員或播音員
- 大聲喊叫拍賣的販售員
- 經常大量換氣的運動員、管樂家、聲樂家或歌手演員
- 得耗費大量體力的勞動者
- 工作處於高壓、緊湊忙碌下的人
- 每天得叫喊管教小孩、操勞家事的主婦
- 習慣做深呼吸的人
- 喜歡登山、跑步、騎單車或做有氧運動的人
- 有吸煙習慣者
- 過敏性鼻炎患者、氣喘患者或口呼吸者
- 孕婦

這些列舉的類型雖然並非絕對，另外還有一些尚未在觀察之列，但此處主要是想指出，絕大多

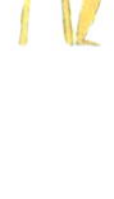

數的人都不知道自己有慢性過度呼吸，不僅不認為自己呼吸有任何異狀，還反倒追崇擴大肺活量呼吸訓練。

空氣吸太多，讓你氧化過快

別以為空氣這種透明、無色無味的氣體，吸多了不會對身體產生什麼負面影響。如果輕忽了，不善加注意、控制自己的呼吸量，它對身體的損傷，將遠遠大於過量飲食對人體的影響。你身體上下所有的生理運作，從細胞、組織、器官到各大系統，都會因為長年累月吸入過量空氣，讓體內的氧化壓力增加，而加速老化與衰敗。

過度呼吸對身體的傷害，幾乎遍及全身：

過度呼吸症狀（Over-breathing / Hyperventilation）	
神經	頭痛、頭昏、暈眩、耳鳴、腦鳴、顫抖、抽搐、痙攣、麻木、失序感、方向感混亂、複視、視力模糊、短暫性閃光、視力障礙、睡眠障礙
心理	注意力與記憶力衰退、困惑、感覺不真實、幻覺、焦慮、易擔心、緊張、恐慌、驚恐、多愁善感、廣場恐懼症、幽閉恐懼症、瀕死感
心血管	胸悶、胸痛、心悸、心跳過速、易疲勞、虛弱
呼吸	感覺無法呼吸（窒息感）、呼吸急促、打鼾、睡眠呼吸中止、鼻過敏、氣喘、口乾、咽喉有壓迫感或異物感
腸胃	吞氣症、咽喉有壓迫感或異物感、吞嚥困難、脹氣、常打嗝、腹痛

上述症狀裡，我對「心理」這方面的影響最關注。一般來說，我們都以為這些心理症狀，純粹是種情緒上的反應，或是個人性格差異。但其實這與呼吸生理狀態息息相關。若空氣吸太多，腦神經就會反應過度，造成這些心理上的狀況。

當我遇到一些看診時特別緊張、容易焦慮、疼痛感敏銳、無安全感的患者時，一經詢問他們的身體情形，多數伴有其他過度呼吸的症狀。若觀察他們的呼吸模式，則多有口呼吸、呼吸短促、呼吸動作大、常講話耗氣量大等現象。

然而，這些心理症狀的患者或是自律神經失調的人，卻完全不知道呼吸過量對自己的影響。他們幾乎都是用神經性的藥物來抑制症狀，結果藥越吃越重，症狀卻不見好轉。

過度呼吸造成氧化壓力的實例：孕婦與運動員

為了更明確探討過度呼吸、氧化壓力與疾病症狀之間的關係，以二個對象為實例，一個是懷孕期間的婦女，另一個是經常激烈體能訓練的運動員。這兩個實例會讓你瞭解，就算是呼吸氧氣濃度21％的空氣，如果呼吸量過大，也會產生氧化傷害。

對每位準媽媽來說，懷孕之後的身體變化，讓懷孕這件事變得既讓人開心又苦惱，喜的是迎接新生命的到來，憂的是接踵而來的各種孕期不適症狀。多數人都認為，這些不適症狀是因為孕婦體內賀爾蒙的改變，但另一個更不為人注意卻更影響重大的變化，是呼吸量。

根據研究統計，婦女懷孕期間的呼吸模式，在呼吸速率並未變快的情形下，每口呼吸量增加的

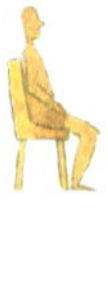

幅度，高達30%至50%。由於吸入空氣量變大，攝入的氧氣量相對也增多，相較於未懷孕婦女平均93mmHg 血氧分壓（動脈血液裡的氧氣分壓），孕婦的血氧分壓會增高超過 100mmHg，甚至飆到接近 110mmHg。3這些數據顯示，孕婦因為過度呼吸的模式，使體內的氧分壓上升。此對孕婦生理狀態造成的衝擊，就是增加了體內的氧化壓力。

婦女懷孕期間，血液內自由基指數與氧化壓力水平都明顯變高；而且隨著懷孕時間越來越長，氧化壓力更會逐漸增加。4正是這些自由基指數與氧化壓力的變化，讓孕婦產生許多全身性的不適症狀，包括變得容易感冒、過敏與發炎感染；出現高血壓；筋骨肌肉痠痛；經常性頭暈、耳鳴與冒冷汗；視力衰退；情緒不穩等。若氧化壓力控制不下來，嚴重者還會出現癲癇，並影響胎兒發育。5

為了改善懷孕期間氧化壓力過高的情況，大多數都會服用「抗氧化劑」來緩和症狀的產生。但是，若瞭解氧化壓力的來源，主要是由於過度呼吸，我們就會以全然不同的方式，幫助準媽媽們防止氧氣造成的氧化傷害。

孕婦許多生理症狀，幾乎都與過度呼吸產生的症狀重疊。如果我們把過度呼吸問卷拿來問孕婦，會發現孕婦基本上許多症狀都勾選了：精神緊張、焦慮不安、心悸心慌、感到困惑、頭暈、視力模糊、胸痛、胸口緊繃、胃脹、嘴巴周圍緊繃、手指刺痛、手指和手僵直、手腳冰冷等等。

這些項目，大家都以為是因為懷胎壓力大而產生。但其實這並非孕婦心理過於敏感，而是過度呼吸的氧化作用，讓她們中樞神經被過度活化、刺激，所以容易產生這些看似為心因素的症狀。尤其是產後憂鬱症，若從過度呼吸角度來看，在持續吸入過多氧氣長達十個月的情況下，氧化壓力不斷地刺激孕婦們的神經系統，難免造成她們生產後，大腦反應變得異常敏感。

另一個因為過度呼吸、氧化壓力過大而身體症狀百出的指標性對象，就是運動員。刻板印象認為，運動等於健康。然而從運動員的健康狀態來看，事實卻大大相反。

有一則研究可以證明運動時，身體的耗氧量並沒有想像得那麼多。該實驗檢測，運動時人體肌肉細胞呼吸代謝的情況。結果顯示，相較於一般細胞正常代謝時需要3mmHg的氧分壓，這些肌肉細胞運動代謝時消耗的氧分壓，僅介於3～4mmHg。[6]這之間的差異，連一倍都不到。

換句話說，運動時身體消耗掉的氧氣量，並沒有比正常活動時增加太多。若生理數據如此，那運動時，根本不需要吸入比平常多好幾倍的空氣。

這不禁令人納悶：如果身體沒有增加換氣的需求，為何運動時，呼吸為什麼會變得強烈？這其實是腦神經下達的指令。當大腦傳送運動衝激的訊息給運動肌肉時，也同時會傳送衝激到腦幹刺激呼吸中樞。數據顯示，**在你才剛要開始動，血液中的二氧化碳、氧氣都還沒有任何變化前，腦神經已預期要運動，提前刺激呼吸中樞大口換氣了。**

這代表運動時，腦神經會過度預期，下達強烈的換氣訊息刺激呼吸中樞。有些運動員經過呼吸訓練，可以將自己的呼吸穩定下來。但絕大多數的人在運動時，卻無法控制自己的呼吸，導致氣喘吁吁、上氣不接下氣的窘境。

運動時會出現的呼吸失調情況，最典型就是用嘴巴呼吸、換氣急促，以及用到太多上胸部的呼吸肌。很多專業運動人士和業餘愛好者都同樣執迷於一些神話，相信吸進大量氧氣是健康的，所以運動時甚至強調要張口呼吸，認為這樣才得以補足充分的氧氣。

但運動時攝入過多的氧氣，反而會導致體內氧化物、自由基快速累積，結果產生急性氧化壓力，加劇體內身體器官組織的氧化傷害，而造成神經性疾病、心血管疾病、氣喘、肝腎代謝異常、高血壓、肌肉發炎等問題。這就是為什麼，運動員的身體不一定比一般人好與壽命較長。

舉手投足時的呼吸

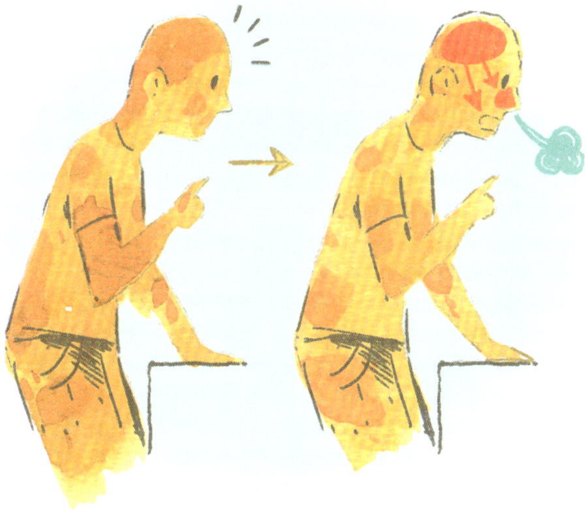

身體要做動作前，呼吸中樞早已接收到訊息，提早增加呼吸。（意念，就會影響呼吸中樞，並非需求所需）

氧化壓力讓細胞生鏽老化

二〇一三年，英國著名足球雜誌 FourFourTwo 做了一次年度大調查。該雜誌採訪了一百名英格蘭與蘇格蘭職業足球員，結果高達78％的球員認為，憂鬱症是他們的心腹大患。職業足球協會執行長 Gordon Taylor 表示，職業足球員罹患憂鬱症的情形相當廣泛，因此協會甚至專門設置一個幫助球員對抗憂鬱症的諮詢機制。[7]

另外，美國也曾大規模地針對職業美式足球員做過一個調查，該研究對三千三百七十七位已退休的國家美式足球聯盟球員進行問卷調查。結果顯示，退休球員中，84％自覺有輕度憂鬱症，14.7％有中重度憂鬱症。此外，51.8％表示會偶而感到身體疼痛，47.6％則表示經常為疼痛所苦。值得注意的是，問卷調查項目更顯示，對於疼痛反應程度高的球員來說，相較於睡眠品質差、身材變型、喝酒與使用藥物等選項，「老化」是令他們感到最困擾的問題。[8]

我們不禁得問，為什麼這些職業球員會遭遇這麼大的健康與精神方面的困擾？一個關鍵肇因，就是氧化壓力。

運動，是一種「氧化」過程。人體在運動時，身體對氧的攝取和消耗都會增加。根據測驗，經過訓練的運動員，其運動過程中最大的換氣量，可達每分鐘一百三十公升～一百八十公升，有些更激烈者甚至能超過二百公升。這已高出一般常態呼吸（每分鐘六公升）二十至三十倍以上！在這種「極限」過度呼吸的模式下，由於體內無法燃燒完全的氧氣劇增，運動員體內的自由基與氧化壓力便快速增加。

運動過度呼吸，使身體快速氧化

近三十年來，國外已將近有上百篇論文證實，不管是有氧運動或無氧運動，只要運動過程中身體攝氧量增加，都會使體內組織快速累積自由基與氧化物，並形成急性氧化壓力。[9]

一九七八年，Dillard 等研究者檢測單車運動時人體呼出的氣體，發現運動過程中，人體呼出的氣體裡含高量的氧化物，因而首次發現運動會增加體內氧化物的形成。[10]爾後，許多論文陸陸續續證實，運動會使身體快速氧化，導致各器官、組織、細胞構成與 DNA 的損傷。目前已研究的運動項目包括：馬拉松（不管是半趟、全趟或超級馬拉松）、鐵人運動（三項與兩項）、騎單車、美式足球、橄欖球、足球、登山、越野機車、重量訓練等。[11]

這些研究指出，受試者運動後，體內肌肉、血液裡的自由基與氧化物，都明顯高於運動前。其中有些自由基指數甚至增加了70％，氧化壓力程度更增加了二至三倍！

當這些研究者進一步探究這種急性氧化壓力對身體的影響時，發現這些運動員體內的各種細胞構成與分子（如脂類、蛋白質、核酸）幾乎都會受到破壞，諸如大腦、心臟、肺、肝、腎、血液、骨骼肌等，都因為氧化壓力過高而損傷連連，結果造成神經性疾病、心血管疾病、氣喘、肝腎代謝異常、高血壓、肌肉發炎等問題。

其實，這些研究的核心重點，就是揭示了運動時「氧灌流」對身體的傷害。當人體因為激烈運動吸入大量空氣時，由於氧氣並非平均分布到身體各器官，大部分的氧氣會先進入肺、心臟、大腦、肌肉等，造成這些部位首當其衝地承受氧化傷害。然而，身體其他部位也無法倖免。在運動過程中，我們的肝、腎、胃、腸等器官雖然因為供血量較少，處於低氧狀態而免於氧化衝擊；但當運動結束，血液重回流這些器官時，它們一樣會面臨「氧灌流」傷害，組織內累積過量的氧化物與自由基。有研究顯示，運動到精疲力竭後，肝臟的自由基指數會增加二至三倍。[12]

引發氧化壓力的原兇是過度呼吸

上述針對運動過度呼吸產生氧化壓力的討論，目的並不是在反對運動，而是希望大家注意到運動時過度呼吸對身體的負面傷害。這種傷害並非來自外力的衝擊，或是反覆性的過勞訓練，而是來自運動過程中所吸的過量空氣。

現今運動已成為全民共襄盛舉之事，光是看目前大量舉辦的路跑活動，就可瞭解現代人對於運動的接受度非常普遍。但是當我們享受運動帶來的樂趣與一些好處時，卻往往忽略運動會產生大量自由基、快速增加氧化壓力，讓身體反倒因為一次次的運動而老化、生病。

美國預防醫學發言人 Kenneth Cooper 醫師曾聲明：「運動時若產生過多的氧化物與自由基，身

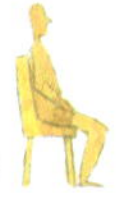

體細胞就會被破壞，使得運動的人反而比不運動的人，更容易罹患老化性疾病。」[13]這之中讓運動引發氧化壓力劇增的元兇，就是過度呼吸。

讓我們警惕的是，許多中年以上的人士為了保健身體，以為運動就是健身的最好措施，因此投入各式各樣的運動項目。有些人甚至過度積極，把自己當運動員訓練。但是，人體其實在中年以後，體內抗氧化能力就大不如前。

美國老化醫學學會表示，四十歲是一個關鍵年齡。年輕人較少有自由基問題，因為人體具備良好的自由基中和系統，可以防止自由基傷害身體；但過了四十歲，自由基修補系統功能逐漸下降，讓自由基超量，漸漸累積，發生自由基傷害身體的風險就明顯增大。如果此時又因為運動倍增體內的氧化壓力，就會產生雪上加霜的作用，導致健身不成，反受氧化之害。

再三強調的是，我認為**運動不是不能做，而是運動時盡量不要過於激烈，防止自己過度呼吸。**透過控制自己運動時的呼吸量，至少可以降低體內氧化壓力的形成。

這個觀念非常重要，因為這涉及身體的氧化年齡。如果你像職業足球員一樣，從小就沒注意自己的呼吸模式，長期都在激烈的訓練與比賽下過度呼吸，你的氧化年齡相信會是實際身分上的倍數，而這會讓你像多數填寫健康問卷的球員，退休後就全身都是病。

因此，別再盲目無方法地熱衷做運動。如果你想越動越健康，運動時請別大口呼吸。

氧氣不是愈多愈好

當今一個普遍的刻板觀念，就是氧氣越多對身體越好，此反應在當今越來越興盛的「氧生」風潮，如在非急症的治療項目中採用高壓氧、追求許多補氧偏方、崇尚各種補氧產品等。的確，高壓氧在醫療方面有其必須性，如對於氣體中毒、急性創傷性缺血、組織壞死感染等，都可透過給予高壓純氧，而達到快速排除體內毒素、改善局部組織缺氧，以及殺菌抑菌等功效。然而，氧氣是把雙面刃。氧氣既然能夠殺菌，也會殺細胞。若氧氣運用失當，反而會讓自己遍體鱗傷。

對生物來說，氧氣的存在是種吊詭：它既是細胞產生能量不可或缺的分子，卻也是使細胞受傷的毒氣。氧氣若不足，體內細胞就無充分燃料順利發電；氧氣若太多，又很容易轉變成高活性且不穩定的自由基，到處攻擊細胞內外的任何結構。在過與不及之間，一個攸關存亡的問題因此浮上檯面：我們體內的氧氣，究竟是不足或是過剩？

偵測氧氣量的方式，主要是依據壓力來計算。根據呼吸生理學，細胞平均只需要3mmHg的氧分壓，就足以進行正常代謝。[14]但每顆細胞旁邊的氧分壓，平均有40mmHg。從這麼基礎的呼吸

生理數據來看，細胞所需的氧分壓綽綽有餘，細胞周遭組織的氧分壓，高過細胞所需十幾倍。

我提出人體不容易缺氧的數據，但認為人體攝氧不足、缺氧的人，目前卻提不出任何數據，證明體內氧氣不夠細胞使用。[15]

我認為人體內的細胞，長期都處於氧氣充足的組織環境裡。由於氧氣具有高活性與毒性，就算身體天生有抗氧化機制，但長期下來，細胞也終會不堪氧氣的傷害。有研究已經證實，**體內氧氣只要過多用不完，就會使細胞氧化損傷。**[16]因此合理地推測，氧氣過剩才是造成細胞受損的主因，而非缺氧。

細胞需氧量

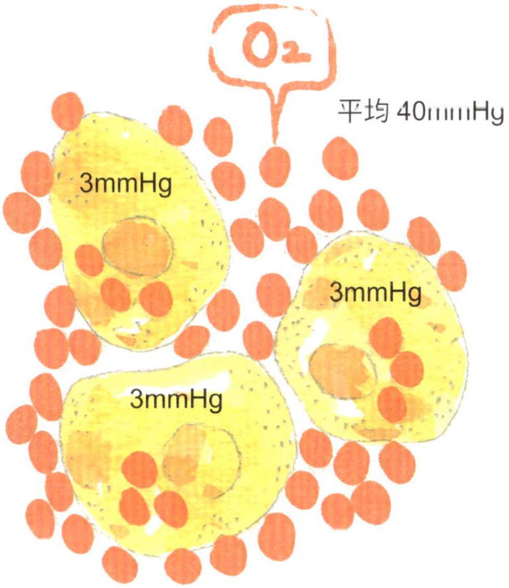

細胞平均只需要 3mmHg 的氧分壓，就足以進行正常代謝。但每顆細胞旁邊的氧分壓，平均有 40 mmHg。

氧氣：使細胞生鏽、衰變的兇手

氧氣有毒！這句聽來危言聳聽的話，對許多生物學與毒理學領域的專家來說，卻已是昭然若揭的定論。美國麻州大學阿默斯特分校的環境毒理學教授 Emily Monosson 就認為，所有的生物都生活在一個有毒的世界裡，其中一個普遍存在生活周遭的有毒物質，就是氧氣。[17]

研究氧自由基為名的德國生態毒理學家 Doris Abele，也在其刊登於《自然》期刊的論文「氧毒：賜予生命的激進活性分子」中直言「打從世界初始，氧氣一直都是個問題製造者」。[18]

此外，榮獲美國自由基生物學與醫學協會終身成就獎的生物化學家 Barry Halliwell，更在其被學界公認為權威著作的《生物學及醫學中的自由基》一書（牛津大學出版）中，首章標題寫著：「氧氣是種毒氣」。[19]

這些引例都明白指出，氧氣並非如你我刻板印象中所認知的那樣有益。相反地，氧氣其實是種會危害健康的氣體，是造成你全身上下細胞損傷的關鍵肇因。

第一位透過實驗蒐集到純氧的英國化學家 Priestley，不僅是首位發現氧氣有助燃且能支持人呼吸的氣體，也是首先指出氧氣具有毒性的人。[20]在 Priestley 於一七七五年出版的一書《幾種氣體的實驗與觀察》中，他拿自己呼吸純氧的體驗，沉思道：

「雖然這種燃素（氧氣）可能對醫學非常有用，但它對我們一般有著正常健康體態的人並不恰當。就如同蠟燭在燃素（氧氣）中比空氣中燒得更快，我們也可能會因為吸取這種燃素（氧氣），而導致「活得太快」且提前將我們的動能耗盡。作為一位衛道者，我必須得說，大自然提供給我們的空氣已好到足夠我們使用。」

Priestley 儘管預見純氧有醫藥用途，但他也明白指出純氧的潛在危險，並勸導大家呼吸空氣即可。你可能會充滿疑慮：為什麼氧氣會產生致命性的危害?先從日常生活的經驗來理解吧！

生活中許多能抑菌、殺菌、消毒、去污的用品都跟氧化作用有關，包括用雙氧水清潔傷口、用漂白水洗滌污染、用臭氧機消除細菌、臭味與農藥等。其中不管是細菌、黴菌、病毒，或是污漬、農藥、異味氣體等，只要與氧氣接觸發生氧化反應，這些微生物與分子都會被破壞殲滅，難以倖免。

身體內的細胞和分子與氧氣接觸時，也同樣會遭遇此氧化情境。它們輕則會像水果剖面變黑萎縮，重則如鋼鐵表面被鏽蝕衰敗。這其中的罪魁禍首，就是氧氣。

氧氣是人體自由基最大來源

人體內自由基的形成，有些來自環境污染、化學藥物與輻射線，有些來自食用高脂、加工、油炸食品。但其中最主要的來源，竟然是從出生到死亡，每分每刻都在吸取的氧氣。氧氣是相當活躍的氣體，它是自然界主要的電子接受者，是主要的氧化劑。

在人體代謝過程中，氧氣很容易與體內各種分子與細胞反應，而產生不穩定的活性氧，也就是氧自由基。這些氧自由基廣泛形成於體內各處，除了細胞內行呼吸作用的粒線體之外，包括細胞核、

參考影片：BBC 紀錄片——氧氣的氧化傷害 https://goo.gl/tiZWCl

細胞液、細胞膜，甚至到細胞外的流動體，都可見氧自由基。

對任何一個生物來說，氧自由基就如同火花般，會無差別地灼燒細胞與組織的各種大分子，包括基因、蛋白質、脂類與醣類等。由於細胞並不是完全「防火花」的裝置，因此這些溢散、到處流動的自由基就像星星之火，在細胞內外到處燃燒，引發一連串的發炎與過敏反應。

氧自由基引起發炎、過敏反應與癌症

儘管身體內有套「抗氧化」系統，能轉化這些氧自由基，但人體的「抗氧化」能力，會隨著年齡的增長逐漸弱化。當氧自由基產生的量，大於「抗氧化」系統的負荷時，就會導致「氧化壓力」的產生。這種氧化壓力，就是造成發炎、疾病、老化、癌症的關鍵因素。

目前，許多醫學研究報告都證實，氧自由基累積所形成的氧化壓力，是慢性發炎、過敏性疾病（鼻過敏、氣喘與皮膚炎）、退化性疾病（心血管疾病）、代謝異常疾病（糖尿病）、神經性疾病（重度憂鬱症）、自體免疫疾病、遺傳疾病與癌症的成因。[21]

日本研究自由基的先驅Yuki Niwa更具體指出，至少有85%以上的慢性與退化性疾病，都是氧自由基造成的。

更詳盡地說，自由基對全身的影響在於，只要它攻擊哪裡，哪裡就損傷產生疾病。根據醫學研究，氧自由基與氧化壓力所造成的症狀與疾病，項目高達一百多種，包括：[22]

● **大腦**：神經損害、腦中風、腦血管疾病、老年癡呆症、帕金森氏症、貝登氏症（兒童大腦基因失調）、

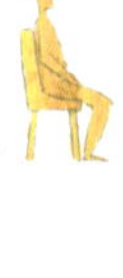

唐氏症、中風、偏頭痛、健忘、焦慮、憂鬱、暈眩、感覺沉重笨拙、嗜睡、味覺嗅覺反常。

心臟血管：心臟病、克山病（心肌病變）、心肌梗塞、血管硬化、血管脆弱、靜脈曲張、血管痙攣、貧血、高血壓、蠶豆症、鐮刀型貧血、血鐵質沉著症。

呼吸系統：過敏性鼻炎、口腔鼻咽癌、氣管炎、氣喘、急性呼吸窘迫綜合症、肺氣腫、慢性肺病、支氣管發育不良。

感知器官：近視、遠視、亂視、眼睛怕光、飛蚊症、白內障、視網膜病變、青光眼、老花眼、黃斑部病變、退化性視網膜損傷、耳鳴、重聽。

皮膚內臟：皮膚鬆弛、青春痘、皮膚暗沉、皮膚易瘀血、異位性皮膚炎、黃斑、老人斑、紫質症、皮癬、脫髮、肝癌、肝腫瘤、脂肪肝、肝纖維化、慢性肝炎、黃疸病、胰臟炎、脾臟炎、腎臟瘤、腎臟病。

關節肌肉：肌肉萎縮症、肌萎縮性側索硬化症、脊髓性肌肉萎縮症、骨質疏鬆症、類風濕性關節炎、關節酸痛、軟骨症、五十肩、骨刺、手腳痠麻、腿抽筋、坐骨神經痛、尾骨酸痛、頸椎酸痛。

消化系統：腸胃潰瘍、克隆氏症、胃炎、小腸炎、便秘、結腸炎、腸缺血、十二指腸潰瘍、胃出血、脹氣、瘜肉、囊胞性纖維症。

內分泌系統：糖尿病、血脂過高、體重過重、尿酸過高、痛風、血糖過多、脂肪瘤、腦下腺失調、淋巴瘤、甲狀腺腫大。

免疫系統：多發性硬化症、自體免疫疾病、乾燥症、發炎症狀、易感冒、久藥不癒、白血球過多。

● **生殖系統**：早產、不孕症、性早熟、經期不順、更年期障礙、子宮炎、宮頸癌、卵巢癌、性功能衰退、貝賽特氏病（反覆性口腔與生殖器潰瘍）、攝護腺腫大、前列腺癌、膀胱無力、痔瘡、尿失禁、尿毒症。

諸多醫學研究已證實，人體生理上幾乎沒有一項疾病，跟氧自由基與氧化壓力脫得了關係。而請再次記住，我們體內氧化壓力與氧自由基的最大來源，是每口呼吸裡的氧氣。

輸氧的迷思

在現代醫療中，不管是醫院救護或居家照護，輸氧可說是相當普遍的措施。除了手術與病房不同氧氣濃度的輸氧之外，還有純氧的「高壓氧」治療，另外坊間也常見各式各樣補氧的設備與用品，如製氧機、高氧水、氧氣瓶等。由於氧氣容易取得，再加上大眾認為「氧氣多多益善」的錯誤觀念，使得輸氧被過度濫用。

然而從醫學理論與臨床研究來看，補氧不僅沒有好處，最嚴重的是，補氧甚至會導致體內氧化壓力過大，引發氧中毒、發炎與過敏反應，造成病症惡化甚至導致死亡。所有的呼吸治療專業人士都知道，氧氣是不能亂給的。

令我憂心的是，當今許多氧氣治療大行其道，有些甚至將「高壓氧」治療運用在一般門診治療與日常保健養生領域。殊不知，「高壓氧」這種吸純氧的治療，只限定用於重大創傷與急救，如氣體中毒、嚴重燒灼傷、組織壞死感染等，其作用是為了使有毒氣體快速排出、血管收縮與殺菌。若

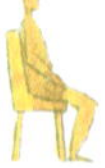

迷信氧氣是萬靈丹，以為氧氣吸取濃度越高越有效，不僅原本正常的生理機制會紊亂、病變，已受損的器官組織反而更惡化，甚至衰敗死亡。

二〇〇三年，美國麻醉學專家 John Downs 發表一篇論文：「輸氧耽誤了其他適當的呼吸治療方法嗎？關於氧氣治療的謬誤」[23]，文中 John 直言，許多輸氧觀念其實從來都未被檢證過。長久以來都是學校與醫院這麼教，呼吸醫護人員就跟著照做。

他引據許多臨床上的實際證據，道破這些觀念「沒一個是對的，而且對許多患者來說相當致命！」John 揭穿三大輸氧事實：

- 氧氣濃度吸入越高，死亡率越高。大多數的生物只要吸入超過21％濃度的氧氣，氧自由基就會在體內快速形成導致器官損害。
- 氧氣輸送過多，反而會干擾體內紅血球的供氧機制，導致紅血球誤判組織耗氧量的情況，無法恰當地釋放氧氣到血液中。此外，由於低血氧並不代表氧氣吸取不夠，若一味輸氧，會造成其他缺氧病因（包括肺呼吸機能不全、心臟輸出血流量降低、貧血等因素）無法被立即鑒別，因而耽誤針對這些病因治療的黃金時機。因此，輸氧無法起到保護作用，反而會破壞體內氧氣的供需關係，並使患者缺氧症狀無法被正確診斷。
- 輸氧除了使血氧器上顯示的數據提升之外，對身體沒有任何實質上的助益。畢竟，體內氧氣消耗量並不會因為輸入更高濃度的氧氣而增加。若體內耗氧量沒有改變，輸再多也只是讓氧氣更容易過溢，產生大量氧自由基到處攻擊身體。

John 認為，當今氧氣已成為一種濫用的藥物，許多醫護人士看到患者血氧飽和度一低於常標 90％，不經鑑別診斷就馬上輸氧，排除了其他更恰當的呼吸治療方式，反而耽誤且惡化患者的病情。

John 因此在結論處語重心長地提到：

「除非患者血氧飽和度持續低於常態，就算施加其他刺激也無法使狀態改善，否則別輕易輸氧！」

氧氣不是萬靈丹，輸氧的危害

輸氧有害健康的說法，或許從來未出現在一般醫療談論裡，但大量醫學實驗與臨床研究都已證實這件事。光是近十年來，就有上百篇研究報告明確指出，輸氧不僅無法解決問題，反倒對身體造成更嚴重且無法修復的損害。

以新生兒的救護來說，輸氧不僅會傷害他們發育中的腦部、增加他們的罹癌風險，更會使他們的夭折率更高。[24]另外，輸氧也會增加自由基的產生、引起肺發炎衰竭，並降低身體抗氧化能力。有研究顯示，吸純氧二十至三十分鐘後，大腦內的自由基就會增加，並使人產生窒息症狀；而吸28％濃度的氧氣一小時，其自由基指數比吸取空氣者來得更高。[25]

不僅如此，只要在常壓的純氧環境下暴露十二個小時，肺部通道就會充血，支氣管與肺泡上皮組織就會傷害，並產生肺水腫、肺擴張不全等肺部機能喪失的情況。[26]還有實驗指出，讓小豬吸40～60％的氧氣十五分鐘，小豬體內組織的氧化壓力就會劇增並導致DNA損傷。[27]由此可見，就算只增加微量氧氣濃度，或是只接受短時間輸氧，也會形成氧化破壞的結果。

二〇一二年，美國創傷與外科重症醫學醫師 Thomas C Blakeman 在美國呼吸照護協會舉辦的「呼吸照護新視野」的國際年會上，發表論文指出：醫院大部分急救時的「用氧」措施是有害的！[28]

Thomas 指出，除非是一氧化碳中毒、失血休克、腦部嚴重創傷，或是呼吸窘迫導致血氧飽和度無法維持在90%以上，需要輸氧緊急處理之外，其他多數狀況若是輸氧，反而會產生更糟糕的結果。這些傷害包括：增加自由基的形成、刺激喉神經改變呼吸模式、增加肺部的傷害、增加心血管阻力、引發腦血管收縮、降低血流量，以及增加死亡率。他認為，當今醫療需要對輸氧有更明確且嚴謹的規範！若輸氧未有任何助益，甚至比輸送空氣的效果更差，呼吸照護人員應當避免為病人輸氧。

有鑑於輸氧可能發生的致命後果與其它種種風險，國外許多醫療單位與協會都制定出嚴謹的輸氧操作條件，如：

- 美國二〇〇五年緊急心臟救護指南就指出，當患者血氧飽和度高於90%時，不應該輸氧。
- 二〇一一年美國新生兒窒息復甦的指南，建議應以空氣替代純氧為新生兒進行復甦，當供輸超過21%的氧氣濃度時，必須配合血氧計隨時監控變化，避免血氧飽和度高於95%。
- 美國胸腔學會與歐洲呼吸學會甚至都降低輸氧的設定值，動脈氧壓調整到約莫 60mmHg，血氧飽和度則約莫90%，以此避免細胞遭受氧化作用與降低氧中毒的風險。[29]

從上述輸氧的風險危害與醫療限制來看，氧氣其實如同療效強烈的藥物，使用時應三思。除非急症狀態迫不得已，否則別把吸氧當作有病治病、沒病強身益壽的處方。

正如長年關注新生兒呼吸照護專家 Augusto Sola 針對攝取氧氣的諄諄告誡：

「呼吸時『多加一點氧』絕對不是個好主意，而且呼吸純氧幾乎沒有必要，也沒有好處。」[30]

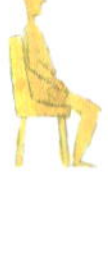

高壓氧能戒菸!?

近年一則新聞報導，臺灣有位木工因為將手指削斷，為了治療傷口接受高壓氧治療。本只是為了讓傷口順利癒合，沒想到連每天需要抽4包菸的長年菸癮也意外戒除！這位木工前後共接受十幾次高壓氧治療，據他說到了第八次時，他開始覺得菸味很臭，臭到完全受不了，因此再也不想抽菸。這位木工覺得自己因禍得福、一舉兩得，因為接受高壓氧治療而順便擺脫菸癮。

但根據氧毒的研究，木工對以往熟悉菸味竟然聞到異常臭味的反應，其實是氧毒刺激到腦中樞神經系統，導致嗅覺異常。因此，提供高壓氧治療的醫護人員，反而應該驚覺木工可能已產生氧毒症狀，應當停止後續的高壓氧治療，以免造成更嚴重的傷害。

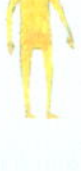

慢性過度呼吸，就是一種慢性氧化傷害

你可以不抽菸，可以不喝酒，也可以不吃燒烤醃製品，但卻躲不了一種隨時隨地都環繞在我們身邊的毒素：空氣裡的氧氣。

我常問人，我們都怕有毒物質，今天如果你知道食物裡面，含有農藥、金屬物質或是化學合成物，就算含量很低，少於標準值，你還敢吃它嗎？我想大多數的人都會盡量少吃。

空氣，道理也是如此。我們固然需要氧氣沒錯，但氧氣也有毒性。一但你認清這個本質，並瞭解到我們身體只需微量氧氣就足供正常代謝，我相信你不會再放任自己吸入過量空氣，讓身體承受額外的氧化傷害。

有多篇研究已指出，就算在常氧狀態下（氧氣濃度21％），其氧氣比例已然足夠對生物產生氧化壓力，使組織與器官不斷承受氧化損害而終致生病、老化。[31]因為對人體細胞來說，只要氧氣量超過細胞代謝所需，那些用不完的氧氣就是毒氣，會損害、削弱細胞活性。[32]

曾榮獲英國皇家學會科學圖書大獎（科普書最高榮譽）的英國權威演化生化學家尼克・連恩（Nick Lane），在其著作《氧氣：創造世界的分子》中寫道：

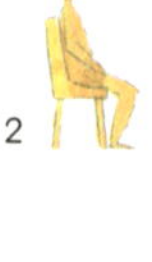

「空氣裡21%的氧氣也是有毒的，而且它最終將導致我們死亡。儘管已經過數百萬年的演化，我們仍無法適應大自然界所提供給我們的氧氣量。或許這麼說很違反直覺，但這卻有一個根本依據，即自由基老化理論。由於呼吸就會從氧製造出自由基，而自由基又是疾病、老化與死亡的根源。終其一生，我們便會因為呼吸空氣中的氧而逐漸老化死去。」[33]

尼克・連恩會警覺到空氣中常氧濃度對身體必然的傷害，就是因為他從最基礎、最根本的細胞呼吸運作，看到氧氣日復一日地損壞、毒害細胞。科學家們早就知道氧的多變。氧氣分子一形成，就會到處亂跑，跟各式各樣的東西發生反應。

你或許可以樂觀看待細胞的呼吸代謝結果，也可以對你體內的抗氧化系統信心滿滿，但你不能忽視空氣裡氧氣的毒性。面對這個常氧呼吸的毒性，我深信追求補氧、強調大口深呼吸不但沒好處，且只會使我們的生命像補氧助燃下的蠟燭，不是提早出毛病，就是加速耗弱殆盡。

低氧讓細胞更有活性、修復力強

在實驗各種細胞生長活性的研究裡，我對間質幹細胞（Mesenchymal Stem Cells，簡稱 MSCs）的研究最感興趣。因為幹細胞能具備再生與修復能力，不僅能分化為脂肪、肌肉、軟硬骨、骨髓、神經皮膚、器官等各種細胞，也能遷移至創傷部位進行修補。

由於幹細胞的活力代表一種身體自癒指標，若能瞭解幹細胞在什麼樣的氧分壓環境生長最合適，或許就能判斷體內氧分壓究竟要維持多少，才最有利啟動細胞自癒力。幸運的是，目前這方面的研究已相當豐富，提供了許多相當具體的研究數據，證明幹細胞在低氧環境下，反而活得更好，可以長得多、動得快。[34]

二〇一三年，台北榮總醫院與陽明大學共同進行一項幹細胞修復能力的研究。結果顯示，幹細胞在低氧環境下，再生與修復的表現最好！[35]如果連幹細胞這麼重要的細胞，都不能承受太多氧氣，我們可以確定的是，假如要啟動體內細胞的修復能力，讓組織、器官與系統方面的損傷自體痊癒，體內氧分壓變高，絕對不會是明智之舉。

我們該做的，就是順應體內本該如此的低氧狀態，避免過量呼吸增加體內的含氧量，甚至透過減量呼吸來降低體內的氧化壓力，如此一來，細胞就能在安全的低氧範圍內，自行發揮它再生與修復的本能。

因此，如果想為體內的細胞創造最佳的修復能力，讓你的細胞能迅速、有活力地維修體內各處損傷，請不要吸入過量的氧氣。少一口不必要的吸氣，就能為細胞爭取更好的生長機會，讓體內的痊癒系統運作無礙。

低氧，降低你體內的氧化損傷

關於低氧有利生理組織的事實，還有一種「低氧預處理」（Hypoxic-preconditioning）的臨床處理方式，可讓我們瞭解氧氣過多對身體的傷害。

在進行器官移植、外科創傷手術、燒燙凍傷治療時，患者幾乎都會遭受「缺血再灌流」（Ischemai

reperfusion）的損傷。造成這種損傷的主因，並非缺血或缺氧的問題，而是缺血後再度輸血時，氧氣灌流產生自由基傷害，導致患部組織發炎壞死。

換句話說，「缺血再灌流」其實就是氧過溢產生的氧化傷害。為了降低「缺血再灌流」的傷害，許多手術都會採取「低氧預處理」的方式，也就是讓患者先在低氧的環境（設定大氣壓力一半的環境，或是在空氣中增加氮氣使氧氣濃度低於21%）適應一段時間後，再進行手術。

缺血再灌流的氧化傷害

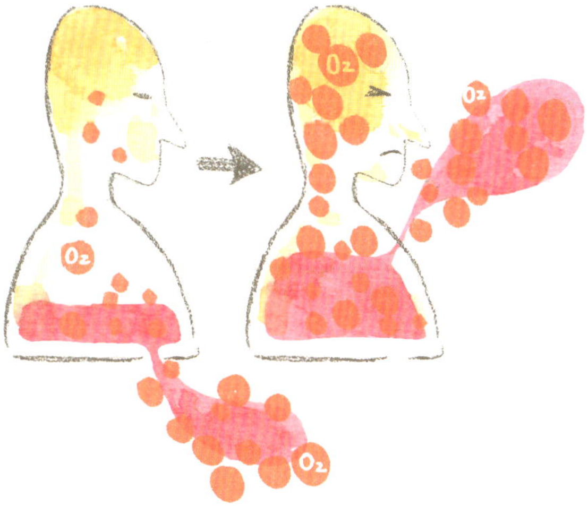

血液再灌流的損傷，比單純缺血更為嚴重。

缺血組織手術結束後，血流雖然開始恢復重新灌流，缺血部位不但未見舒緩，細胞代謝障礙及結構破壞反而更加嚴重。

關於「低氧預處理」是否降低「缺血再灌流」損傷的研究，目前已有多篇研究證實具有成效。這些研究以老鼠、小豬為實驗對象，實驗者將動物分為兩組，一組飼養在常氧環境（大氣壓力760mmHg）中，另一組則飼養在低壓低氧艙（大氣壓力380mmHg），飼養時間長達三至四周，之後進行手術處理，並觀察兩組缺血再灌流的反應。

儘管研究進行手術的部位不同，有的是腸道，有的是大腦，但結果都顯示，飼養在低壓低氧艙的動物，術後組織受損的情況都減緩許多，顯示「低氧預處理」確實對患部起到保護作用。[36]

另外也有研究指出，「低氧預處理」甚至能夠保護中樞神經系統，降低大腦癲癇導致的神經氧化性損傷。[37]

這種「低氧預處理」的成效顯示，讓體內維持在低氧狀態，能減緩身體因過多氧自由基而造成的氧化損傷，比較能抵抗氧化壓力。相較於術後短暫的氧灌流就造成嚴重的發炎或壞死，低氧反而是較安全無虞的狀態。

最值得注意的是，根據上述的實驗環境，就算長期處在大氣壓力一半的環境下，生理也能正常運作，而且降低術後的氧化傷害。換句話說，如果今天空氣裡的氧氣濃度減少一半，生物也可以活下去。若是如此，我們身處在一般大氣壓力的攝氧量，其實綽綽有餘，甚至有氧氣過剩的問題。

上述從細胞生理需氧量、幹細胞再生與修復能力，到低氧與氧灌流的討論，研究都具體顯示，我們體內其實不缺氧，而且氧氣過多殘餘在體內，只會讓粒線體、細胞與幹細胞受損連連，使身體遭受氧化傷害。

低氧並非缺氧，而是符合生物演化運作的自然狀態。認清體內細胞其實不需要太多氧氣的事實，別再以為氧氣不夠用！我們周遭空氣所含的氧氣已經很充裕了，如果你不想讓自己氧化過快，請謹慎地少吸一點空氣。

呼吸少一點，壽命長一點

長壽，是現代醫療亟欲實現的目標！但是，世界上達到長壽人口最高的地區，卻是現代醫療相對缺乏、落後的地方。這，不啻是賞了現代醫療一個大巴掌。

目前國際上公認的幾大長壽村，有中國廣西雲貴高原的巴馬（Bama）、巴基斯坦喜馬拉雅山的罕薩（Hunza）、厄瓜多安地斯山的威卡班巴（Vilcabamba），以及俄羅斯高加索山的阿布哈茲（Abkhazia）等。這些地區裡，老人超過百歲的情況相當常見。

以巴馬村為例，根據二〇〇四年的紀錄，巴馬就有七十四位百歲人瑞，就整體人口比例來看，每三千二百人就有一位超過百歲。與全世界每一百三十萬人才有一人大於百歲的標準，密度高了四百倍以上。這些長壽村的特點，除了物質生活原始、現代醫療匱乏之外，還有一個相通點「位處高海拔」。

你也許納悶，越高海拔的地區，空氣不是越稀薄嗎？依照過往常識，這麼缺氧的環境，人體應該疾病百出才是，怎麼反而活得比平地的人還久，壽命多出一大截呢？

會讓你訝異的還不只這。當查詢高海拔地區與疾病相關的學術論文時，很多調查研究顯示，居住在高海拔地區的人活得更健康，罹患以下疾病的比例皆低於平地人，包括心血管疾病、心肌梗塞、中風、慢性阻塞性肺病、氣喘（過敏性與非遺傳性過敏）、癌症（氣管癌、支氣管癌、肺癌、胃癌、大小腸癌、乳癌、骨髓癌、血癌等）。[38]

除此之外，有研究顯示，在高海拔地區的洗腎患者，因心血管問題致死的比例比平地還低。而在高海拔地區進行心臟移植手術的患者，術後的存活率比平地更高。[39]

為什麼生活在高海拔地區，對身體會有這麼多的好處？學者們認為，一個關鍵影響因素，就是氧氣較少。

美國國家環境衛生科學研究所（NIEHS）首席研究員 Clarice Weinberg 指出，氧氣其實是一種強效的「放射致敏劑」（radiosensitizer），會產生「毒性」與「引發突變」，就算體內的氧氣在一般「生理水平」。氧氣所形成的「氧自由基」，是導致各種疾病產生的重要肇因，包括癌病變與動脈硬化。因此，當生理適應了高山稀薄的空氣，體內組織較少接觸到氧氣，就能避免身體被氧氣毒害或產生癌突變。[40]

Clarice 以肺癌為例，肺部的癌變經常發生在肺上葉（肺部的上端），這裡是肺主要進行氧合作用，直接接觸氧氣的部位。當降低氧氣的攝入量後，就能降低肺被氧氣攻擊癌變的機率。這就是為什麼，高海拔地區的人，肺癌死亡率會低於平地。

由此來看，對那些直接暴露於氧氣的組織與器官，如心臟、血管、氣管、口腔、眼睛等，氧化的傷害都最大。這點影響直接印證於高海拔地區者的健康狀態，他們的確較少罹患心血管疾病、中風、氣喘等疾病。另外，也有研究者指出，高海拔的適度低氧，對心血管健康有實質的助益。

上述多篇研究的結論，都告訴著我們一個與「缺氧常識」相違背的事實：**活在一個缺氧的環境，更少罹病、死亡風險更低。**如果是這樣，難道不該質疑，「缺氧」這件事嗎？我們的身體，真的是因為「缺氧」而生病嗎？難道不該重新檢視，「氧氣」可能產生的傷害嗎？

海拔高度對應生理血氧

Table 1. Physiology of altitude.

Height about sea level(m)	Pressure (atm)	Pa O_2 (mmHg)	Pa CO_2 (%)	Sa O_2 (%)
0	760	94	41	97
1500	630	66	39	92
2500	564	60	37	89
3000	523	53	36	85
3600	483	52	35	83
4600	412	44	32	75
5500	379	40	29	71
6100	349	38	21	65
7300	280	34	16	50
8848	253	28	7.5	70

Pa: Pressure arterial; Sa: Saturation

海拔越高，動脈血氧分壓降低（PaO_2），
血氧飽和度也降低（SaO_2）。

前述研究不少都是針對二千五百公尺以上，有研究還高達四千公尺以上。如果按照既有血氧標準，這些高海拔的血氧狀態，比平地正常血氧濃度掉了三分之一，甚至將近一半！照理說，住在高海拔的人已屬「缺氧」，甚至「嚴重缺氧」。

但事實顯示，儘管血氧低於「常態標準」，人體內的氧氣量還是夠用。尤其當這種低血氧狀態身體並未變差，反而可能因為降低體內氧化壓力而更少罹病時，此就足以支持一個觀點：正常平地人體內氧氣量不會不夠，反倒可能存在氧氣「過量」的風險。

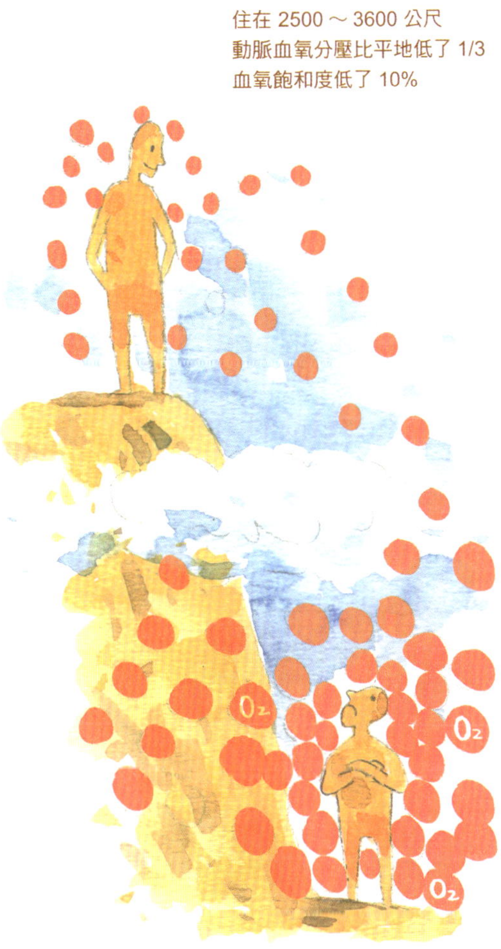

住在 2500 ～ 3600 公尺
動脈血氧分壓比平地低了 1/3
血氧飽和度低了 10%
O2
O2
O2

平地環境氧氣含量高，
研究統計罹病率卻比高海拔環境高、壽命較短。

先前我不斷在討論「過量氧氣」對人體的傷害。每個人一聽到這個論點，都會用「缺氧」的刻板觀念反駁。但主張「缺氧」的人，卻從來無法提出一個具體數據，告訴我人體內血氧若低於多少量，就不夠體內細胞與組織使用。而我可以提出一堆基礎生理用氧數據，以及氧過剩有害的論文，證明正常人體內的氧氣用量絕對足夠，而且還多過細胞正常生理代謝的需求好幾倍，因此，人體要缺氧很難。

至今不管是學術界或臨床，對缺氧的定義其實並無共識。[41]有學者甚至指出，血氧機測出來的數據，並不能真正反應體內的用氧狀態。其實，目前血氧的「基準值」，就如同血壓標準一樣，只是一種「常態」數據，而且是學會經過協商制定出來的。關於「基準值」的制定，日本醫師如岡本裕、近藤誠都質疑過。

這個討論，並不是概念之爭。如果不釐清觀念，大家依舊會被「缺氧」的認知制約，存有「缺氧」妄想症，以為要多做深呼吸，或追求一堆補氧的東西與療法。後果，就是大量累積體內的氧自由基，讓身體承受更大的氧化傷害，乃至加速老化、生病，甚至罹癌。

惟有建立正確的氧氣觀念，認清人體正常代謝只需些微氧氣、氧氣過多會毒害身體的事實，你才會徹底轉變你的呼吸方式，才有可能改變生理狀態。

「高山症」的解釋

從低海拔到高海拔，身體為了適應這麼大的壓力轉變，本來就會出現許多症狀。血氧只是其中一種變化（血壓、心跳、呼吸速度、呼吸量也是）。我在埔里看診，經常遇到許多霧社山上的患者一下山，會感覺自己有「平地症」，一到山下就頭暈、氣喘不過來，在平地經常待不住，看完診就匆匆回山上。他們也有適應的問題，而我認為這問題，氧氣濃度不是問題所在，關鍵在於呼吸是否過量！

登山是件耗氧量相當大的活動。一旦突然到高地，呼吸就很容易變快、變大，就算空氣裡的氧濃度低於21％，但還是很可能就過量了。不少人在高地，因為感覺吸不到氧氣，反而拼命大口呼吸，這種呼吸過快、過大的情況，就等同於「過度換氣症（Hyperventilation）。如果檢索一下過度換氣症候群，會發現過度換氣跟高山症的症狀重疊性相當高！當人體一旦適應高山上的氧氣濃度，呼吸的速度與量控制下來後，身體就會恢復正常。那些長年生活在高原的人，身體並無這些不適，甚至還相當健康。如居住在喜馬拉雅山的罕薩人平均壽命相當高，一百歲以上的比比皆是。除此之外，許多檢測血氧偏低的人，照理說，他們應該已經昏倒了，但卻還相當生龍活虎。我認為，血氧濃度根本無法反應我們身體的需氧與用氧狀態。可以說，血氧濃度低，並不代表體內組織缺氧！

不管是山下到山上，還是山上到山下，人的確很容易因為環境氣壓的變化，而變得呼吸急促、呼吸過量。根據生理教科書的基礎研究，在正常生理狀態下，一分鐘只需吸入二百五十毫升的氧氣，就足夠身體進行正常代謝。以平地的氣壓來說，這個量換算成空氣，就是一・二五公升。換句話說，在平地只要吸入一・二五公升的空氣，身體就已攝入足夠的氧氣。如果是在海拔四千公尺，氧氣濃度剩下平地的三分之二，以此推算的話，一分鐘吸二公升的空氣就夠。

那些攀登高山的人，每分鐘的呼吸量，會小於二公升嗎？我們光是在平地，完全不動時，每分鐘的呼吸量就超過五公升了。

減量呼吸，有助減肥

為了減肥，很多人無所不用其極！不管是吃的、喝的、動的、塗的，各式各樣的奇招都有。但有件事大家一定想不到，不但省事省錢，而且每個人隨時隨地就可執行，秘訣就是降低呼吸量。

在二〇一〇年代初時，有一些研究運動生理的研究員發現，居住在高海拔地區的人，體脂率（BMI）普遍比平地人來得低，肥胖者的比例也比平地少上好幾倍。不僅如此，他們更發現當平地人移居到高海拔地區後，體重竟然明顯下降！這種高山少胖子、人易變瘦的現象，陸續引起許多研究者關注。諸如美國、德國、法國、英國以及大陸的學者，近幾年來都發表了不少論文，探討「高山與減重」之間的關係。

這些研究嚴謹控制了實驗條件，在逐一排除飲食、運動、溫度甚至都市化程度等因素之後發現，高山上的「低氧」環境（Hypoxia），是讓體重下降的主因。論文指出，人處在「低氧」環境下，生理會產生以下幾種變化，包括：瘦蛋白（Laptin：抑制脂肪，加快新陳代謝）的分泌會增加、食慾會降低、飽足感會增加、身體代謝率會提升等。由於能量攝入變少，代謝消耗又變大，在呼吸氣息之間，體重就往下掉了。實驗包括：[42]

- 實驗八週後，「低氧」組（15%氧氣）體重平均下降一．一四公斤，「常氧」組（21%氧氣）只平均下降〇．〇三公斤。
- 實驗四周後，「低氧」組（15%氧氣）非脂肪指數明顯增加，受試者腰圍瘦了四公分。

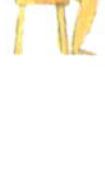

- 調查採集對象多達四十二萬二千六百〇三位美國人，住在高於三千公尺的人，肥胖比例比住在低於五百公尺的人少了五倍。
- 實驗三周後，「低氧」組（14%氧氣）能量攝取降低14%，體重指數下降4%，「常氧」組（21%氧氣）只分別下降5%與3%。
- 實驗四周後，「低氧」組（15%氧氣）體重平均降低七公斤，「常氧」組（21%氧氣）只下降四公斤。

二〇一三年，國際肥胖研究協會（IASO）更針對「低氧與肥胖」此主題，發表一篇綜合回顧論文。此研究支持低氧對減肥的功效，並指出休息或運動時若能處於「低氧」環境，對整體健康、體態、運動耐受度、血壓、代謝都有良好助益。該論文更建議體重降不下來的肥胖者，可以搬到高海拔低氧環境進行減重治療。[43]

你可能會想，又不是每個人都會去高山，平地的氧氣濃度又不可能改變，那該如何讓自己氧氣吸少一點呢？很簡單，只要妥善控制的吸氣量，不讓過量的空氣任意充進身體。換句話說，只要呼吸減量，每次吸氣時就告訴自己吸少一點、吸慢一點，你就是在為身體經營一個低氧環境。這個方法，其實就是在練中國老祖宗提的「龜息大法」，讓自己的呼吸量變少、變慢。

大多數人不相信呼吸只需要一點點就夠，甚至不認為自己能夠做到。我一直強調一個重點，身體需要的氧氣，微量就夠。多吸只是徒增身體被氧氣「氧化傷害」。因此，減量呼吸其實是在保護我們的身體，而透過前述研究顯示，少吸點氧氣甚至有改變體態、提升代謝率、改變體內脂肪的比例、調整食慾、降低體重等等好處。

此外，我的確在臨床治療上請患者減量呼吸，發現他們身體越來越進步，成效包括不容易感到飢餓、體重與體脂數下降（生活作息、飲食與運動皆無改變）、三酸甘油酯指數下降、腰圍變小、運動體能變好、睡眠品質變好、精神不易緊張焦慮、不容易感冒等。其中絕大部分的改善症狀，都與研究論文中的結果相符。

如果你是自認是那種「吸空氣都會胖」、減肥卡關很難突破的人，「減量呼吸」是一個通關妙招。畢竟，呼吸是每分每秒都需要做的事，影響全身之大，從這點下手，獲得的好處無可比擬。

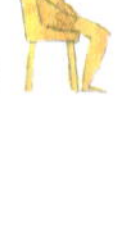

回歸自然鼻呼吸，克服文明病

近幾年來，生物界掀起了一波「回歸野蠻自然」的反思。兩位生物學家，一位是北卡羅萊納州立大學生物學系教授羅伯・唐恩（Rob Dunn），另一位是哈佛大學人類演化生物學教授丹尼爾・李伯曼（Daniel E. Lieberman），他們不約而同地想解答一個讓現代醫學困窘的問題：為何人體在先進醫學科技與良好衛生建設的生活環境裡，反而容易罹患許多新型失調疾病，如糖尿病、心臟病、骨質疏鬆症、克隆氏症、發炎性腸道疾病、類風濕性關節炎、紅斑性狼瘡、多發性硬化症、自體免疫失調、過敏、各類焦慮症、自閉症、精神分裂症等？

在人類演化過程大部分時間內，這類新型失調疾病幾乎不曾出現，或相當罕見。何以在坐擁越多數醫療資源、公共衛生系統越健全普及的先進國家，反而是這類失調性疾病的好發地？[44]

兩位生物學家從演化的觀點指出，這些失調疾病的發生，在於人類改變自然法則。因此，要對抗諸多「文明病」的有效治療方式，並非一味尋求最新科技研發的藥物或手術，反而是回歸自然法則，正確地使用我們的身體。

呼吸，正如本書開宗明義所強調，是影響健康至為關鍵的因素。因此，若呼吸方式違反自然的話，可以想見人體勢必將付出全身慘痛的代價。問題是，呼吸的自然法則為何？

我們都瞭解，嘴巴是用來飲食與說話的器官，並非呼吸器官。但由於人類能夠說話的演化，人的呼吸道與食道分開，因此可用嘴巴直接呼吸。此機制看似方便，卻為人體健康帶來了許多負面影響，可說是人類必須付出的文明代價。我們的鼻子是經數萬年演化而成的精密呼吸器官，因此，符合呼吸自然法則的關鍵要點，就是呼吸時只用鼻子、緊閉嘴巴。

呼吸別用嘴巴這個道理，當今雖然已得到醫學證實有害健康，但在一百多年前，卻已有人先見地提出這個觀點且不遺餘力地提倡。令人更訝異的是，這人既非醫學專家，也非人類生物學專家，而是位畫家。

走入印地安部落的探險畫家

出生於律師家庭的喬治・卡特林（George Catlin, 1796～1872），本身是位律師，但因熱愛旅行與描繪人物山景，因此決定投入繪畫。一八三二年，三十六歲的喬治與美國西部遠征隊成員相識。受到這些探險先鋒的鼓勵與協助，喬治開始了他的邊境部落之旅。他踏遍南、北美洲各原始部落，不僅深入做田野調查，更用繪畫與木雕刻畫印第安人的形象、生活、打獵、祭儀以及動物和風景。

喬治日後將這些紀錄與作品出版，並成為以描繪印第安人肖像而聞名的藝術家。目前，美國一些國立博物館與學會都珍藏並展出喬治的作品，但大部分人都不知道，喬治除了藝術之外，對醫學也甚有貢獻，其重要影響，就是出版了一本保健專書《閉上你的嘴以保全性命》（Shut Your Mouth and Save Your Life, 1870）。

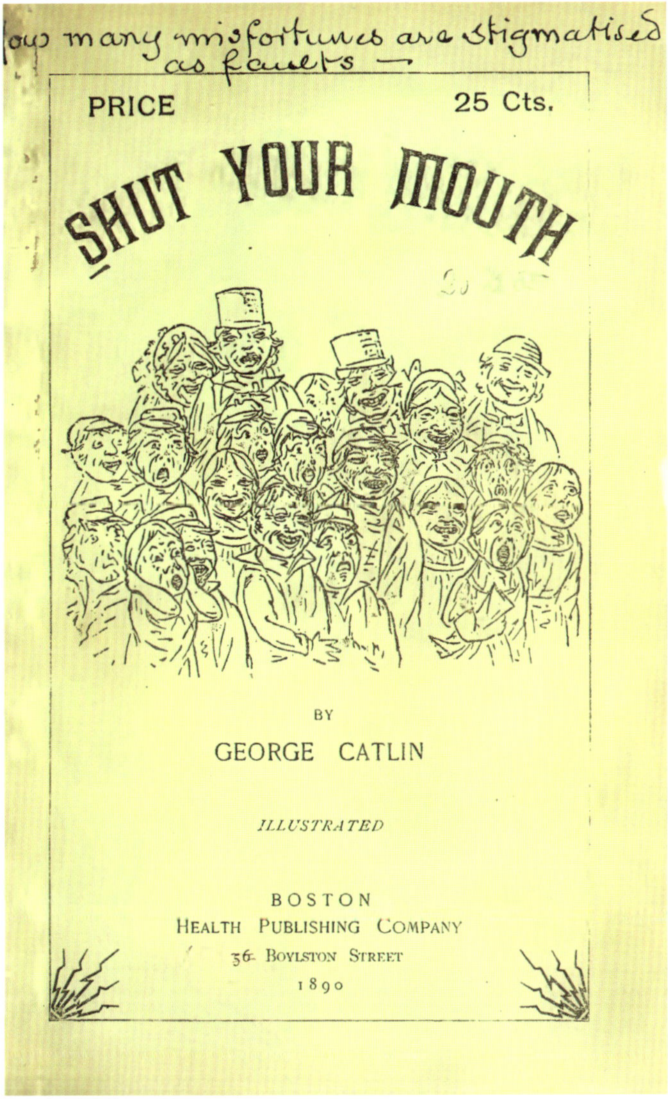
How many misfortunes are stigmatised as faults —

PRICE 25 Cts.

SHUT YOUR MOUTH

BY

GEORGE CATLIN

ILLUSTRATED

BOSTON
HEALTH PUBLISHING COMPANY
36 BOYLSTON STREET
1890

喬治・卡特林《閉上你的嘴以保全性命》原書扉頁

野蠻土著vs.文明白人

喬治花了八年時間尋訪多達一百五十個印地安部落，接觸到的印第安人數更高達二百多萬。對喬治來說，雖然印第安人的長相衣著、起居飲食、習俗祭儀讓他驚奇，但讓他更覺得不可思議的是，印第安人竟然比他想得還要健康、長壽。

喬治觀察到，相對於倫敦、曼徹斯特與其他英國大城鎮孩童的高死亡率與流行病蔓延，印第安人不僅早夭率相當低，也很少罹病。為收集更多一手資料，喬治特地親詢許多部落酋長，發現印地安小孩很少在長牙前就死亡，早夭的原因主要是死於意外，如溺水、被蛇咬到、被馬踢到等，並非生病。此外，印第安人也很少有聾瞽者、弱智、精神失常、脊椎變形、牙齒畸形等情況。這讓喬治不禁納悶：為什麼印地安人原始粗糙的物質環境與不良的衛生條件，不但比生活在文明城市的白人更能活下去，且少疾病殘廢？

在原始與文明生活條件的如此對比下，喬治立下了一個非追根究柢不可的問題：究竟是什麼關鍵因素，導致印地安人與白人有如此不同的健康狀態？

印第安人的健康智慧

喬治第一個深刻的觀察，是印地安媽媽哺乳後的一個小動作「將嬰兒剛喝完奶的嘴巴捏閉」。

他本來以為這只是一個無心之舉或特例，直到看見上千個印第安媽媽不論處於荒野或多麼忙碌，在

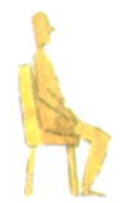

餵完奶後，都會細心地用手指將嬰兒的小嘴閉上，沒有一次會忘記。而且印地安人特別要求一種生活規矩，就是除了說話與吃飯外，一律要把嘴巴閉上，此生活教條在印地安部落中相當普遍。這於是讓喬治開始注意到，印地安人將嘴巴閉上的呼吸習慣。

喬治第二個觀察，是印第安人睡覺的方式。他發現，所有的印地安媽媽都會將小孩用被毯捆在板子上，以保持脊椎直挺，並用一個小墊子撐住頭部，讓小孩的頭微微往前傾（a圖）。這種睡覺時頭保持前傾的姿勢，也同樣可見於許多印地安成人。他們會用一條細繩子將下巴拉住，好讓下巴內縮頭往前傾（b圖）。更有甚者，一些印第安人更偏好趴睡的姿勢，並用一條長巾包覆自己的頸頭部（c圖）。

對印第安人來說，這種睡覺方式對身體健康最好，因為這不但能讓脊椎更直沒毛病，也可防止睡覺的時候嘴巴張開。他們認為仰睡，尤其是讓頭後垂低於脊椎水平，是會讓身體不健康的睡姿。

除此之外，喬治更發現印地安部落有一些關於「閉嘴」的特定用詞與格言。曾經有14名印第安人受邀前往倫敦參訪，當他們被問及對白人的第一印象如何時，印第安人回答：「白人，覺得我們閉嘴看起來很呆，我們覺得白人嘴巴開開的更怪，而且他們大半牙齒都很不整齊且有缺牙。」之後，印第安人給白人貼上了一個標籤：「黑嘴巴」（black-mouths），因為他們總是能輕易看到白人黑壓壓的口腔內部以及錯亂缺牙的齒列。

有一次，喬治特地訪問了一位部落著名的勇士：「如果一位體型與力量都比你更大的白人向你挑釁，你會不會怕他？」沒想到這位印地安勇士馬上直率地回答：「不，一點都不怕。我對一個無

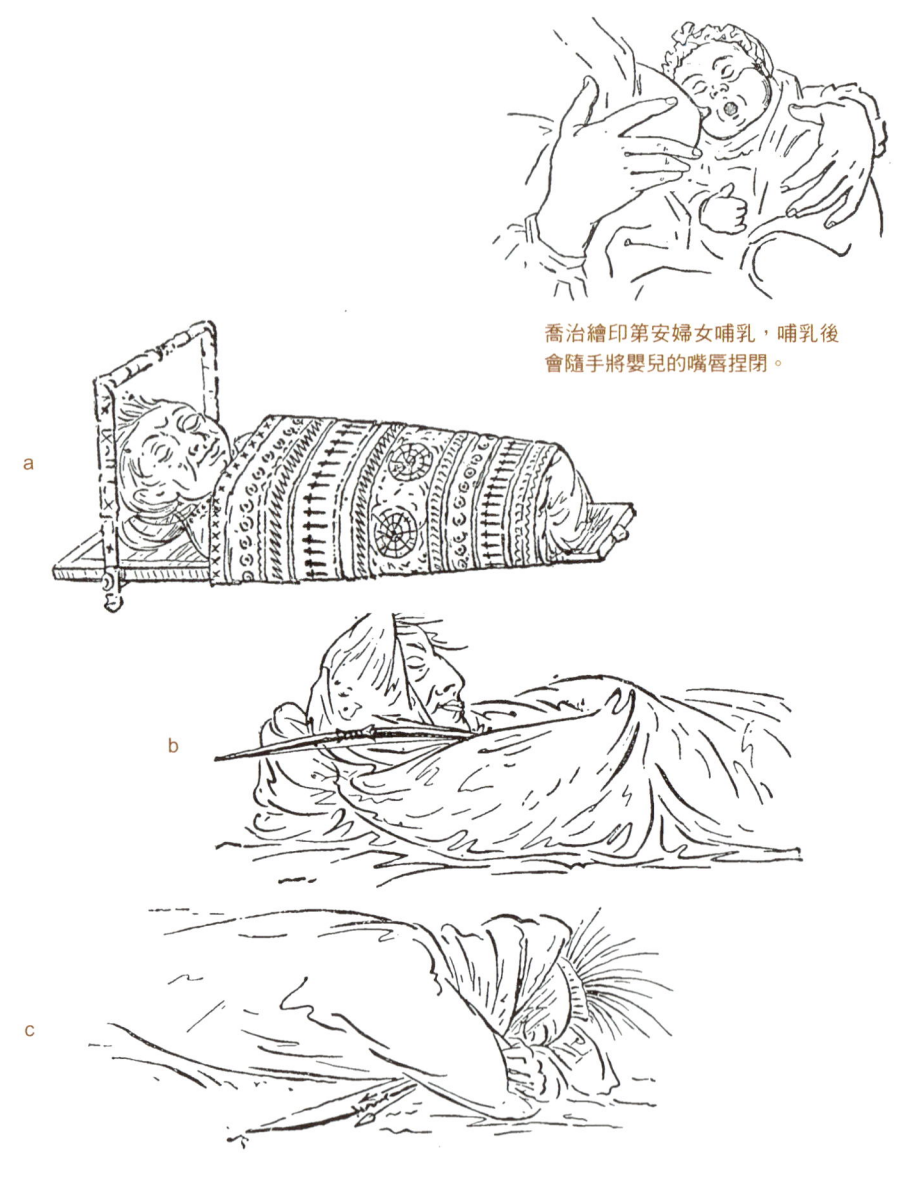

喬治繪印第安婦女哺乳，哺乳後
會隨手將嬰兒的嘴唇捏閉。

a

b

c

a：用墊子撐頭，讓頭微微前傾。

b：用細繩子拉住下巴，讓下巴內縮頭往前傾。

c：用長巾包覆頸頭部趴睡。

法閉上嘴巴男人的傷害毫無畏懼，不管他多壯、力量多大。」這句話讓喬治心頭一驚的，並不是勇士對白人的無畏，而是勇士話中的「無法閉上嘴巴」。透過不斷觀察，喬治發現所有印第安人還有一個特點，他們經常微笑（smiles），但很少大笑（laughs）。而且越深入瞭解他們生活中的情緒，就越發現不管多突然或多刺激的事情發生，印第安人們都閉著嘴巴不露牙齒。

相較於生活於文明社會的白人，喬治對比到白人很多時候都習慣張嘴，不管是看到多壯觀的事物、突發的意外、多麼大的疼痛、多麼刺激好玩的事、多麼好笑開心的事，甚至是平常走路、讀報、聽音樂時，都會不由自主地張開嘴巴。

對印第安人來說，將嘴巴緊閉不外露牙齒的習慣，是獲得勇氣、保持鎮定與力量的關鍵。他們認為，所有的緊張、恐懼與不安始於嘴巴，如果戰鬥時嘴巴張開，牙齒就會容易顫抖而減弱勇氣。印地安人更有一則古老不變如山的格言，警惕族人別隨意張開嘴巴，除非言之有物：「我兒，如果你是聰明的，請先睜開你的眼，然後是你的耳朵，最後的最後，才是你的嘴巴，那裡你要說的是智慧語，它讓你的敵人無任何穿針插縫的餘地。」

從上述看來，不管是媽媽矯正嬰兒口呼吸、印第安人頭前仰防止口呼吸的睡姿，甚至是部落流傳的用詞、觀念與格言，都可見各年紀的印第安人都奉嘴巴閉上為圭臬，除了說話與吃東西外，他們都將牙齒緊緊藏在嘴唇後面，終其一生都身體力行之。喬治認為，印第安人堅守嘴巴閉上的慣俗並非偶然，而是他們嚴守自然法則的智慧。此智慧讓印第安人雖然處於衛生條件低劣的環境，卻依然活得久又健康，比文明白人更少罹病。

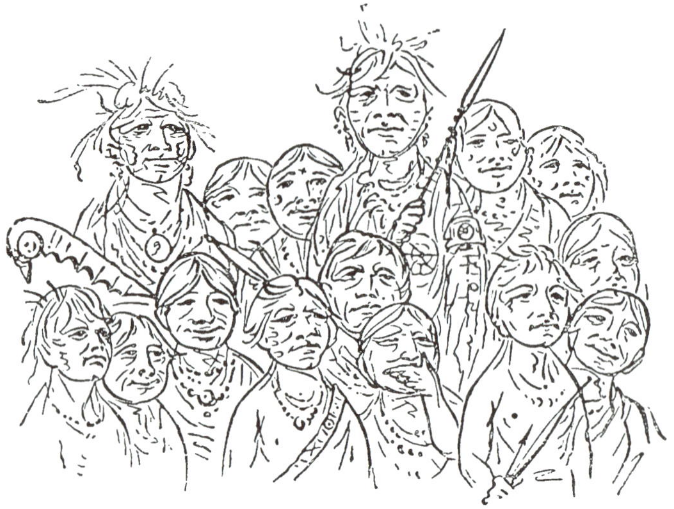

印第安人嚴謹閉嘴的群眾相：多半微笑，前排
更有一位婦女笑時用手遮住自己的嘴巴。

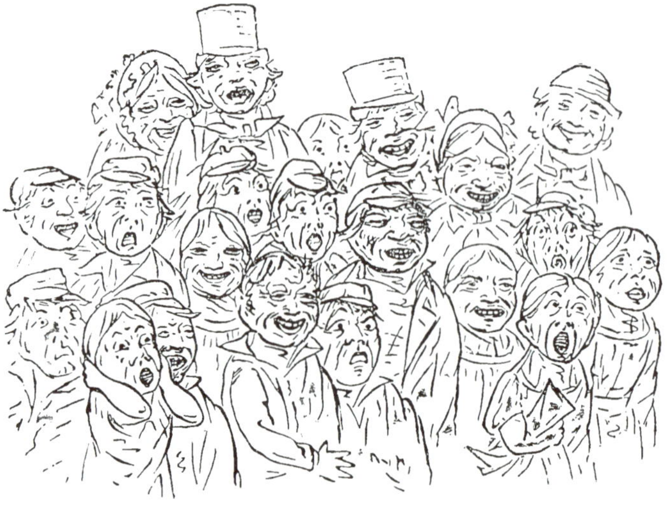

文明城市白人表現各種情感的群眾相，喜怒哀
樂時全都開口露齒。

要命的口呼吸

作為一位畫家，喬治獨到的觀察力不僅針對印第安人的容貌輪廓，也包括他們的健康生理。喬治之所以會這麼特別關注健康，在於他自年幼就虛弱多病，常因肺炎發作而痛苦難耐，且因睡眠品質不好而日間疲憊不堪。所以當他看到印第安人生活條件不佳卻健康有活力，他就下定決心要將餘生致力於找出保命的關鍵點，而答案，就是簡單的兩個字：閉嘴（Shut Your Mouth）。

他相信許多出現在白人身上的疾病，都跟白人習慣口呼吸有關，尤其是在睡眠時。如果睡眠時張口呼吸，就等於將身體門戶大開，讓乾冷空氣、細菌長驅直入肺部，接連使大腦衰敗、使胃癱瘓、使牙齒錯亂。根據喬治所列的症狀，口呼吸會造成以下弊病：

「惡夢連連、頭痛、打鼾、鼻瘜肉、牙痛、三叉神經痛、支氣管炎、喉炎、氣喘、消化不良、胃痛、腹瀉、肝病、心臟病、脊椎彎曲、風濕等。」

這種將從頭到腳各種症狀歸咎於口呼吸的說法，看來似乎誇大，但喬治卻相當確信他的推論。喬治認為，口呼吸違反自然法則，它不僅會讓肺承受不潔的空氣，也會讓空氣進入胃。喬治對此分析：

「肺與胃雖然近鄰，但卻不能相互錯用。它們各有各的接收口與吸收物，肺就是要從鼻子吸收空氣，而胃就是要從嘴巴吸收食物。如果張口呼吸，就等於把乾冷空氣吃進胃，因此造成腸胃消化不良的後果。餵空氣給胃的弊病，就等同於餵麵包給肺，都會使身體機能錯亂而產生各種疾病。」

另外，他也認為，口呼吸會使睡眠品質差，不僅容易打鼾，也會使肺越來越衰弱。在這種情況下，睡眠反而成為累積疲勞滋養疾病的根源，終致身體無法負荷而病狀連連。喬治以他自己為例：

「當我每早醒來時，我都會發現我的嘴巴相當乾燥，我才發現我自己睡覺時用口呼吸。我感到疲憊，並希望能夠再回頭睡個懶覺，但就算多睡也還是睡得不好，我想我的肺炎與身體虛弱就是這麼來的。」

喬治還對口呼吸如何逐漸削弱人體生氣，作了一個生動的譬喻：

「睡覺用口呼吸的人，不知道身邊埋伏了一位敵人。這位敵人就像致命的吸血鬼，趁你睡覺時把你的血一點一滴地吸乾，讓你每天一步步邁向墳墓而不自知。」

由於推斷用口呼吸是萬病根源，喬治因此不管什麼時候，都相當關注自己的呼吸習慣，仿效印地安人除了吃飯說話外，一律緊閉嘴巴專心用鼻子呼吸。結果光是這個舉動，就讓他身體逐漸強健起來，不僅肺炎越來越少發作，

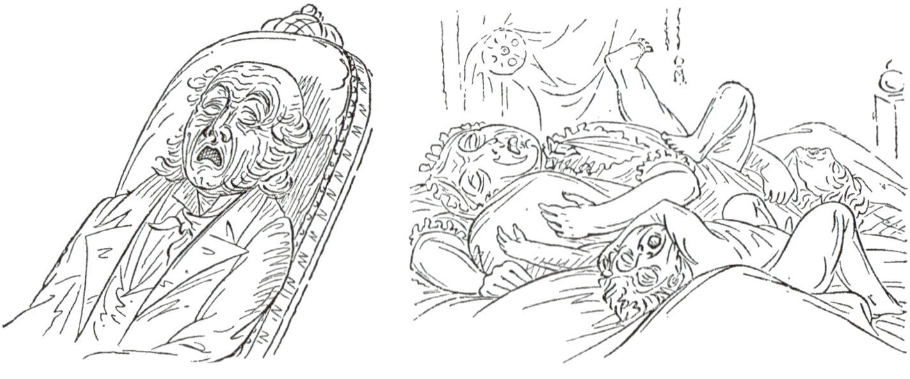

喬治描繪白人睡覺口呼吸的樣貌。

感冒與疼痛也越來越少。

喬治因此更加確信，這個從印地安人觀察到的天然法則，是生活於文明社會白人的保命萬能帖。所以在結束長年旅居印地安部落的生活後，喬治立志要將向文明社會大眾宣揚這個保命觀念，進而出版最早提倡防止口呼吸的著作《生命的呼吸：錯誤呼吸對人性命與喜樂的影響》（The Breath of Life Or Mal-respiration And Its Effects Upon the Enjoyments & Life of Man, 1864年），隨後改版為《閉上你的嘴以保全性命》（Shut Your Mouth and Save Your Life, 1870年）。他在序言寫到：「我已活得夠久，也觀察得夠多，能非常確信生活於現代社會裡的各種致命病症，不管是生理或是心理的，都源於一個貽害無窮的習慣：用口呼吸！」

喬治・卡特林的獨特觀點有別於現代醫學

雖然未經過專業醫學訓練，喬治憑藉著畫家的觀察力以及律師的思辨力，打破文明社會認為白人比印地安人更強更健康的刻板印象，並對疾病的發生提出有別於主流醫學的觀點。

喬治認為，他的著作比那些引用一堆書目的醫學專作更有價值，因為身為一位作者，他必須親自用自己的雙眼去觀察他的對象，並從那些親歷經驗的人口中獲得資訊，而非只是不斷繼承並摘引以前作者的說法。

對喬治來說，第一手資料才是最值得研究與可靠的資源，而正是因為他親自尋訪並長年與印地安人居住在一起，才能發現文明社會醫學並未察覺的關鍵點。

喬治對疾病的定義相當獨特。他認為沒有任何疾病始於自然，就連同精神上與肉體上的殘廢，也既非因為遺傳或自然因素，而純粹是習慣與意外的結果。由於人違反自然，人不可避免就會被疾病逮住而生病。

只要人合乎自然法則生活，自然而然就能保有健康。而正因為口呼吸違反自然，把嘴巴當鼻子用，把空氣餵胃，讓肺吸進乾冷不潔的空氣，因此人才會生病。這個「疾病來自習慣非自然本生」的觀點，不僅打破當時大眾對疾病的迷思，就連現今來看，也相當前衛獨到。

喬治對當時醫療有兩點批評：

第一是錯誤濫用呼吸器。當時剛發明了一種輔助空氣進入肺的口罩式呼吸器，由於儀器新奇，許多人將之視為新潮時尚的用具，因此紛而爭相配戴它，就算呼吸沒問題的人，也紛紛加入體驗行列，甚至還戴呼吸器上大街。他認為配戴呼吸器使人必須張開嘴巴用口呼吸，這反而會養成錯誤危險的習慣，配戴者萬萬沒想到，他們越戴離死亡越近。

第二是醫生的診治。由於當時許多石匠、木工、磨刀匠、鐵匠等技工都因為吸入過多微細塵末，而染上肺炎與各種疾病甚至死亡。對於這種情況，醫生大半都是研究他們的肺吸入了哪些有毒物質，並不斷提出報告指出是哪些有害物質導致他們生病，喬治認為，這根本解決不了問題！他指出，醫生最應該做的事，反而是告訴並提醒他們正確呼吸的方式，尤其是用鼻呼吸與用口呼吸會對健康產生多不同的影響，由此更能根本避免肺炎等疾病的產生，而不是只告訴他們要避開哪些有毒物質。

對喬治來說，文明社會的悲哀，就是發明並提倡許多違反自然法則的事物，導致人很容易習慣

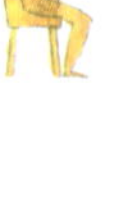

這些非自然，進而承受這些錯誤習慣所帶來的毀滅後果。

他語重心長地說道：

「現代人最不幸的一件事，就是有太多好笑與刺激的事要嘴巴去說，太多好吃的東西要嘴巴去嚐，而無法讓嘴巴閉上。如果現代人有自知之明，就請讓嘴巴盡可能地閉上：當你讀書時、寫字時、聽音樂時、走路時、跑步時、騎車時、感到疼痛、憤怒等任何時刻。此時你會發現並了解到，原來健康與生活的喜悅這樣就能提升。因此，馬上改變自己口呼吸的習慣吧！哪怕你只是暫時提醒自己也好！」

種種觀點看來，我們自豪的文明生活與現代醫學，其實一點都不進步，反而將我們越帶離健康越遠，模糊了生命的根本關鍵。現代醫療已陷入分科診治越來越細的境況，然而，更多的科別、更多的病名與更多的藥物，並未讓我們越來越健康。端看每年健保預算與虧損越來越高的趨勢，就可了解現代醫學並未減少健康問題，反而導致更多疑難雜症。

在分科細瑣、龐大知識體系的醫療體制下，有多少醫

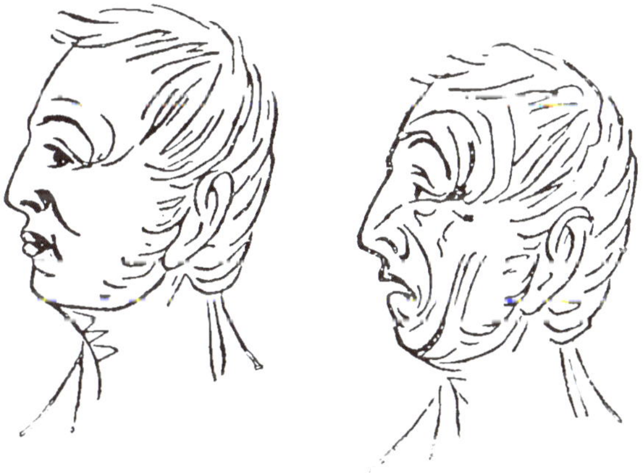

喬治繪「自然鼻呼吸」與「習慣口呼吸」的長相差別。

生還能像喬治一樣，用自己的觀察力去探究身體最根本的問題？我們究竟是要知道更多導致疾病的有害物質，還是導致疾病的非自然習慣？我相信，答案每個人都能觀察到，而且每個人都能做到。喬治在書尾特別勉勵他的讀者：

「謹奉勸大家，要閃避傷害身體的惡魔、想挽救自己性命與姣好面貌的人，其實靠自己就能達成，不需依賴醫生告訴你自己生了什麼病，你自己就能在病魔發出攻擊前，就能夠防備疾病。」

而防備的先決要點，就是閉上嘴巴呼吸。

現代醫學對口呼吸的關注

儘管喬治振聲疾呼防止口呼吸的重要性，但隨著時過境遷，喬治這種根據觀察生理現象而導出的保健自然法則，也如同他百年前出版的書籍，一同被塵封在角落而無人問津。

直到最近幾年，口呼吸的議題才又逐漸得到關注。光是這五年，台灣就出版了多位日本醫師探討口呼吸的專著，包括今井一彰的《呼吸力體操》（二〇一〇）、西原克成的《呼吸力》（二〇一〇）、臼井篤伸的《口罩博士的免疫力革命》（二〇〇九）等。另外，台灣這方面則有趙哲暘醫師的兩本著作《牙齒有毛病，身體一定出問題》（二〇一三）與《顧好牙齒，讓孩子不生病》（二〇一四）。

這些醫師提出的學理解釋、側重的症狀與治療方式雖然互有出入，但他們都一致認為，口呼吸是萬病根源。更有意思的共同點在於，除了今井一彰之外，其他都是牙醫師。作為把關口腔健康的第一線，牙醫師除了治療齒顎問題之外，也注意到口腔之於全身的影響，而口呼吸就是其中的關鍵議題。

過去，牙醫界主要從齒顎矯正方面探討口呼吸對齒列生長的影響，包括造成暴牙、齒列不整、咬合不正、牙弓狹窄、顎骨發育異常等症狀。但隨著免疫與自律神經醫學關注到呼吸方式、血氧與自體免疫功能間的關係，以及睡眠醫學關於口腔裝置如何改善打鼾、睡眠呼吸中止症等研究的興起，口呼吸的探討面向更擴及睡眠障礙、自體免疫性疾病，甚至是癌症。此研究趨勢不僅使牙科成為全身健康切入的核心重點外，更使牙醫師的角色跨領域地發揮於耳鼻喉科、內科、免疫科、精神科等。

儘管口呼吸的議題更為拓展，但在台灣，不僅絕大多數的牙醫師對此仍相當陌生，不瞭解該如何診斷與防治口呼吸之外，廣大民眾也不清楚口呼吸對全身健康有何致病影響。

究竟，從現代醫學的角度，可以如何解釋一百多年前喬治觀察到的口呼吸現象？以下我將對目前口呼吸的問題作一個全面性的整理，並談及矯正口呼吸的方式。一方面希望讓台灣牙醫界，能關注到齒顎治療之外的口腔問題，開拓牙醫師在守衛健康的多面職能，另一方面也讓民眾意識到防治口呼吸的重要性，從呼吸守護自己的健康。

嘴巴開開，病門大開

我們都以為自己不是用嘴巴呼吸。但由於輕鬆無需出力，太習慣了讓空氣從嘴巴進出而不自知。如長時間處於靜態活動的老年人，就很容易在不知不覺中，習慣用口呼吸。此外，像講話機會多、勞動力大、工作常處於高度緊張狀態的人，如業務員、老師、勞工、醫療界人員與運動員等，也容易因為耗氣量大而切換成口呼吸。

目前對口呼吸症狀的診斷，若口腔有以下症狀或特徵，代表自己可能有口呼吸習慣：

- 夜半或起床醒後口乾
- 喉嚨易有乾燥刺痛感
- 嘴唇乾燥、容易口渴
- 口氣味重（酸臭味）
- 門牙外飆、齒列呈尖凸型或參差不整
- 上顎牙弓（頂部）深
- 舌根部肥大敏感
- 牙齦容易流血、浮腫易發炎
- 經常性蛀牙

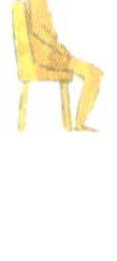

● 嘴周肌肉過度緊繃等

若此時身體又伴隨有打鼾、睡眠品質差、多重過敏（呼吸道、皮膚等）、自體免疫性疾病等症狀，就得額外注意自己的呼吸習慣，並進行呼吸矯正。為什麼口呼吸會引發非呼吸道的全身性疾病？最關鍵的因素，與前面討論的「慢性過度呼吸」一樣，都是氧氣所造成。

先撇除口、鼻呼吸機能不同的影響，光是在呼吸量這一點上，口呼吸就比鼻呼吸大上許多。在氧氣攝入量更大的呼吸模式下，口呼吸者比鼻呼吸者承受更大的氧化壓力，進而容易引發全身各種發炎與過敏症狀。

氧氣攝入過量，才是口呼吸影響全身健康的關鍵致病因素，因為這是每位口呼吸者都有的共同問題，也是各種疾病產生的共有因素。

至於口呼吸無法過濾空氣、影響口腔生理結構、使臉部肌肉鬆弛等因素，雖然會連帶影響一些症狀的產生，但這都只是局部性的問題。更何況，有些口呼吸者其實口腔結構不一定有什麼異狀，又或者有些口呼吸者矯正口腔結構後，各種過敏與發炎症狀仍持續發生。因此，口腔結構的異常，只是一種呼吸習慣錯誤所伴隨的結果，並非是口呼吸的致病因素。

根據現代醫學對口呼吸相關的研究論文，統整出口呼吸對健康有以下的四大傷害：

一、削弱呼吸機能：喉痛、氣喘、過敏性鼻炎的肇因

很多人以為呼吸道容易過敏、衰竭的原因，都是環境污染與過敏原的錯，不然就自認是先天體

質耗弱、抵抗力差的結果。因此，要不就買空氣濾淨器，敏感到要讓自己身處在純淨、沒有任何懸浮粒子的空氣中；要不就是買一堆酵素、益生菌或營養品，讓自己從早到晚吃東補西。

大家沒理解到的是，呼吸道過敏並非都是外來感染原所造成，而且人體沒那麼脆弱。真正的問題，其實是出在呼吸習慣錯誤，導致呼吸機能變弱，而讓外來感染原有機可趁。

因此，與其盲目向外找尋一堆防治過敏的藥物與機器設備，每個人該做的，反倒是好好地觀察個人呼吸習慣，靠自己矯正口呼吸，建立正確的鼻呼吸習慣來提升呼吸機能。

口呼吸之所以會讓呼吸道容易出問題，在於它根本就不是呼吸器官！用口呼吸產生的錯亂，就如同用鼻子喝水飲食般，當然會讓身體本來設定的機能狀況連連。雖然口呼吸同樣能吸得到空氣，但呼吸的結果卻與鼻呼吸有著天壤之別。

首先，口呼吸會吸入大量的空氣，直接刺激咽喉、氣管、支氣管等呼吸道軟組織。我們知道，口咽喉部位並未如鼻腔有過濾、溼潤、增溫空氣的功能，唯一守衛口腔衛生的防線，是負責殺菌與消毒的唾液。

然而，一但我們用嘴巴直接吸入大量乾冷且含雜質的空氣，此不僅會使唾液乾燥，無法包圍、消化細菌，使得空氣中的細菌雜質黏著於呼吸道之外，也會使咽喉部及其以下的呼吸道組織，持續受到大量空氣來回的吹拂振動，而容易發炎、腫脹。

口呼吸與氣喘

以氣喘來說，它是一種支氣管處於慢性發炎與過度反應的疾病。這種發炎反應就和皮膚表面的傷口發炎一樣，會有腫脹、泛紅和黏液分泌的現象。而氣喘病患的氣管，就是長期處於發炎的狀態。當敏感又發炎的氣管遇到刺激，就像結痂未痊癒的傷口又被割傷一樣，身體會自動分泌更多的黏液來保護傷口。

如果此時患者又大力呼吸，使得支氣管壁的肌肉不斷收縮，就會導致原本已發炎腫脹的支氣管

口呼吸影響呼吸道

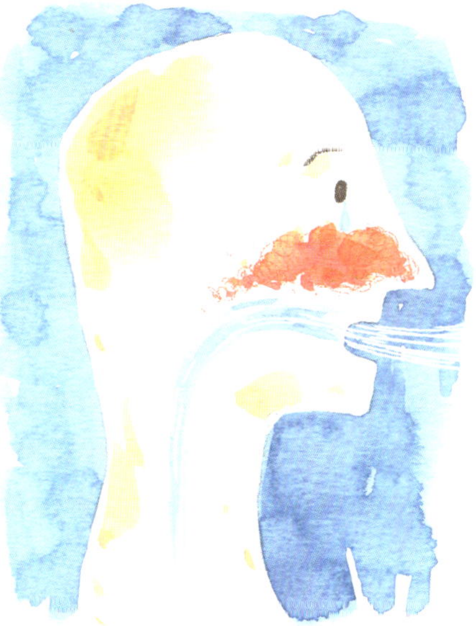

鼻子：鼻腔因為沒有空氣流通，一方面鼻腔黏膜會不斷增生，使得鼻道變得臃腫肥厚；另方面鼻咽後方的腺樣體（Adenoids）就會退化並變得異常敏感，不斷地分泌的黏液，使得鼻腔內部聚積膿液，造成鼻腔內部管道更加狹隘、容易發炎。

咽喉：用嘴巴直接吸入大量乾冷且含雜質的空氣，此不僅會使唾液乾燥，無法包圍、消化細菌，使得空氣中的細菌雜質黏著於呼吸道之外，也會使咽喉部及其以下的呼吸道組織，持續受到大量空氣來回的吹拂振動，而容易發炎、腫脹。

阻塞得更嚴重，造成咳嗽、喘鳴、胸悶、呼吸困難等症狀。

為什麼支氣管會慢性發炎，處於持續腫脹、泛紅與分泌黏液的狀態？

因為口呼吸將過量空氣引入呼吸道，使呼吸道長期遭受氧化損傷，是導致支氣管發炎的肇因。若要緩解支氣管的慢性發炎狀態，靠的不是一味消除空氣中所有的過敏原，更不是長期依賴氣管擴張劑，而是根除用口過度呼吸不良習慣。

當呼吸道不再受到過量空氣的振動與氧化刺激，支氣管就能有修復空檔，由自癒系統讓管壁細胞恢復活力，使支氣管回到健康、穩定的狀態。

口呼吸與過敏性鼻炎

再舉另一種常見的呼吸道問題為例「過敏性鼻炎」。如同氣喘症狀一樣，大家基本上都把主要肇因歸咎為外來過敏源，認為是空氣中不良的細菌雜質刺激鼻呼吸道而造成。然而就我們看來，鼻子會過敏，主要是因為鼻腔機能退化、結構逐漸異常。而這個問題的元兇，就是口呼吸。

鼻子，是人體為了呼吸而演化出的高精密器官。它是一台高性能的人體空調，幫我們將吸入的空氣淨化、加溼，並加溫調整到適當的溫度後再送入肺部。照理說，鼻子應該很習慣空氣的進出，但它之所以對空氣越來越敏感，時常處於充血腫脹與過度分泌鼻水、黏液的狀態，就是因為我們沒有讓適量的空氣持續流通於鼻腔！

所有的生物器官都有一種機制，就是「用進廢退」（theory of use and disuse）。此生物模式於

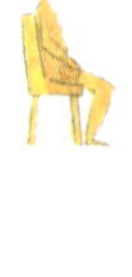

1809年，由法國生物學家 Lamarok 所提出。他主張有用的器官會精進，不用的器官會退化。透過這種適應能力，我們才得以不斷進化。

鼻子呼吸機能的退化與習慣用口呼吸，是種依存共生的問題。由於口呼吸者廢置了鼻子呼吸的機能，鼻腔因為沒有空氣流通，一方面鼻腔黏膜會不斷增生，使得鼻道變得臃腫肥厚；另方面鼻咽後方的腺樣體（Adenoids）就會退化並變得異常敏感，不斷地分泌的黏液，使得鼻腔內部聚積膿液，造成鼻腔內部管道更加狹隘、容易發炎。在這種退化狀態下，當鼻過敏患者又因為用鼻吸不到空氣，而習慣性地改用口呼吸，此就會形成一種鼻過敏↓口呼吸↓鼻腔機能加速退化↓鼻子更容易過敏的惡性循環中。

有醫師認為，口呼吸造成鼻過敏的原因，是因為口呼吸影響口鼻腔的生理結構：使上顎牙弓往上拱，導致鼻道高度削減形成鼻中膈彎曲，並且壓迫縮小鼻腔體積。換句話說，就是口呼吸使得口頂變深，使鼻腔發育空間受限，因此不利鼻呼吸。這當然是口呼吸對鼻過敏影響的因素之一。

但我認為，生理結構的異常並非是導致鼻腔機能退化的主因。就過去接觸的鼻過敏患者，其中只有一部分的人，有上述口鼻腔結構異常的特徵，其他多半相當標準，有些甚至有著一口像矯正牙齒後般漂亮的口腔結構。換句話說，有許多患有過敏性鼻炎的人，口鼻腔的結構看似相當理想，但他們仍不斷有過敏性鼻炎的症狀。這於是使我將病理焦點轉向「呼吸習慣」，而非口鼻腔的「硬體結構」。

確信「呼吸習慣」是造成過敏性鼻炎關鍵因素的驗證，在於我只透過矯正口呼吸「習慣」這件事，未改變鼻過敏患者的口鼻腔異常結構（如開刀或齒顎矯正），就成功使鼻過敏患者解除症狀，不再為過敏性鼻炎所苦。

總而言之，口呼吸對鼻呼吸機能的影響非同小可，口呼吸對鼻子的健康可謂雙面刃，讓鼻子軟硬體都無法正常運作、發展，久而久之使得鼻子變成一台管路生鏽、過熱漏水的空調。因此，要治療鼻塞過敏，首要任務就是矯正口呼吸劣習。一但建立用鼻正確呼吸的習慣，就算過敏性鼻炎發作時，也不放棄用鼻呼吸，鼻子自能逐漸恢復該有的機能，最終讓空氣通暢地流動於鼻腔每一處管道間。

鼻呼吸 vs. 口呼吸

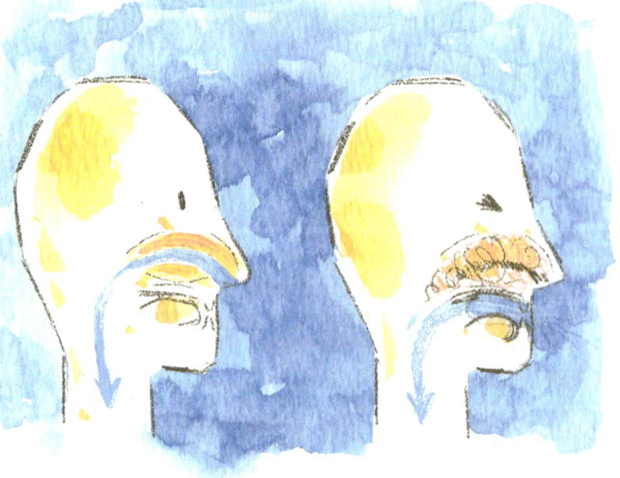

鼻子是人體的空氣淨化器，用鼻呼吸上呼吸道最健康，對免疫系統有益。

嘴巴並非呼吸器官，用口呼吸容易導致鼻腔、咽喉、氣管等上呼吸道發炎腫脹，並損害呼吸、消化和免疫系統。

二、改變顏面與口腔結構：長臉症後群、蛀牙與臉部鬆弛下垂的催因

大家若查閱英文字典「口呼吸者」（mouth-breather）一詞，會發現它的解釋裡，出現諸如「蠢蛋」（moron）、「白痴」（idiot）、「傻瓜」（imbecile）、「呆子」（nerdy）、「笨蛋」（stupid person）等同語詞。

這些負面描述人物的特質，為何會與「口呼吸」一詞掛鉤？這並非文化認知所致，而是生理發育的影響，讓口呼吸者長得一副憨呆樣，導致國外把「口呼吸者」用來指稱那些看似低能、智商不足的人。

如果仔細端詳一下口呼吸者的外貌，除了嘴巴時常開開的印象外，還會經常發現一些特徵，包括：眼角下垂、眼神倦怠、黑眼圈、臉型狹長、臉頰鬆垮、暴牙或戽斗、齒列不整、下巴短縮等。目前醫學上對於這種臉部特徵，統稱為長臉症候群（long face syndrome）。

長臉症候群除了上述外相的共同特徵外，生理上也有慢性鼻過敏、打鼾、胃脹氣、皮膚容易發疹紅癢等共同症狀。許多人因為不瞭解這種症候群及其起因，因此陷入「頭痛醫頭、腳痛醫腳」的消極治療對策：牙齒暴牙就去做牙齒矯正、鼻過敏就去看耳鼻喉科吃藥噴劑、打鼾就去睡眠科做檢查、胃脹氣就去找腸胃科診斷、皮膚過敏就去看皮膚科擦藥等。

其實，不管是外相特徵或生理症狀，民眾都必須認識到這些是一種整體反應，而要有效、根本、全面地治療長臉症候群，就得瞭解長臉症候群的根本肇因，在於長期口呼吸習慣。

口呼吸與長臉症候群

以外相來說，許多人都以為，口呼吸不過就是空氣從嘴巴進出而已嗎？怎麼會對口腔構造乃至臉部外貌有如此大的影響？這是因為大家都低估了舌頭放置的重要性、舌頭的力道以及嘴唇的影響。

齒列的生長方向與側方力量關係相當密切。雖然我們齒列能承受重達百斤的垂直咬力，但側方力量卻只要幾克就足以令齒列偏移，這就是為什麼我們矯正牙齒能從外側施加些微的壓力，便能將牙齒往內推。而左右我們側方力量的影響因素，就是嘴唇與舌頭。

當我們用鼻子呼吸時，嘴唇是輕閉著，舌頭則是輕輕頂著上顎。這個動作的重要性有二：

- 嘴唇緊閉保持了口腔內外壓力的平衡，並防止牙齒承受側向壓力長歪或往前飆。
- 舌頭貼著上顎，能促進上顎牙弓橫向發育，確保鼻腔底部夠寬，並協助鼻骨往前挺出。

但當變成口呼吸時，就會呈現嘴唇張開、舌頭低放的狀態。這對口腔結構的負面影響有二：

- 舌頭不斷往前推，就像由內側對牙齒進行矯正外，若力量加在上顎門牙上便造成暴牙，加下齒列便成為戽斗。
- 舌頭低放後，上顎牙弓失去橫向擴張的力量，鼻骨往前挺的力量也減弱。再加上嘴唇失去原本阻擋壓力的作用，使得顎骨不斷往前推。但是顎骨不可能無限往前伸展，這個應力會轉而使顎骨縱向發展，造成上顎越長越窄、越深，一方面擠壓齒列平行生長空間，導致齒列左右擠壓參差不齊之外，另方面也使鼻腔與鼻道的空間受迫，導致鼻道彎曲狹隘。

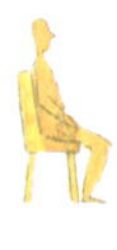

需要特別提出的是，由於口呼吸使得口底變深，此便容易促成一種症狀「舌頭肥大」。有些人的舌頭相當敏感且肥大，當他們來看牙齒時，只要稍稍一碰或一壓到舌頭，就會感到不適想吐，並經常因為無法順利吞嚥口水而需要從診療椅起身。

這些人都以為自己舌頭肥大是天生的，可是若觀察他們的呼吸習慣與口腔構造，會發現舌頭肥大者幾乎都是口呼吸者，上顎牙弓也特別深，且同時因為鼻塞、打鼾問題而睡得很差。其實，許多舌頭肥大者就如同長臉症候群者，並非因為基因而生成這些特徵，而是因為後天習慣所導致，其關鍵肇因就是口呼吸。

口呼吸影響口腔顏面

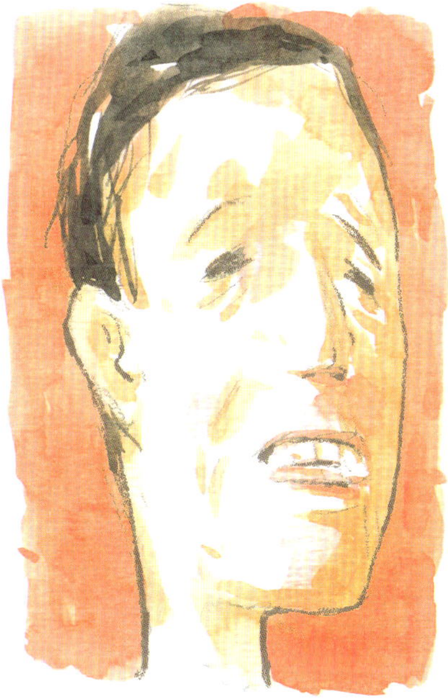

長臉症候群：舌頭低垂、舌頭易變肥厚敏感、蛀牙多、齒列參差不齊、上顎窄且深、長成暴牙或戽斗、嘴角與眼角下垂、嘴巴常態性微開或翹唇，黑眼圈。

口呼吸與蛀牙

幾乎所有人都認為，蛀牙是因為細菌而造成的。這點當然沒錯，但我們需要更進一步了解的是，為什麼細菌容易滋生，且覆蓋黏著於牙齒上？一個關鍵因素，就是唾液。

口腔因為唾液分泌，會維持在一種濕潤的狀態。唾液對牙齒有保護作用，在於它不僅能夠分解細菌、中和酸性、妨礙細菌的發育、減少牙菌斑來保護牙齒之外，還能幫助消化、沖洗附著在牙齒上的食物殘渣，來保持口腔內部的清潔。

口呼吸之所以會造成經常性的蛀牙，原因就在於空氣不斷來回進出口腔，一方面使更多細菌進入口腔，另一方面使唾液容易乾掉。一但口中呈現乾燥狀態，細菌就很容易覆蓋黏著在齒列表面，並在口中持續進出的空氣下加速發酵作用，進而侵蝕牙齒，導致蛀牙的形成。

口呼吸與臉部鬆弛下垂

對許多懼怕臉部老化的人來說，口呼吸絕對是顏面美容的大敵！口呼吸對外貌的影響，除了先前所提會改變外貌特徵，形成「長臉症候群」外，同時也會讓舌根肌肉衰退，間接導致臉部肌肉鬆弛與嘴角下垂，讓人神情疲憊浮腫、無精打采，看起來更衰老。

一般用鼻呼吸時，舌頭的位置會貼在上顎內側。在這個狀態下，口腔內部的容積會最小，上下牙齒也能夠緊密地咬合。但如果嘴巴張開用口呼吸的話，舌頭的位置就會自動向下。長期下來，舌

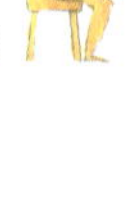

尖就習慣垮在上下齒列之間，難以運動到齒顎，此於是造成咀嚼肌、口輪肌與舌頭肌肉衰退。

三、造成睡眠障礙：多夢淺眠、打鼾與睡眠呼吸中止的幫兇

常常在公車、捷運、候機室、公園、圖書館等公共空間，或是在私家舒適的沙發上，看見仰天長嘯張口熟睡而不自知的人嗎？沒錯，這就是睡眠時用口呼吸的標準現象。若你不在意這個無心之舉，或以為這只是有礙觀瞻的問題，那可就太過輕忽睡眠口呼吸對身體的嚴重影響了。

事實上，由於在睡眠時間內無法有意識的控制嘴巴，因此我們經常雙唇張開不自知，尤其是鼻過敏或鼻塞患者，睡覺口呼吸的問題會更嚴重。人生有三分之一時間都在睡眠中渡過，睡眠原本應該是要恢復體力、修復受損器官機能的重要時間。然而，因為睡眠口呼吸此「無意之舉」，反而讓我們越睡越累、越睡越老，甚至引發各式各樣的疾病。

日本聖德大學山口創曾針對校內一百八十六名女學生做了一項口呼吸問卷調查，結果發現，嘴巴半開啟與口呼吸者，不論是在疲勞感還是抑鬱程度方面，都遠高過用鼻子呼吸者。其疲勞與抑鬱程度的分數，甚至比正接受內科與心理治療患者的平均值還要高。

睡眠原本應該是要消除疲勞的，為何反而使得身體更沈重疲累？原因就在於，睡覺時錯用嘴巴呼吸，使大腦陷入過度活躍的狀態。

一份剛刊登於二〇一三年十二月神經學報告（Neuro Report）醫學期刊的研究指出，與鼻呼吸相比，口呼吸時大腦前額葉消耗更多氧氣。研究人員應用最新的腦功能NIRS測量法，涌過近紅外線對

頭皮盡營照射來測量大腦的耗氧活動。結果顯示，用嘴呼吸的參試者，其大腦前額葉的活動處於活躍狀態，本來應該要進入放鬆狀態的交感神經，卻一直持續維持在緊張的狀態，因此大腦根本無法放鬆地好好休息，故容易陷入慢性疲勞，導致注意力、學習能力以及工作效率下降。[45]

口呼吸之所以比鼻呼吸讓大腦更疲勞，就是因為攝入過多空氣，刺激大腦中樞。尤其在睡眠期間意識失去對生理的控制時，口呼吸的量甚至會比日間增加好幾倍。在這種大量空氣持續刺激大腦的狀態下，也難怪口呼吸者會覺得晚上睡覺就像進入一千零一夜天方夜譚的世界裡，總是夢個不停、夢境一個接著一個。

除了使大腦神經過度活躍之外，口呼吸也很容易使口內軟組織振動、呼吸道阻塞，造成打鼾與睡眠呼吸中止症。若觀察一下睡覺時打鼾的人，會發現他們絕大多數都是嘴巴開開地大口呼吸。每吸、吐氣一次，這些大量吸入的氣流就會使所經之處的軟組織快速振動，包括舌根、軟顎、懸雍垂、咽壁等呼吸道黏膜組織。

由於口呼吸同時也讓整個口咽部空間大開，容易使舌頭、軟顎與呼吸道管壁肌肉鬆垮，以致呼吸道越變狹隘。在這種風變大、管徑變小的情況下，呼吸道軟組織的振動程度因此大增，輕則產生震耳欲聾的鼾聲，重則因為呼吸量過大，產生呼吸中止症狀。

其實，口呼吸對睡眠的影響，幾乎是一套環環相鏈的惡性循環。局部來看，首先口呼吸容易造成鼻過敏與呼吸道問題，此就不利睡眠呼吸狀態。其次，口呼吸容易形成「高又深」的口腔結構，使得舌頭長得肥大。由於夜晚睡覺口呼吸時，整個口腔是呈現更開敞的狀態，此時肥大的舌根就會

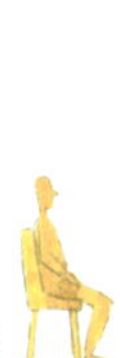

更加鬆垮，擋住呼吸道，導致睡眠呼吸中止症狀。

再者，口呼吸會攝入過量空氣刺激大腦中樞神經，由於神經過於活躍，身體各部位因此會相當擾動，產生包括多夢、磨牙、緊咬、舌頭亂動、四肢不寧翻動、肌肉抽筋等症狀。在這些種種因素下，睡眠品質當然不好，醒後若鼻過敏與其他呼吸道問題又發作，導致更依賴口呼吸，結果就繼續助長各種不利睡眠與健康的因素。因此，要斬斷這條桎梏睡眠健康的鐵鏈，就得根除用口過度呼吸這個惡習。

口呼吸影響睡眠

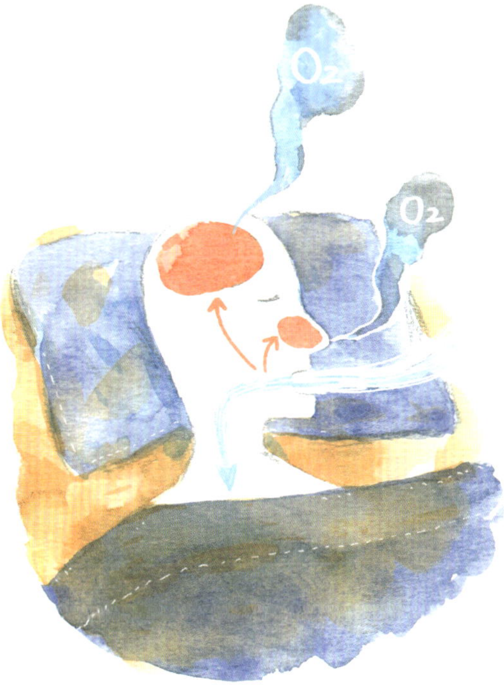

睡覺時用口呼吸的弊端：

1. 氣流擾動口咽，易打鼾。
2. 咽喉軟組織容易鬆垮，易睡眠呼吸中止。
3. 刺激腦神經，易多夢淺眠、磨牙、肢體擾動。
4. 起床時易鼻過敏發作，醒後噴嚏、鼻水不止。

四、引發免疫失調：胃腸脹氣、胃食道逆流、腸漏症與多重過敏的惡因

在探究口呼吸之於全身健康的影響時，最令我疑惑的是，為什麼口呼吸會引發那麼多非呼吸道的問題？照理說，口呼吸的影響範圍，不過就是上下呼吸道嗎？怎麼連腸胃道問題，甚至紅斑性狼瘡、異位性皮膚炎、乾燥症、類風濕性關節炎等自體免疫性疾病，也跟口呼吸有關？

然而若緊著空氣這個變因，探究它所經之處可能引發的化學作用時，一條關鍵的導火線便露出台面：空氣破壞腸道的菌叢生態。

由於腸道覆蓋著大面積的黏膜組織，再加上我們往口裡送的各種有害病菌、毒素之後都會落在腸道等待被處理，為了保護黏膜組織不受到這些病菌毒素的侵害，人體在發展免疫系統時，就將大部分的免疫防衛軍隊配置在腸道。

全身有七成以上的免疫細胞與抗體，都集中並製造於腸道！因此，腸道不僅僅是人體的消化器官，也同時是最強大的免疫器官。如果腸道出問題，免疫系統也會跟著大亂。這也就是為什麼許多腸道專家都強調免疫問題要從腸道處理。

由此來看，口呼吸所點燃的導火線，就是空氣攻擊腸道有益菌叢，造成腸道黏膜受損，進而引發一場波及全身的免疫大戰。

口呼吸使空氣進入胃腸的可能性與影響性一樣被低估了。一般以為，吸入的空氣會乖乖地進到氣管，不會跑錯路線進到食道。事實上，由於食道缺乏像會厭屏蔽氣管的構造，因此空氣很容易隨

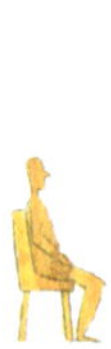

著吞嚥口水、咀嚼食物與喝飲東西進入到消化道。尤其是用口呼吸者或習慣腹式呼吸者，更容易因為呼吸時腹部的拉力，直接將空氣「喝」進胃腸。

目前醫學上有一種「吞氣症」（aerophagia），此症狀就是因為經常性地用口過度呼吸，而吞下過多空氣（air swallowing），以致產生腸胃道不適與各種疾病。有研究指出，一般人一天吞下的空氣可多達三公升，儘管部分會隨著打嗝與放屁排出體外，但一半以上都會進入到胃腸。[46]當這些空氣進到腸胃道後，對生存於腸胃道的上千種菌種來說，是一場生態浩劫。

腸胃道裡居住著一百兆以上的腸道菌，儘管種類大概有數千種之多，但99%以上都屬「厭氧菌」。就是這群厭氧菌叢，抑制各種病菌的生長與外來致病菌的入侵，從而維護著腸道的微生物平衡。

市售補充「益生菌」的各種飲用品或膠囊，絕大多數是厭氧菌。空氣裡有21%是氧氣，一但這些氧氣進入腸道，這些「厭氧」的有益菌群就會大量死亡，並扶植需氧或兼性需氧的害菌繁殖增生。

換句話說，每當你多喝一口空氣進到腸胃道裡，腸道就會死傷一批幫忙維護腸道健康的益生菌。現在，你可以瞭解為什麼讓空氣進到腸胃，會造成一場腸胃道的生態浩劫了吧！而這還只是問題的開端。

當腸胃道厭氧菌叢生態失衡後，引發的首要嚴重問題，就是使腸胃道黏膜受損與消化功能失調，形成發炎性腸道疾病（inflammatory bowel diseases）、腸漏症（leaky gut syndrome）等腸胃道發炎、反應過度的症狀。

腸道內大量的益生菌會依存在腸道壁上的黏液，這層黏液就是所謂的「腸涎」，是腸道的天然保護膜。這層膜形成一道阻擋牆，防止其他壞菌外侵或未消化的分子外漏，使腸胃道發揮良好消化機能。換句話說，有好的「腸涎」才會有好的腸胃道壁。

然而，當過量空氣灌入腸胃道後，它會使腸胃道壁上的厭氧菌死亡，瓦解「腸涎」這道防線。一旦這道防線被突破，腸胃道裡的各種細菌與食物分子，就會穿透受損的腸道壁黏膜或是細胞間隙，不斷地滲漏道血液、淋巴液裡。此便形成我們所謂的「腸漏症」，以及一些腸道發炎、腸道過度反應的病症。

目前已有多篇研究證實，這些腸道發炎受損的問題，主因是腸道菌叢生態受到破壞；而致使腸道菌叢生態失衡的肇事者，就是吸入腸道裡的「氧氣」。[47]

口呼吸影響消化道

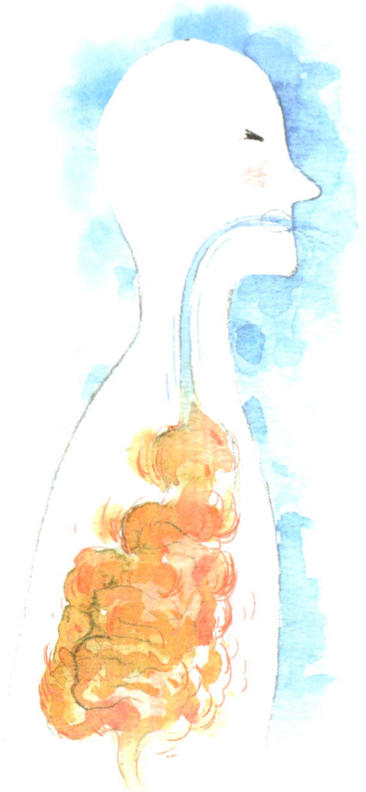

空氣吞入腸胃道，破壞腸道「厭氧菌」菌叢生態，引發腸道發炎，易脹氣、打嗝與胃酸逆流。

嚴重的是，腸道外佈滿約佔全身淋巴免疫系統70％的淋巴細胞，只要腸內細菌與分子一漏出腸道，這些淋巴細胞就會派出抗體到全身各處去追捕、消滅這些異物，從而導致體內各處慢性發炎、過敏的情形。只要那些被侵犯激怒的淋巴細胞往哪裡跑，哪裡就發炎。這也就是為什麼那些患有發炎性腸道疾病、腸漏症、腸躁症等患者，同時也患有多重過敏與全身免疫性疾病的緣由。

口呼吸與腸胃脹氣

除了空氣扼殺腸道益生菌而衍生的一連續腸道免疫戰爭之外，空氣對腸胃道的其他影響，一則是刺激黏膜過度分泌，造成胃酸分泌過多，導致胃食道逆流容易引發。另則是使得腸胃道黏膜吸收過多氣體，引發腸胃脹氣、腸躁症（irritable bowel syndrome）等導致腸胃蠕動失調的症狀。

以胃酸分泌過多與胃食道逆流的症狀來說，多數人都以為，這是飲食和壓力所造成，壓根兒都沒想到，這會與口呼吸將空氣吸入胃部有關。實際上，空氣也是刺激胃部與導致胃部壓力升高的主要因素之一，而這與飲食和壓力是交錯在一起的。

當我們吃喝食物時，空氣也同時伴隨著食物一起吞進肚子。因此，對於一些以為自己是因為飲食不良而造成胃腸脹氣不適的人來說，其實更關鍵的因素，在於吃喝東西的習慣不良，在大口大口扒食、狂飲或邊講話邊咀嚼的過程中，將過量空氣一起吞嚥下去。另外，經常處於壓力之下的人，其不自覺口呼吸，或是呼吸力道過大的情況，也很容易吞進大量空氣。

因此，不管是飲食或是壓力因素，可確定的是，吃飯時盡量閉口咀嚼、喝飲東西時盡量慢一點、吞嚥前盡量把口中空氣壓出去、處於壓力下越要記得用鼻輕慢呼吸，這些舉動絕對可以減緩胃酸分泌過盛的問題。

口呼吸與胃食道逆流

伴隨胃酸過多的問題，胃食道逆流也是口呼吸連帶引發的症狀之一。胃酸之所以會溢出賁門往食道逆流，除了賁門括約肌鬆弛的原因外，若胃部氣壓過大、抽吸力道增加，也會引起胃酸奪賁門而出的情況。

口呼吸者由於攝入過多空氣積累在胃部，在空氣刺激胃壁黏膜分泌旺盛胃酸的當下，這些空氣也同時會對胃部造成一股壓力，讓人開始打嗝，此時胃酸就很容易隨著打嗝力道往上衝，因而形成胃食道逆流。

相較於日間白天直立的狀態，夜間入睡平臥時，更是胃食道逆流好發的時段。由於此時食道成水平狀態，再加上夜晚睡覺時呼吸力道過大的因素，此就很容易使胃酸被抽吸出來。就我們觀察，多數打鼾、睡眠呼吸中止程度嚴重的人，都常見有胃食道逆流的問題，而且經常於睡眠時引發。因此，要解決胃食道逆流的問題，不管是日間或是夜間，都得從防止口呼吸與控制呼吸力道著手，才能更好的預防胃酸過多、逆流食道的情況。

口呼吸與腸躁症

至於另方面腸胃道吸受過多氣體，導致腸胃脹氣、腸躁症的問題，也是一般甚少與口呼吸牽連在一起的症狀。腸胃脹氣有些是食物在消化道發酵產生的氣體所造成，如吃了豆類、洋蔥、地瓜、花椰菜、糯米、油炸類、高糖類等「產氣」食品。但腸胃道氣體主要來源，食物發酵氣體其實只佔一小部分，絕大多數的氣體，還是直接「吞」下去的。

以腸躁症來說，目前它的病因在醫學上尚未有明確的定義，醫師在診斷上主要推究為自律神經失調，導致大腸蠕動功能失調。罹患腸躁症的患者最常見的症狀，就是經常覺得腹部脹氣、鼓脹，脹到只要腸道出現些微壓力的變化，就會感到劇烈疼痛。許多患者就診時，多半都被告知要紓解壓力、調整生活作息、進行規律的運動、多吃蔬果等改善措施，以為是心理壓力造成大腸蠕動失調。

大家都忽略的重點是，要解決脹氣這個問題，為何不從氣體的最大來源「呼吸」著手？與其吃一堆鎮靜劑、抗焦慮劑、抗憂鬱劑、調整腸胃蠕動劑等藥物，或改吃一堆高纖維蔬菜水果，倒不如在吃住坐臥間，好好闔上嘴巴輕慢呼吸。只要這麼執行，不僅胃腸脹氣、過度激躁的症狀可以得到緩解，連自律神經也會穩定下來。此才是一石多鳥的聰明保健法。

統整上述口呼吸與腸胃問題的討論，錯誤呼吸方式使空氣進入胃腸的弊病，可比食物進入肺部，因為讓空氣跑到不該去的地方違反自然法則，而導致身體免疫機能狀況百出。

因此，千萬別小看自己每一口呼吸的動作，否則這些無色無味的透明氣體，將鬧得腸胃道一肚子氣，讓自己生出一肚子的病。

喝高氧水的迷思：把氧氣喝進肚子，真的比較健康!?

主張高含氧水有益身體健康者，往往會聲明用「喝」的方式，可以讓氧氣直接經胃腸道吸收，補氧效果快又好。但這種透過液體將氧氣送進胃腸道的作法，反而會讓腸胃道健康越來越糟糕，進而引發過敏與自體免疫性疾病。

研究腸胃疾病的學者已提出，發炎性腸道疾病（inflammatory bowel diseases）的發生，跟腸道中氧氣的增加有關。此研究其實是從一個很基本的觀察著手，腸道內99％的菌種都屬專性厭氧菌(obligate anaerobes)，而大半的益生菌也屬厭氧菌。所謂的專性（絕對）厭氧菌，就是非常討厭氧氣，只要一丁點的氧氣就足以使之死亡。因此，腸道若要健康，就得維持厭氧環境，若氧氣進入腸道，不但大量益生菌死亡，還會將腸道轉換成鼓勵壞菌增生的好氧環境。

看到此處，我想沒人會覺得，把氧氣送進腸胃道是什麼好事。有些人補充益生菌都來不及了，更何況喝高氧水把腸道中的益生菌殺死，這反而是自找麻煩。

因此，對於高氧水的迷思，其實大眾只要從自然法則、基本健康生理與物理常識，就能不被這方面的行銷話術吸引，自行判斷是否值得掏錢買這類水喝。身體裡的各種器官，已經是經過好幾百萬年演化而來的高精密組織，只要正確地使用器官，器官的機能就能運作良好，提供人體活動的一切所需，無需再依賴外來物。

如鼻子就是用來呼吸的，肺就是用來交換氣體的，嘴巴就是用來吃喝東西的，腸胃就是用來消化食物的，千萬不要把嘴巴當鼻子用，把腸胃當肺來用。違反自然法則，身體當然會出狀況。

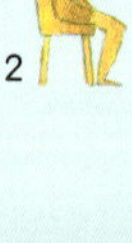

打鼾與睡眠呼吸中止

打鼾不管對當事人或枕邊人來說，都是相當痛苦、困窘難堪且束手沒轍的事。有些打鼾者雖然完全不知道自己晚上發出的聲音有多大，但一早醒來卻相當難受，不僅口乾舌燥、口氣難聞、臉部浮腫、如宿醉般疲憊萬分外，剩下的時間裡身體也像失了準繩的傀儡，沉重無力、反應遲鈍、坐著動不動就會打起瞌睡來。

對枕邊伴侶來說，他們雖然沒有呼吸生理上的不適，但其睡眠品質與日間精神卻可能更差：如因耳聞鼾聲而難以入眠、頻醒，甚至徹夜失眠，導致日間疲倦、易怒、精神無法集中等問題。

打鼾雖然不是病，但它卻是個重要的徵兆：過度呼吸。

由於打鼾會隨著習慣輕忽而日趨加重，若日後演變成睡眠呼吸中止症而未警覺治療，身體罹患某些重症的風險就會大大增加，包括高血壓、心律不整、心臟病發作、中風、心絞痛、憂鬱症、失眠、胃食道逆流、肥胖、糖尿病、失智症、癌症等等。

你可能會覺得，怎麼可能打鼾與睡眠呼吸中止會對身體造成這麼大的損傷？心想這無非又是一則危言聳聽的偏見。但若根據前面過度呼吸一節，關於氧氣、自由基與氧化傷害的討論，便會明白打鼾與睡眠呼吸中止者，會罹患這些重症一點都不意外。

因為打鼾與睡眠呼吸中止，其實就是用口過度呼吸的症狀，兩者都是在攝入過量氧氣、體內氧化壓力激增的氧化傷害下，全身病狀連連。

上呼吸道生理結構異常

打鼾與睡眠呼吸中止，兩者其實是一種病理上的延續關係，前者是上呼吸道受到氣流振動產生聲音，後者是上呼吸道因為氣流吸力過大導致塌陷，使得呼吸戛然而止。兩者間的差異，就在於上呼吸道有沒有嚴重到阻塞，呼吸氣流有沒有停止。

一般認為，打鼾與睡眠呼吸中止的病因，是由於上呼吸道生理結構異常。因為這些異常狀態，造成上呼吸道空間變窄，導致呼吸氣流通過時，這些軟組織容易受到振動，最後甚至管道塌陷。

除此之外，不少人也認為，打鼾與睡眠呼吸中止症與體型、年齡、性別有關，通常都是肥胖者或中年後才會發生，而且對象又以男性為大宗。雖然上呼吸道生理結構問題，會隨著年齡增長而明顯退化，使得打鼾與睡眠呼吸中止症發生的情況增加，但將肇因歸咎於生理條件，卻仍充滿重重疑點：

- **疑點一**：許多口鼻生理結構正常、軟組織健康的人，為何也會打鼾與睡眠呼吸中止？
- **疑點二**：諸如學齡孩童、青少年、苗條女性、運動型體態的青壯年等，他們既非肥胖，也沒有口腔軟組織退化的問題，為何還是會打鼾與睡眠呼吸中止？
- **疑點三**：一些中樞性睡眠呼吸中止的患者並沒有軟組織阻塞的問題，甚至也可能沒有打鼾，但為

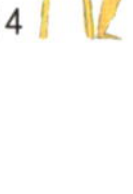

何還是會呼吸失調、暫停？

其實，就我本身接觸過的打鼾與睡眠呼吸中止症個案裡，只有部分人士有體重過重、鼻中膈彎曲、下巴短縮、脖子肥大等問題，而個案年齡低於四十歲的男女性，為數也相當不少。

如果生理結構與年齡是打鼾與睡眠呼吸中止症的肇因，那上述這些個案照理說應該不可能發生。另外，有些個案早就有某些口鼻腔的生理結構問題，但打鼾與睡眠呼吸中止症卻時有時無。

這些無法釐清的疑點都顯示，打鼾與睡眠呼吸中止其實不是中老年人的專利，也不完全是生理結構組織有缺陷才會產生。我相信，一定還有別的生理因素存在，而那一項因素是所有打鼾與睡眠呼吸中止症者的共通之處，才是造成打鼾與睡眠呼吸中止症的關鍵因素。這個共有的特質，就是過度呼吸。

打鼾在任何一個年齡階段都可能發生，只要呼吸模式設定錯誤，開始不經意地用口呼吸，且習慣空氣越吸越多、越快，打鼾與睡眠呼吸中止症就會悄悄地爬上床與你共眠。

超級強颱般的驚人呼吸

我並非否認打鼾與睡眠呼吸中止症者上呼吸道的問題。的確，上呼吸道的臃腫、阻塞是我們看到的病理現象。但我想問的是，為什麼口腔軟組織會容易肥腫、鬆弛？一般並未將問題再往前推，而僅直接針對軟組織的問題來治療，包括開刀割除軟組織、利用呼吸器打通上呼吸道、戴下顎前拉式牙套將軟組織拉住等。

這種針對局部軟組織治療的模式，雖然早期能起到作用，但畢竟軟組織是活的，它仍會增生、變化，因此經常落得幾年後，軟組織就又變回肥大、鬆弛的狀態。為了找出根本肇因，我們必須將原因更往前推一步：究竟是什麼因素，使得軟組織變型、讓呼吸道狹窄，甚至引發呼吸道阻塞、呼吸氣流中止的現象？

每個人或許都曾聽過鼾聲，以為鼾聲最誇張也不過如雷聲（普通約一百分貝），但實情卻不僅於此。

二〇〇九年一則英媒報導指出，一位六十多歲的老婦的鼾聲，竟可高達一百一十一・六分貝！此鼾聲不僅比開動的洗衣機（七十八分貝）高出三十三分貝，更比低飛的噴氣式飛機（一百〇三分貝）高上八分貝！除此之外，有案例也顯示打鼾者的氣流量特別強，其呼吸量大到每分鐘可吸進十五公升的空氣，整夜下來比一般人多呼吸了四千八百公升的空氣。

四千八百公升！在這麼龐大的呼吸量下，上呼吸道的軟組織將受到何等摧殘？其內部狀態應該彷如面臨超級強颱，無處不摧、隨時坍塌。納悶的是，為什麼我們的呼吸量，會變得如此之大？

其實，呼吸習慣就跟飲食一樣，攝取量常在不經意中越變越大，縱容飽足感超越身體所需。等到呼吸過度問題以疾病方式呈現出來，我們才驚覺自己沒有好好調控。

正如前面「慢性過度呼吸」中所談，現代人生活裡有許多因素會刺激、增加呼吸量，如情緒、生病、工作、運動、娛樂等。我們很少在大笑大哭、歎氣、打呵欠、感冒不適、鼻塞咳嗽、講話聊天、打球、慢跑、唱歌等較耗呼吸的情況之餘，再靜下心來將呼吸的量與速度調降下來，或是將嘴巴閉上由鼻呼吸。

更雪上加霜的是，現在又有太多觀念提倡深呼吸，使得大家一股腦兒地將呼吸設定值推到極限，最終養成三不五時就得喘一下、經常需要大吸大吐才會感覺有精神的呼吸過量體質。畢竟，呼吸過量不像飲食過胖，能從外貌觀察到具體的變化，以致我們幾乎無意識到它的失衡與危害，直到打鼾與睡眠呼吸中止症的發生。

打鼾與睡眠呼吸中止的表現，其實就是「慢性過度呼吸」與「口呼吸」的結果，都是在日復一日、不經意的習慣下逐漸養成。

許多人以為，打鼾與睡眠呼吸中止症只是晚上呼吸有問題，早上呼吸正常，不認為自己應該從日常呼吸習慣調整起。然而，夜間大量、急促、沉重、不規則的呼吸形態，都是日間呼吸模式的延續。

換言之，就是因為日間身體已習慣口呼吸與過度呼吸的模式，當入睡意識失去對呼吸的約束與調控後，屆時呼吸就會如脫韁野馬般地狂放無拘，讓自己吸入過量的氧氣而釀成大禍。

隨意瀏覽網路上那些打鼾者的影片，幾乎九成以上的打鼾者都有嘴巴開開、胸腹部呼吸動作大、呼吸氣流量強的表現。或許他們會說只在睡著時才會這樣，但身體的反應都是透過習慣被形塑記憶下來的。夜間的打鼾，其實不過是日間呼吸過量真實的反應。

用口過度呼吸，使上呼吸道發炎、腫脹

不少打鼾與睡眠呼吸中止症狀者到耳鼻喉科檢查時，被診斷有軟組織肥腫、上呼吸道狹隘的情

況。這種軟組織肥腫的症狀，幾乎都是一種長期、慢性發炎的狀態。而根據前面「過度呼吸」與「口呼吸」的討論，此主要是因為過量氧氣的刺激。

打鼾與睡眠呼吸中止症者的呼吸模式，不管是呼吸量與換氣速率，都比睡眠時無鼾聲且呼吸平穩的人來得高，有時甚至比一般人運動時的呼吸量更大。

根據實驗檢測，打鼾者日間清醒時，每分鐘呼吸量平均可達十五公升！在夜間睡眠無意識控制時，每分鐘呼吸量更衝高到二十～二十二公升！若與一般人相較，打鼾者日間的呼吸量，幾乎多了二～三倍以上，到了夜間，更是一般人睡眠時的四倍！[48]

這麼大量空氣，如果來回不斷且快速地振動、摩擦口腔軟組織，便容易導致軟組織發炎、腫脹。所以，上呼吸道變窄的問題，

睡眠呼吸失調的肇因：用口過度呼吸

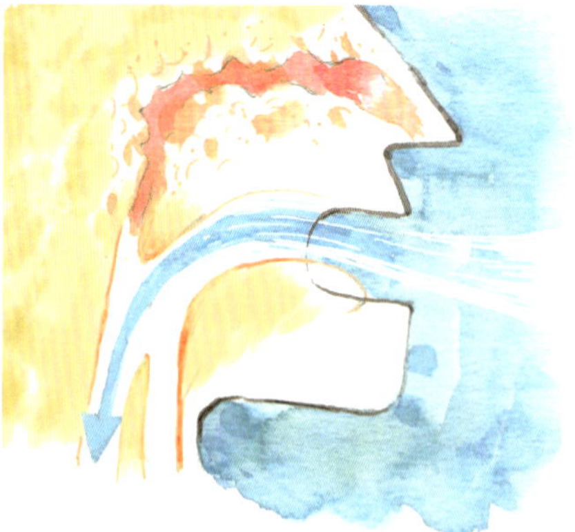

呼吸量大、口呼吸、口鼻咽部軟組織震動、呼吸道軟組織發炎腫脹，呼吸道變狹隘。

急促且大量氣流來回，讓口咽部如刮強風，引發轟隆隆的鼾聲。

此外，氣流擾動也易使呼吸道慢性發炎腫脹，呼吸道越變狹隘，導致睡眠中止症的發生。

其實並不一定是先天性遺傳，而是因為過度呼吸的刺激，是後天習慣所造成。澳洲皇家內科醫學院院士羅斯．瓦克（Dr. Ross T. Walker）曾說到：「多年來，打鼾與睡眠呼吸中止的治療，多半著眼於技術的革新及侵入干預的方式。這些治療不見得一定有效，也不是所有病人都樂於接受或忍受。然而，對付這類問題最簡單，也最自然的方法卻經常為人所忽視：只要回歸良好呼吸的基本面，就能讓你倒頭大睡之後的境遇大不相同。」[49]

換句話說，除非能改善過度呼吸、口呼吸的問題，從日間就訓練自己用鼻呼吸，降低呼吸量與放慢呼吸速度，否則很難徹底根治打鼾與睡眠呼吸中止的問題。

過度呼吸引發中樞型呼吸中止

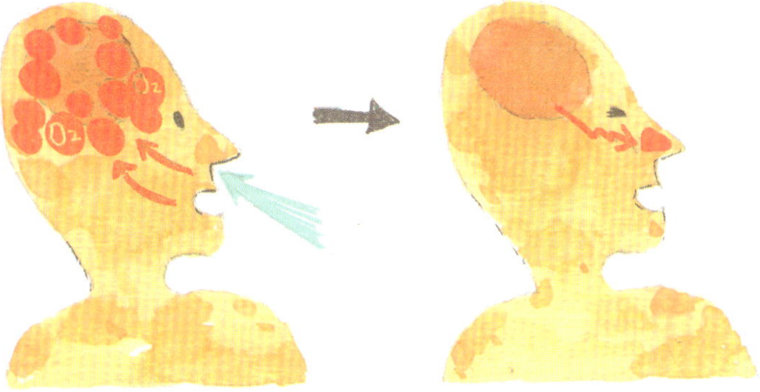

呼吸量過大時，過多的氧氣會刺激呼吸中樞，導致呼吸中樞像跳電一樣，停止傳送換氣的指令。此時就算上呼吸道並未有阻塞現象，也依然會出現睡眠呼吸中止。

過度呼吸刺激呼吸中樞停止換氣

睡眠呼吸中止症最令人不解的一點，就是會什麼呼吸會停掉，尤其當上呼吸道沒有任何阻塞、塌陷的問題時？怎麼可能呼吸會自主停掉呢？

這得從調控呼吸節律的中央系統「呼吸中樞」來看了，這個位於延腦的呼吸中央系統，對氣體濃度的變化相當敏感。它會藉由感應氧氣與二氧化碳濃度的高低，來傳出訊號給橫膈膜，要它收縮啟動呼吸。

呼吸中樞的警鈴設定是，當氧氣濃度過高時，呼吸中樞的反射機制就會因應刺激，暫停橫膈膜的收縮運動，就像跳電機制一樣產生中樞型呼吸中止。用口過度呼吸之所以會造成中樞性呼吸中止，在於其過度吸氣的模式，容易攝入過多氧氣，這樣就容易觸發呼吸中樞的警鈴。

吸進的過量氧氣，為何會觸發腦部呼吸中樞的警鈴，導致呼吸暫時停止？這個答案，大自然界的一種生物模式提供了我們一個可信的解釋。

昆蟲的睡眠呼吸中止

長久以來，昆蟲學家都為陸生昆蟲一種特殊行為模式感到好奇：不連續氣體交換循環（Discontinuous gas exchange cycle, 簡稱 DGC）。這種呼吸模式的特點在於：

它只在昆蟲夜間休息狀態時才發生，白天高溫與運動等活動代謝率高時，不連續循環就會消失。

呼吸呈現不連續狀態，分成「關閉」、「振動」與「開放」三階段。昆蟲的通氣孔會透過氣閥的開放程度，調控氧氣與二氧化碳的進出量。

三個階段中，「顫動」時間比例最長，其次是「關閉」，「開放」時間最短。

這種呼吸模式，若類比於人類的呼吸方式，其實就等同於「過度呼吸」（開放）——「呼吸中止」（關閉）。針對昆蟲此呼吸現象，昆蟲學家們從進化適應的觀點紛紛提出理論。有一派認為，昆蟲是為保持水分避免其蒸發太快，也有一派認為是適應缺氧環境，但這些理論都因存有破綻而未被支持。

二〇〇五年，Stefan K. Hetz 與 Timothy J. Bradley 這兩位生物演化學家，於《自然》期刊發表一個新理論，此即在昆蟲界引發一連串的討論。兩位生物演化學家的看法是，昆蟲之所以發展出這種呼吸模式，是為了「抵抗氧氣的毒害」。[50]他們重新詮釋此呼吸模式的重點在於，發現昆蟲對氧氣有相當的限制。

以呼吸的「開放」期來說，昆蟲的呼吸氣閥幾乎都是開一下下就闔上，氧氣能進入昆蟲體內的時間非常短。除此之外，在呼吸「振動」期中，昆蟲將體內組織的氧分壓維持在非常低的水平（通常介於4～5mmHg）。這些徵狀都顯示，昆蟲並不讓自己吸入太多氧。特別是在夜間休息代謝率低、氧氣需求量少的時候，其間歇性換氣策略似乎是為了防止氧氣過量，並維持體內低氧狀態而設定的。

因此，Hetz 與 Bradley 認為，昆蟲這種「抗氧毒」的呼吸模式，是生物為了將有氧呼吸之傷害降到最低，所發展出來的保護機制。

透過大自然界與基礎生理的觀察，上述呼吸中止乃抗氧毒的觀點或許僅屬推論，但根據近幾年來的研究，**已經有多篇論文證實，過度呼吸會引發中樞型呼吸中止。**[51]因此，把呼吸量降下來，絕對是防止睡眠呼吸中止與保健全身的上策。

人類的睡眠呼吸中止

人睡覺的時候，呼吸怎麼會停掉？目前醫學對這種現象，認為95％多屬上呼吸道軟組織肥腫阻塞（阻塞型）；至於另外5％，則是罕見的呼吸中樞無換氣反應（中樞型）。但我卻認為，中樞型睡眠呼吸中止被遠遠低估，其發生比例可能比阻塞型還來的高，只是沒被注意。之所以會這樣判斷，是因為臨床觀察上的二個思考。

一是怎麼會停那麼久？一般學理上會用「白努利定律」（Bernoulli's principle）來解釋，認為當快速氣流通過狹隘的呼吸道時，會使呼吸道緊縮塌陷，呼吸氣流被阻斷。但按常理說，白努利效應也只是那一剎那的氣壓作用，當吸力過了之後，下一刻壓力應該就會恢復，氣流就能重新通過呼吸道。怎麼呼吸中止可以停到30秒、50秒，甚至一分多鐘以上？怎麼可能，一口氣的吸力能延持那麼久的時間，導致下一口氣出不來？

二是怎麼可能穿不過？一般治療會採用正壓呼吸器，透過氣壓貫通阻塞的呼吸道。正壓呼吸器的氣壓，範圍介於4至20（cmH_2O）。令我匪夷所思的是，呼吸中止發生前，鼾聲之大、呼吸氣流量飆高得驚人，甚至可以高到100(cmH_2O)，為什麼這樣大的氣流會穿不過呼吸道，但壓力低了好幾倍的正壓呼吸器卻可以？

我發現呼吸氣流並不是過不了呼吸道，而是呼吸中樞自己停掉。但因為剛好現象上呈現呼吸道比較腫脹狹隘，所以把問題就全歸咎在軟組織，而忽視了看不見的呼吸中樞反應。呼吸道要整個塞到氣流完全過不去，其實相當罕見，畢竟氣流只要微弱壓力就可通過。所以我反倒認為是氣流量大到刺激呼吸中樞，使呼吸中止暫停反應，而導致呼吸肌動作弱化乃至無作為。

如果枕邊人有呼吸暫停的跡象，大家可以觀察一下，在呼吸中止之前，會發現當事人呼吸氣流量很大，呼吸力道很強，這相當符合目前「過度呼吸」引發中樞型呼吸中止的研究發現。這就是為什麼，當阻塞的軟組織被切除後，呼吸道看似通暢的狀況下，呼吸中止還是會發生。

這是我的臨床推論，儘管這個機轉還需要更多深入的醫學研究，但這個方向相信將會改變睡眠治療的重點，並且提高治療的成功率。

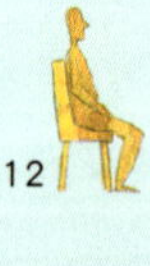

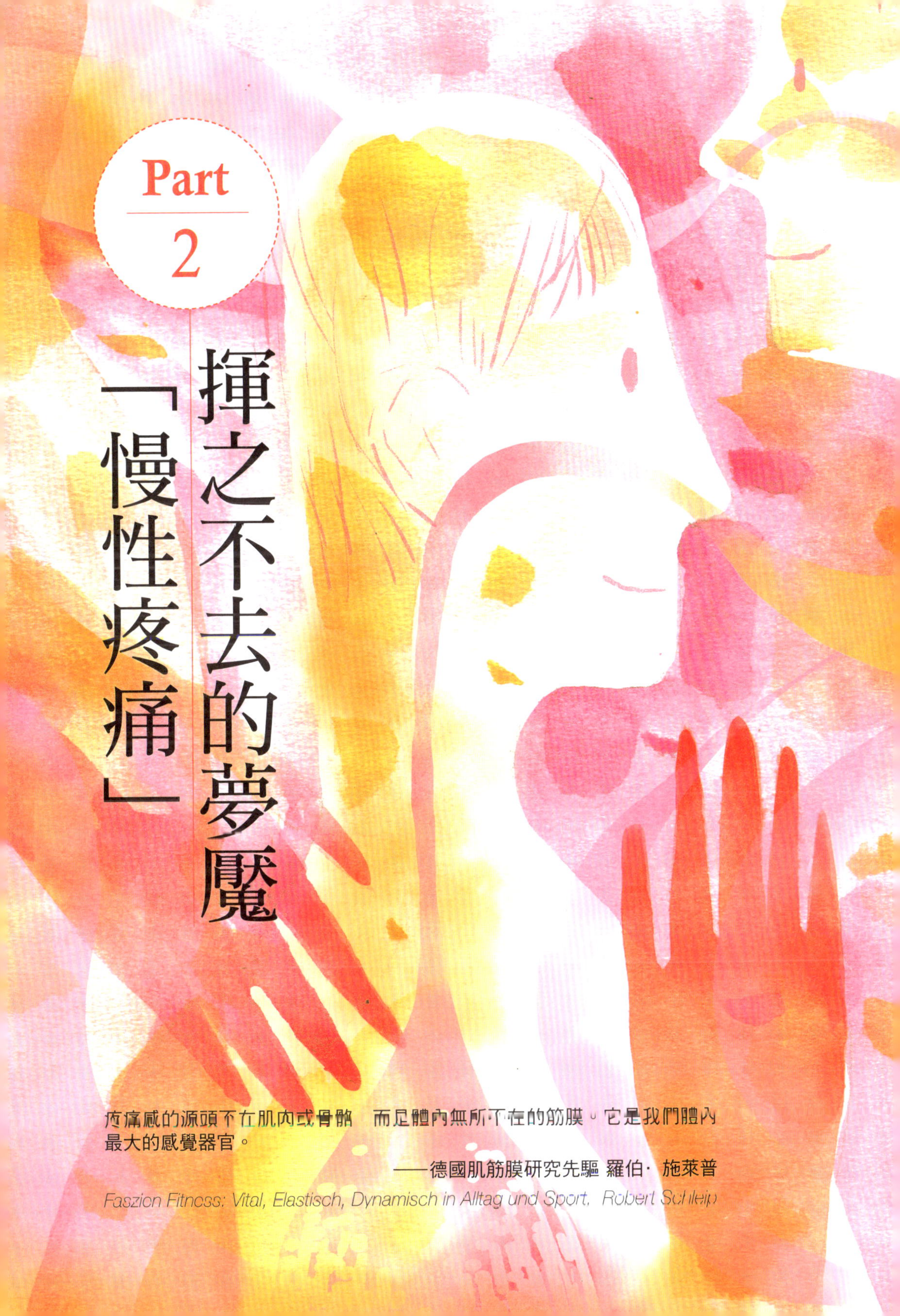

Part 2

揮之不去的夢魘
「慢性疼痛」

疼痛感的源頭不在肌肉或骨骼，而是體內無所不在的筋膜。它是我們體內最大的感覺器官。

——德國肌筋膜研究先驅 羅伯·施萊普

Faszien Fitness: Vital, Elastisch, Dynamisch in Alltag und Sport, Robert Schleip

生活在繁忙的工商社會，愈來愈多的現代人為「筋膜疼痛症候群」所困擾，不但可能發生於肩、頸、腰、背、顏面、四肢等部位，甚至連頭痛也與之脫不了關係。長期不當姿勢如站姿、坐姿或睡姿造成的影響，會有局部緊縮、疼痛或活動受限等情況。肌肉處於緊張狀態下，會妨礙血液暢流，無法有效的把代謝產生的廢物如乳酸等帶走，積存在該處而引起痠痛感，筋膜症候群也是導致腰痠背痛的常見原因之一。

你曾因為痠痛麻的問題，做過X光片、MRI卻看不出異狀，看遍骨科、神經科仍找不出病因嗎？或是因為免疫力弱、生理時鐘混亂，服用各種藥物或營養品，卻依舊不見起色嗎？這些問題的答案，藏在筋膜裡！

「筋膜疼痛症候群」的臨床表現，為身體局部肌肉緊繃、僵硬、伴隨疼痛、甚至隆起，往往可以找到一個或數個壓痛點，其中的誘發性痛點(trigger point)在受到刺激時，會將疼痛傳導至別處的肌肉，而產生這裡痛、那裡也痛的現象。嚴重時，患者還可能出現失眠、打嗝、便秘、腹瀉等自律神經失調的問題。

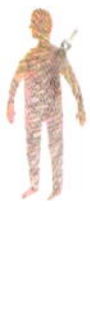

痠痛麻，到底是哪裏出問題？

患有慢性疼痛、痠麻症狀的人，都有啞巴吃黃蓮、心酸無人知的苦。明明嚴重不適，照X光片或MRI卻看不出什麼毛病。於是只好仰賴止痛藥物、肌肉鬆弛劑提供暫時的紓解，但藥物效果終究會消退。長期使用下，這些止痛藥物不但會讓人產生病懨懨、虛弱無力的副作用之外，更可能得逐漸增加劑量，導致產生依賴性。當今許多藥物濫用成癮的病例，絕大多數都是因為慢性疼痛而起。

有些人或許被診斷為骨頭退化、錯位或骨刺。然後連忙買一堆強化骨質、修補軟骨的營養產品，或是經常到整骨師或復健師那裡報到。但就算認真喬了骨頭，疼痛、痠麻的症狀卻又偶爾冒出頭，彷彿一輩子都擺脫不了。

有些痛到幾乎處於崩潰狀態的慢性疼痛患者，甚至選擇讓外科醫師切斷他們的痛覺神經，以停止無盡的痛苦。令人沮喪的是，這種手術並非每次都奏效。因為痛覺訊息可能又竄往別條神經路徑，而外科醫師不能阻斷所有的痛覺神經。

慢性疼痛最令人納悶的，是儘管沒有任何外在傷害性的訊號在刺激痛覺神經元，但神經元卻發出讓人極度痛苦的訊號。這種不會消退的強烈疼痛，控制了慢性疼痛患者的生活，使他們無法入睡，剝奪了生活中所有的樂趣，帶來無盡的痛苦。任何一點碰觸或感覺，都會點燃患者痛苦的火焰。就算穿上一雙襪子這種簡單的事，也可能變得無法忍受。

為什麼慢性疼痛至今沒有讓人滿意的治療方法？因為找不到引發疼痛的來源。

筋膜是調整疼痛的開關

長期以來，醫師與科學家都致力於尋找慢性疼痛的原因，卻沒有太大收穫。為什麼他們都與答案失之交臂？原因是因為找錯了地方。

大家可以思考以下關鍵點：

- 是什麼環繞在骨頭與神經旁邊？
- 是什麼讓骨頭的生長方向偏離？
- 是什麼造成痛覺神經失去控制？

如果我們將眼光從骨頭、肌肉乃至神經移開，會發現一個漫佈全身卻被忽視的東西：筋膜。

筋膜是一片膠原海洋與細絲纖維網絡的結合，包圍體內所有細胞與器官，是人體內分布最廣的組織。近來有些研究痛覺的學者開始檢視，這套看起來不過是一團凝膠、纖維與薄膜構成的組織。結果他們卻發現了真正慢性疼痛的來源，並非神經元本身的損壞，而是周邊的筋膜出狀況。

你可能會覺得納悶，如果是筋膜的問題，為什麼長久以來都沒人注意？因為筋膜的狀態，無法在X光片、MRI或其他電子儀器上照出來。目前研究疼痛的方法與儀器，主要針對神經與骨頭，但筋膜的透明膠原、纖維組織，根本無法被照到，它們在片子上充其量就是「黑黑的一片」。因為看不到，所以就不認為有問題，這就是醫療檢測的大盲點。

我所接觸的多位慢性疼痛患者，常無奈地說到醫院什麼掃描檢查都做過，但片子出來的結果卻沒有什麼大問題，根本對應不上他們疼痛的感受。有位患者甚至跟我說：「醫生甚至幾分鐘就打發我回去了，他認為我沒病，說我的疼痛感是心理因素。我實在難以接受，難道我的疼痛是想像出來的嗎？我何必去騙他身體痛得要死？這真是讓人沮喪萬分。」

筋膜拉警報，疼痛跟著到

筋膜一般為人所知的作用，就是支撐與連結身體。但根據最近的研究，神經傳導會不會漏電、神經末梢的痛覺接受器會不會警鈴大響、骨頭會不會容易退化、變形或長骨刺，都深受筋膜影響。

讓我們先來了解神經與筋膜間的關係。神經之所以能快速傳導訊息，就是因為有筋膜在外層當絕緣。如果沒有這層絕緣外皮，神經系統就會像電纜漏電一樣，容易出現一連串不正常的放電。這種情況就如同一張跳針的唱片，在沒有刺激的狀況下一再反覆地產生神經脈衝，使人感到陣陣的疼痛。

當神經外圍的髓鞘受到擠壓（結締組織張力失衡），髓鞘就可能產生發炎與毀損的情況，導致

參考影片：筋膜，漫佈全身的膠原網絡 https://goo.gl/8dt7ap

神經元漏電，甚至無法順利傳導訊號。

此外，神經末端（free nerve endings）的感知受器（mechanoreceptor），都埋在筋膜裡。可以說，**筋膜就是身體偵測壓力訊號的受體，它形成的網絡，甚至讓它成為體內最大的「感知器官」**。一旦筋膜產生發炎、沾黏、緊縮或受到壓迫，它就會觸動裏頭感知受器的警鈴，將疼痛訊息傳給神經系統。[52]

換句話說，慢性疼痛的源頭是在神經之外，是筋膜狀態不對勁而引發疼痛訊息，不是神經系統自己發出疼痛訊息。這就是為什麼，單純動了阻斷痛覺神經的手術或服用中樞神經藥物，仍無法防止慢性疼痛的發作。因此，要卸下疼痛警鈴的觸動，就得從筋膜著手，而非誤認神經為原凶。

除了神經之外，筋膜對骨頭的影響也極為深遠。大家最常見的誤解，就是以為骨頭退化、磨損是因為鈣質不夠，或是以為骨頭錯位、長骨刺是因為肌肉拉扯。其實，骨頭會冒出這些問題，主要是包覆在骨頭外面的骨膜與韌帶張力失衡。一旦骨頭周圍的筋膜因應力產生形變，就會影響骨頭的位置與生長。

以骨刺為例。骨頭與骨膜之間，原本應該是像相連緊貼的，就如同骨頭緊包著保鮮膜一般。假如骨膜因外力被拉離，與骨頭之間產生了一個空隙，骨膜與骨頭間的細胞就會被驅動去填滿間隙，此就形成了骨刺。

換句話說，當筋膜的張力失衡，骨頭就會自己重新排列或生長達到新的平衡。這就是為什麼，當我們發現骨頭有狀況的時候，針對筋膜做復健的治療方法比較有效果，如果只是把骨頭喬回原位

筋膜與神經間的關係

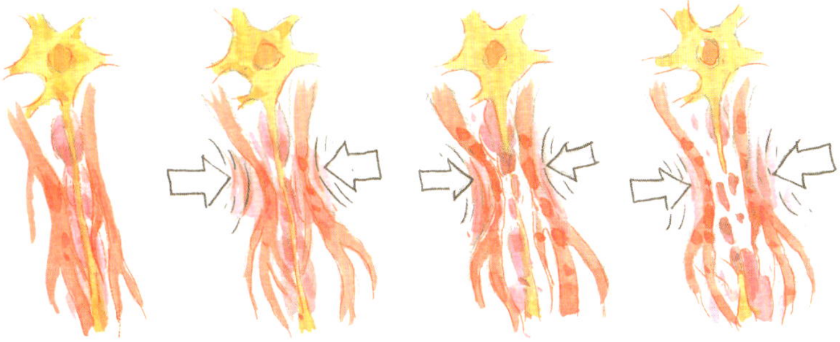

當神經外圍的髓鞘受到擠壓（結締組織張力失衡），髓鞘就可能產生發炎與毀損的情況，導致神經元漏電，甚至無法順利傳導訊號。

筋膜與骨頭間的作用（骨刺形成圖）

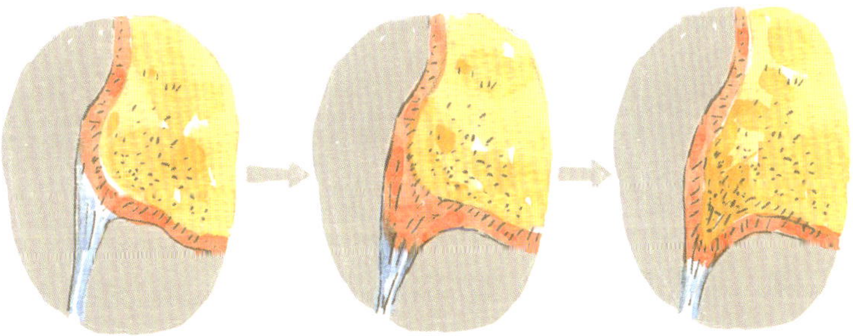

長骨刺是包覆在骨頭外面的骨膜與韌帶張力失衡。一旦骨頭周圍的筋膜因應力產生形變，就會影響骨頭的位置與生長。

或磨除骨刺，並無法根治疼痛問題。

一旦我們認知到，筋膜失調才是疼痛訊息的來源，且會影響骨骼的發展，我們對於慢性疼痛的療法，就會朝向一個嶄新方向：調整、活化筋膜。

筋膜無所不在

可曾好奇過人體是用什麼方式被包在一起的嗎？如果脫下皮膚這層外包裝，我們的身體到底是怎麼樣束在一起，而且還能耐震、耐彎、潤滑、保鮮？這項偉大的人體包裝工程，它的承包單位就是筋膜。

筋膜在解剖學上被歸為「結締組織」，當穿透皮膚後看到的薄膜、纖維與流動的組織液，都屬於這套組織。人體內其實有很多「間隙」。當我們的身體抽離器官、骨頭、肌肉、血管、神經，甚至細胞外壁後，剩下的間隙就是「筋膜」所在處。人體能定型一尊、能曲能伸、能恆壓耐震，不管到什麼環境都能良好地移動，這都多虧筋膜的完美包裝。

筋膜涵蓋的層面，有多廣呢？就生物基礎而言，筋膜的主要成份很簡單，就是凝膠（膠原蛋白）與纖維。當這兩種元素搭配不同細胞後，就能變化出各種材料，舉凡細胞內的細胞質、細胞骨架，乃至細胞外的組織液、血漿、脂肪、纖維、薄膜、肌腱、韌帶、軟骨、骨頭等等，這些全屬「筋膜」的材料。[53]

參考影片：筋膜，人體內型態最多變、功能最多元的系統 https://goo.gl/X66XLB

筋膜材料款式之多元，人體沒有其他組織比得上。諸如硬式的骨頭、固態的軟骨、線性的纖維、彈性的韌帶、面狀的薄膜、流動的血漿、淋巴液與組織液，它們的基本元素其實都相同，都是筋膜的一部分，只是結構與型態不同而已。

就微觀而言，筋膜就像果凍膠般，浸潤著每一顆細胞，從細胞外的細胞間質，一直延伸到細胞內的細胞質與細胞骨架。從宏觀來看，筋膜包覆每一個器官、每一根骨頭、每一塊肌肉、每一條神經、每一條血管。它把一切串連起來，形成一個3D網絡。

因此，筋膜是身體裡面，唯一能接觸到所有細節的組織。身體裡的每一個間隙，都被筋膜填充，它分布密度之高，遠超過神經系統與血管系統。如果要說人體裡面哪個組織離細胞最近，非筋膜莫屬了。

筋膜是全身細胞的管家

以往筋膜並未受到太大的重視。長久以來，西方醫學認為筋膜只有「支撐」與「連結」作用，讓組織與器官可以穩定位置。但近十幾年來，不少中外學者發現，筋膜所形成的網絡，與中國傳統醫學的「經絡」和「穴道」，兩者的分佈幾乎重疊。[54]

一方面中醫發現人體的穴位，大都位於骨間膜之處。也就是說，全身的筋、膜即是行氣的通路及介質。另一方面西醫發現筋膜就像滿佈人體的電線與網絡，不但供應能量，也傳遞訊息。因此，中醫在經絡穴位上的針灸治療，從實質來看其實就是用針在刺激筋膜。

這不僅為中醫經絡找到了人體解剖實質上的物理基礎，也為西醫筋膜系統帶來一個相當突破的認知：**筋膜傳遞全身整體的能量反應，能重整、影響細胞與組織的生長和分化，在「免疫」方面具有重要的角色。**

筋膜不僅能調控細胞的新陳代謝、遷移、增殖與分化，更能影響細胞的基因表達，以及細胞間的生物訊息傳遞。諸如淋巴、血管、神經與許多免疫細胞，都會通過筋膜進行水分與養分的交換。簡單來說，筋膜可以影響細胞的活性，是提供細胞營養、維持細胞活動空間，並幫細胞傳遞訊息的重要介質。因此，當今生理學家將新陳代謝功能，視為筋膜最核心的重要任務。

筋膜就如同一位大管家，旁側伺候全身上下每一顆細胞的各種生理活動，舉凡細胞的吃喝拉撒、社交溝通、成長遷徙等，筋膜都參與其中。

當「筋膜」這大管家狀態健康的時候，細胞就會活得健全、神經傳導正常、血液循環良好。但假使大管家狀態不佳，如產生沾黏、變型、發炎等情況，細胞的許多生理環節就會慢慢脫軌，細胞可能會開始營養不良、代謝不佳，有些部位可能會被堆積廢物，細胞之間的訊息傳遞可能出錯，某些神經可能會開始漏電，血管流通可能受迫等等。

筋膜影響細胞的生長

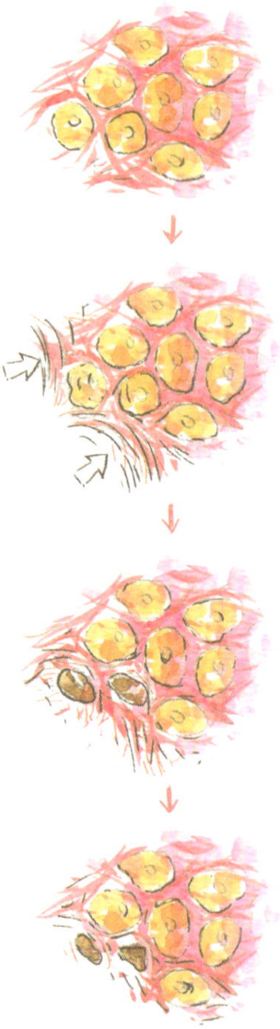

筋膜的分佈，包圍了每一顆細胞。筋膜分佈失衡的狀態，將壓迫到細胞生長的空間，影響細胞吸收養分與代謝作用，使細胞漸漸失去活性。

筋膜：細胞的管家

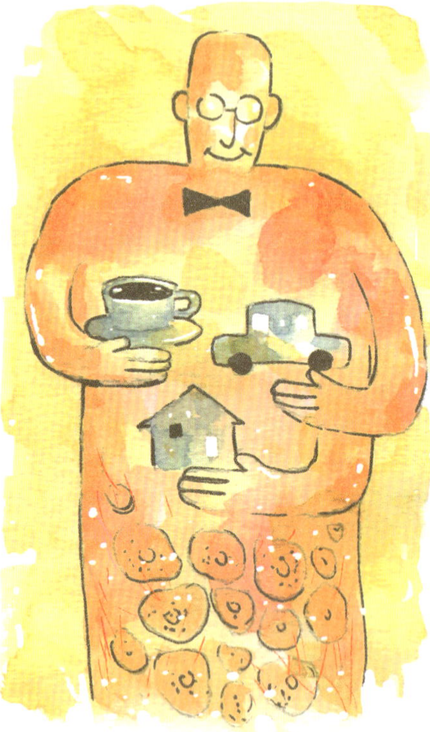

筋膜就如同一位大管家，旁側伺候全身上下每一顆細胞的各種生理活動，舉凡細胞的吃喝拉撒、社交溝通、成長遷徙等，筋膜都參與其中。

筋膜是幹細胞的儲存庫

如果筋膜是影響細胞活性的關鍵組織，而這個細胞又是功能強大的「幹細胞」時，你就更明白，為何筋膜與免疫力息息相關。近十幾年來，醫藥界興起一波培植「幹細胞」的免疫療法。

以往對抗可怕的癌症，醫界採取的治療方式，主要是手術、化療、放射或標靶治療。這些治療的基本邏輯，就是盡可能地消滅癌細胞，就算會一併將正常細胞殺死也不足惜。為了將體內那可能百分之一的癌細胞殺死，外科手術想辦法再開大一點、化療發展了各種能再多殺癌細胞的藥物、放射治療發展了強度調控定位的工具，但結果卻不一定理想。因為這些藥物與照射都相當「毒」，它們殺得了癌細胞，也殺得了健康的細胞。這種通殺的結果，換來是患者的遍體鱗傷、耗盡元氣。

但新興的「免疫」療法卻完全轉向，它的治療邏輯，就是利用自身的免疫系統，來化解體內細胞的癌變危機。換句話說，就是靠培育自己體內既有的正常細胞，來對抗疾病。在這之中，有一種人體細胞最受到關注，它是「**間質幹細胞**」（mesenchymal stem cells, MSC）。

「間質幹細胞」的特點有：

- **多能**：能分化成多種組織細胞，可形成表皮、肌肉、臟器、神經等各式體內細胞，用途廣泛。
- **修復**：能釋出大量生長因子與激素，供受損或衰弱的成體細胞恢復活性。
- **消炎**：可降低血液中引起發炎因子的含量，大幅降低發炎反應。
- **抗老**：具備清除自由基與降低氧化的能力。

從這些特點來看，「間質幹細胞」不僅能啟動身體自我療癒，也能調控身體的免疫反應。因此，生技業的重點研究對象就鎖定「間質幹細胞」。許多生技公司都想培養「間質幹細胞」，來改善目前束手無策的重大疾病，包括阿茲海默症、帕金森氏症、神經系統損傷、視網膜受損、中風、腫瘤、心血管疾病、糖尿病、肝硬化、大腸炎、關節炎等等。

問題是，目前醫界與生技界的作法，是針對體內某些部位抽取「間質幹細胞」，經過體外繁殖培育後，再植入體內來調控免疫系統。

為什麼要這麼大費周章？明明是身體裡本來就有的細胞，竟然還要繞一大圈，經過人工式地提取、加工後，再重新植入體內。如果本來體內細胞環境就不佳，就算在體外培育成功，植入體內後，幹細胞的存活率也不會理想。

難道沒有其他更直截的方法，不用透過手術或注射植入，靠自己改變身體的狀態，就能達到效果嗎？要活化體內的「間質幹細胞」，最有機會的途徑，就藏在筋膜裡！

以往認為，幹細胞只能從骨髓抽取而來。但近幾年來卻發現，**幾乎所有的筋膜組織，都有「間質幹細胞」的存在。**換句話說，這種具備「修復」與「再生」能力的關鍵細胞，其實分佈在筋膜中。

因此，如果要讓體內細胞活得好，要讓調控免疫系統的「間質幹細胞」活化起來，可以去發揮它多能、修復、消炎、抗氧化的特點，我們就得好好經營筋膜，也就是讓「間質幹細胞」有良好的生長環境。一旦筋膜調理得當，「間質幹細胞」就可以活得比較健康，進而啟動身體良好的免疫力。

筋膜「沾黏」，讓你全身毛病連連

當身體因為持續勞動與壓力緊繃，或是受傷、感染時，細胞的代謝物會逐漸累積在筋膜層，形成筋膜「沾黏」現象。當代謝物持續累積無法排除，而沾黏的部位又無法化解，沾黏的纖維就會越來越組織化，形同如同筋膜本身的結締組織，最終黏著在一起。

筋膜「沾黏」對生理機能的影響，就是阻礙身體的代謝活動，就連細胞間的代謝循環，都會因為養分與代謝物質無法被順利交換，而引發一連串的「阻塞效應」：如發炎、疼痛、痠麻等症狀。

筋膜：幹細胞的儲存庫

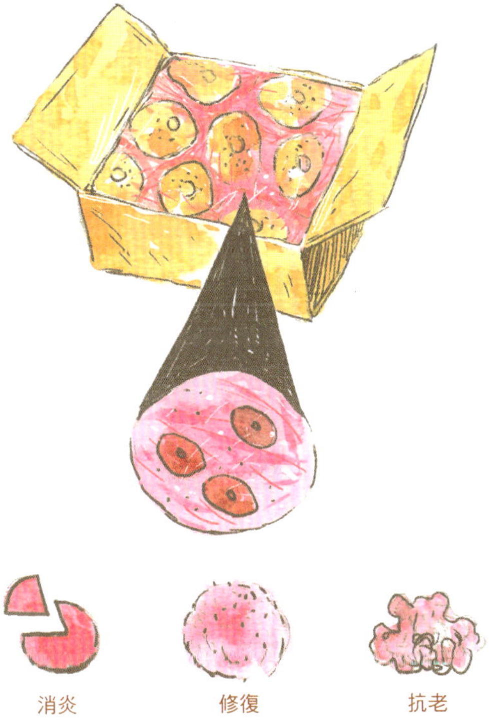

幹細胞分佈在筋膜中，幹細胞的重要性：

- 多能：能分化成多種組織細胞，可形成表皮、肌肉、臟器、神經等各式體內細胞，用途廣泛。
- 修復：能釋出大量生長因子與激素，供受損或衰弱的成體細胞恢復活性。
- 消炎：可降低血液中引起發炎因子的含量，大幅降低發炎反應。
- 抗老：具備清除自由基與降低氧化的能力。

活化筋膜，就能活化幹細胞。

因此，中醫所講的「氣滯」、「血瘀」，其實道理就是筋膜沾黏，導致「血」「氣」等身體的代謝循環產生障礙。

筋膜「沾黏」，會阻礙血管與神經的傳導，甚至壓迫、扭曲它們。因此，許多血液不順或神經疼痛，問題追根究底，就是筋膜「沾黏」。

筋膜沾黏產生的症狀

筋膜「沾黏」發生的部位，全身都有可能。目前常見的慢性疾病、慢性疼痛與退化疾病，起因其實都由微細的筋膜「沾黏」開始。只要哪裏「沾黏」，哪裏的細胞活性、代謝循環與器官運作就會受到影響，使得免疫功能下降。

筋膜沾黏產生的常見慢性疾病，可分以下幾大部位為例：

頭部肌筋膜沾黏症狀

・緊箍型頭痛

筋膜沾黏形成圖

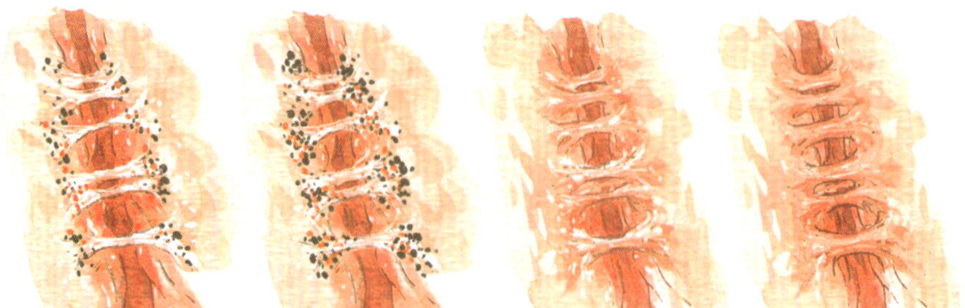

代謝廢物累積
逐漸形成沾黏

組織持續工作未休息
沾黏持續發展
混雜許多代謝不掉的
發炎疼痛與出血物質

沾黏發展成奶油狀
阻礙廢物回收
形成代謝的屏障

沾黏組織化
形成更深厚的黏膜組織

- 枕骨頭痛
- 偏頭痛
- 頭暈
- 眩暈〈梅尼爾氏症〉
- 一般性掉髮

眼部肌筋膜沾黏症狀

- 乾眼症
- 假性近視
- 先天斜視

面部肌筋膜沾黏症狀

- 顳頜關節炎〈咬合不正〉
- 磨牙
- 慢性腮腺炎
- 顏面緊繃
- 顏面神經抽搐
- 皮膚暗沉〈黑眼圈〉
- 青春痘〈粉刺〉

耳部肌筋膜沾黏症狀

- 耳鳴
- 眩暈

鼻咽喉部肌筋膜沾黏症狀

- 反覆感冒
- 鼻竇炎
- 過敏性鼻炎
- 過敏性氣喘
- 咽喉腫脹
- 乾咳、咽痛、啞聲

頸部肌筋膜沾黏症狀

- 緊張焦慮、情緒低落
- 睡眠障礙
- 容易疲勞
- 緊張〈心因〉性高血壓
- 頸部痠痛、僵硬
- 落枕

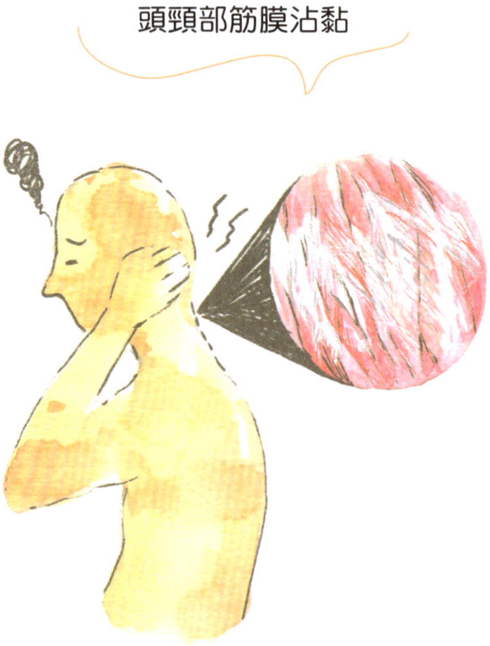

當「筋膜沾黏」發生於頭頸等部位時，會導致睡眠機制失常，而有失眠、多夢、易醒、夜間頻尿等現象。睡眠品質變差後，人體組織修復能力也隨之發生障礙，生理組織老化、機能衰退以致發生各種病症。許多未能自常規醫療方式取得完整療效的睡眠障礙，皆來自「筋膜沾黏」。

胸部肌筋膜沾黏症狀肋痛

- 心肺功能衰退
- 呼吸費力、胸悶痛
- 心悸、心律不整

腹部肌筋膜沾黏症狀

- 胃潰瘍、胃食道逆流
- 十二指腸炎
- 大腸激躁症
- 小腸激躁症
- 經痛
- 精蟲稀少症
- 性功能障礙
- 不孕症
- 習慣性流產
- 產後漏尿
- 肝功能異常〈B肝帶原〉
- 慢性腎炎

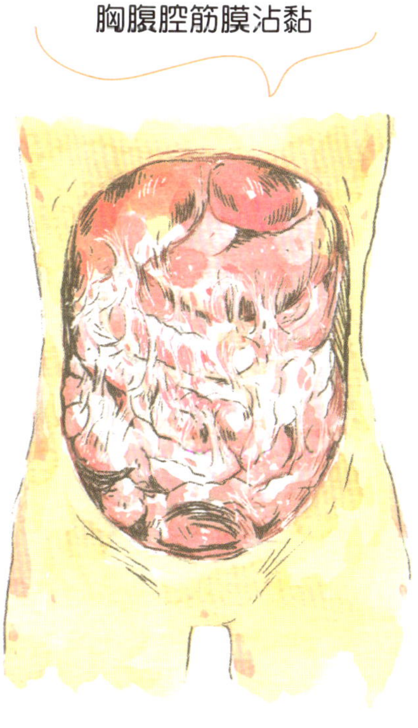

當「筋膜沾黏」發生於胸腹等部位時，會導致消化道、心臟、排泄、動眼、呼吸、生殖〈性〉，甚至肝、腎功能障礙。許多未能自常規醫療方式取得完整療效的內科病症，皆來自「筋膜沾黏」。

肩肘部肌筋膜沾黏症狀

- 五十肩
- 冷凍肩
- 肩關節習慣性脫臼
- 網球肘
- 高爾夫球肘

腕部肌筋膜沾黏症狀

- 腕隧道症候群
- 板機指
- 拇指腱鞘炎
- 手指尖麻木

背部肌筋膜沾黏症狀

- 上背痛
- 膏肓痛
- 椎間盤突出

腰部肌筋膜沾黏症狀

- 腰疼痛、扭傷

肢體部位筋膜沾黏

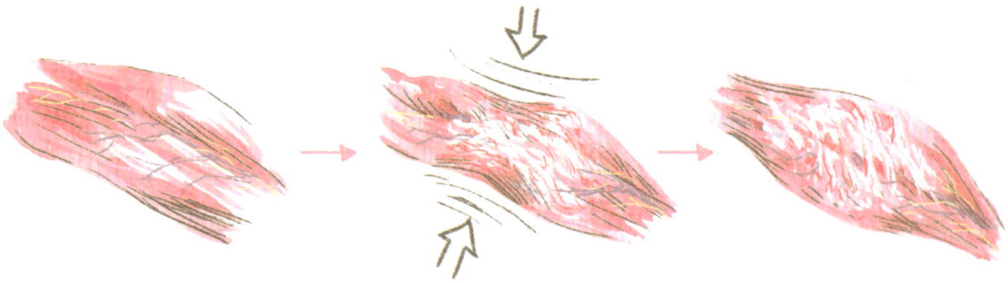

當「筋膜沾黏」發生在骨骼、肌肉與神經血管周圍時，會引發痠麻痛症狀的發生，甚至導致骨刺、關節錯位、關節退化的問題。許多 X 光或 MRI 等設備照不出來的痠痛麻問題，皆來自「筋膜沾黏」。

- 腰椎椎間盤突出

臀部肌筋膜沾黏症狀

- 臀部痛
- 尾椎疼痛
- 坐骨神經痛
- 髖關節疼痛

膝部肌筋膜沾黏症狀：

- 膝關節疼痛〈上下樓梯痛、蹲不下〉
- 膝關節磨損〈骨質疏鬆〉

踝部肌筋膜沾黏症狀

- 踝關節扭傷
- 跟骨痛
- 外反拇趾
- 足趾疼痛
- 水腫

那麼，我們該如何改善筋膜之間「黏涕涕」的情況，疏通「沾黏」的筋膜呢？一個關鍵的因素，就是用「力」。

力量決定一切

長久以來，醫學理解人體的方式，就是把它分割再分割，就像解剖學的刀法，要把人體分析到最細微，然後為它們標上各種名稱。這種解剖的眼光，雖然帶來許多新發現，但它也卻在破壞重要的聯繫，讓我們一直以為頭歸頭、腳歸腳，頭腳之間不可能有連結。

事實上，這是一個人為創建的誤解。人打從胚胎細胞階段，筋膜就開始隨同細胞特化，一層層地包覆折疊，形成一全身性的網絡。筋膜本來就是個完整的系統，網絡間牽一髮而動全身，只要某個力量在局部施力，它就會整體性地傳遞到整個結構。

筋膜其實就是一個應力分配器，只要對它有任何「局部」的應力刺激，不管是推、拉、壓、彎，這個力量就會分散到身體每個角落，不會只在施力的那一小塊區域而已。

筋膜的應力分配，有三個特點：

- **敏感**：人體內外任何壓力或張力的變化，都會反應在筋膜整個結構裡。也就是說，你的每一個舉手投足間，不管是有感或無感，只要任何組織被壓縮或伸長，就算再微弱細小的變化，筋膜結構就會重新調整。

● **通體**：任一部位所發出的力量，都會沿著筋膜的纖維網絡，傳遍全身。因此，人體任一部分有力學變化時，整個身體都會有所反應。這就像吊床某個角落如果被拉扯，整個吊床都會晃動的情況一樣。只是，筋膜的力量傳播，並不會被身體覺察到，也很難被直接檢測出來，也因此我們才會一直以來都忽略筋膜這種傳遞作用。

● **迅速**：筋膜傳遞訊息的速度，比神經系統快上三倍。筋膜系統這種立即傳遞的機制，可從一些日常實例來看。譬如赤腳走路，我們的腳底總是可以快大腦神經一步，感覺到地板的任何振動與變化。這也是為什麼每當你被針灸或推拿時，筋膜總是馬上就有反應。

根據這些特點，可以瞭解到筋膜掌控

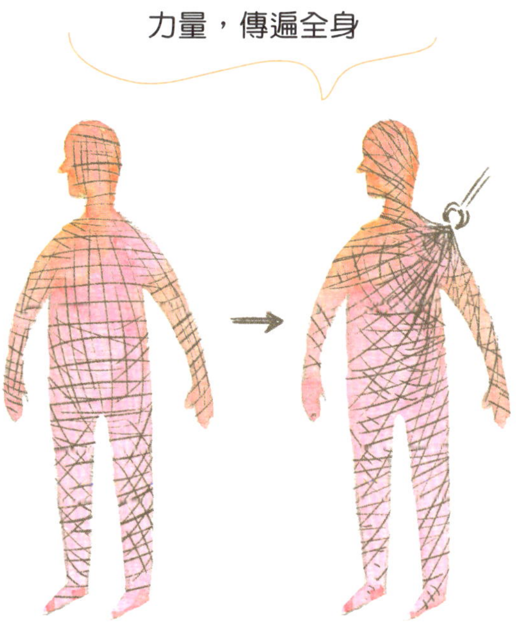

筋膜是一個應力分配器，只要對它有任何「局部」的應力刺激，不管是推、拉、壓、彎，這個力量就會分散到身體每個角落，不會只在施力的那一小塊區域而已。

了人體內的力學變化，它不僅牽一髮就能動全身，而且感應程度與反應速度都超乎想像。

諸如中醫的針灸，以及傳統療法的推拿、整脊、按摩，甚至是任何透過儀器震盪、敲擊的物理治療，其實都是同一回事，全都是透過「力」的施作，重新調整筋膜的張力結構。然而，近年有一個著名的實驗，顯示只要對筋膜有力量的刺激，不管刺激的位置在哪裡，就會使身體產生反應。

真假針灸實驗，有力就有效

二〇〇七年，德國雷根斯堡骨科學系教授麥可．哈克進行一個針灸實驗。[55]這個實驗針對一千一百六十二名有慢性腰痛的患者（腰痛症狀平均長達八年），測試針灸到底是不是真的有效。這實驗將患者分為三組，分別為真針灸、假針灸（把針扎進皮膚，但只是過皮，沒扎在穴位上，也沒有用手去推或轉動），以及傳統療法（透過藥物、物理治療或運動等）。

經過六個月的治療，真針灸組覺得腰痛有改善的比例為47.6％，假針灸組有44.2％，傳統療法組則為27.4％。就實驗結果來看，相較於傳統療法，針灸確實有效。但由於真針灸與假針灸之間差異過小，在統計上並未構成意義，因此兩者其實沒有差別。

此實驗說明一件事：**過去以為針灸必須要扎在穴位上才有效，但實際上穴位並非重點，而是「刺激」這件事。**由於筋膜包圍體內任一部位且環遍全身，因此只要刺激到筋膜，不管那個刺激點是不是在所謂的穴位上，筋膜就會將該「刺激」，迅速地傳導到身體其他部位。

根據這種特質，筋膜的調整不用如針灸、推拿或整骨那般，必須非常縝密地對應到單一部位。

最關鍵的，是它需要持續的力道刺激。就算刺激源只在某一點，這道刺激仍然會分布全身，並讓筋膜重新調整秩序。這就是為什麼，噴、貼或注射藥物，對筋膜而言調整效果不明顯。唯有物理力的刺激，才可能使筋膜產生反應。

對筋膜施力可使細胞活化

我們全身上下由數萬億個細胞組成。該如何讓細胞活得健康、讓細胞能正常繁殖更新，是維護生命最重要的一件事。這也是為什麼目前對於重大疾病的研究，幾乎都關注開發細胞的免疫力，不管是透過藥物或體外培養等各種方法，目的就是要讓細胞恢復正常的運作機制，來修復或更新那些出問題的細胞與組織。

那麼，細胞為什麼會生病、突變或凋亡？我們又該如何掌控細胞的命運？以往研究者重視細胞的基因與化學反應，但根據細胞生物學近年的前沿研究，影響細胞命運的關鍵因素，竟然是「力」！沒錯，就是讓物體運動、形變，用來推拉、擠壓、扭轉的「力」。[56]

哈佛大學細胞生物學家、生物啟發工程研究所所長 Donald Ingber 指出：「一百年前，人們看著胚胎，發現它是一個不可思議的物理過程！然後當生物化學和分子生物學興起的時候，大家就良莠不分將其他一切都拋掉，只專注於基因、化學與賀爾蒙，認為這些是控制細胞行為的主要因素。」[57]

在過去幾年，隨著原子力顯微鏡（可掃描「力」的變化，能3D 觀察到活體非常精確的微小移動）等設備越來越普及，很多生物學家發現，細胞的行為，其實會受到細胞外部的「機械力」（Mechanical

Force）改變，而這種機械力的影響，與基因同等重要。

「力會重塑細胞的行為」這個觀點，對生物學界是一個非常大的革新，使生物界重新看待細胞的長成。Ingber 教授投入三十多年，研究「機械力」對細胞行為的調控，他認為**打從胚胎開始，細胞的分化複製、生長、遷徙移動或病變死亡，都會根據細胞外部的「機械力」做出反應**。這種機械力大從我們舉手投足的動作，小至細胞外部的體液壓力與收縮張力，會決定細胞、組織乃至器官的發育。[58]

牽一髮動全身，像帳篷般的細胞

為什麼細胞的生老病死，會與這種物理性的「力」息息相關？這得從細胞的構成來說。人們認為細胞不過是裝滿水的氣流而已，但如果從「力學」的角度來看，細胞更像由許多繃緊繩索拉起來的帳篷。只要帳篷某條繩索受力，整個細胞都會受到影響。

而將細胞撐起來的架構，就是**細胞內的筋膜，包括細胞骨架（由許多微管與微絲組成）、內質網與細胞質。可以說，細胞內90%以上的內容都是筋膜**。更關鍵的是，這些筋膜構成一個網絡，只要有任何壓力的變化，整個網絡都會有所反應，牽一髮而動全身。

筋膜纖維的重要性在於，它們將細胞內的重要胞器纏住包圍著，如細胞的中樞「細胞核」，以及發電廠「粒線體」，都被筋膜纖維固定住。因此，細胞內外環境的各種力量變化，會透過筋膜纖維直接傳遞給細胞內的胞器，使它們做出反應。

一旦細胞外部有任何風吹草動，不管是多微弱的壓力或張力變化，這些「力」就會透過筋膜纖維傳遍整個細胞，而細胞內部正是根據這些「力」，來判斷外部局勢改變行為。[59]

細胞內外的筋膜

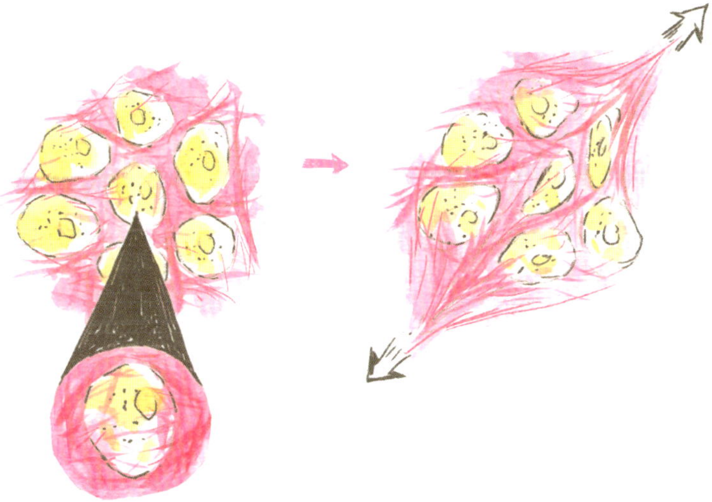

細胞：就如同「帳篷」一樣，被筋膜纖維撐起來，深受「力」的影響，牽一絲而動全網。

細胞內：細胞內重要的胞器，都被都被筋膜纖維（細胞骨架）固定住，如細胞的中樞「細胞核」，以及發電廠「粒線體」。

細胞外：被筋膜膠原網絡團團纏繞。

「力」，決定細胞的功能細

簡單來說，細胞是靠「觸覺」回應外在環境的。賓州大學生物物理學工程師 Denis Discher 提到：

「細胞並沒有眼耳。如果你又瞎又聾，就得靠觸覺來感知周圍。透過觸覺，細胞能弄清它們自己在哪裡，它們應該幹嘛。如果細胞沒有接受到正確的物理「力」的提示，它們就不知道該幹什麼。」

這就如同盲人摸到一把柔軟的椅子，知道自己可以坐下來；或者走路遇到一堵牆，知道自己需要移動繞開。

當生物學家從細胞的「觸覺」出發，越來越了解細胞行為與外部力量環境的關聯後，他們的研究有了非常大的突破。生物學家們過去有個疑問，全身細胞那麼多，細胞怎麼會知道它該分化成骨頭、皮膚、肌肉還是各種器官組織？結果，生物學家們發現，**正是外部的力量環境，如軟硬度或收縮張力，決定細胞該長成什麼樣，尤其是幹細胞。**[60]

透過實驗，他們觀察到把幹細胞放置於流動的液體中，幹細胞就會變成血管；放到柔軟如腦組織的凝膠中，幹細胞就會長成神經細胞；放到硬度更強如肌肉的凝膠中，幹細胞就會長成肌肉細胞；如果凝膠硬度再加強，幹細胞就會長成骨骼細胞。

於此同時，生物工程師發現，通過模仿組織在體內常受到的壓力，就能培養出更好的骨頭和軟骨。從前，實驗室為了培養人造骨頭或軟骨，會將幹細胞放入跟需求形狀一樣的培養箱內，但這種實驗並不十分成功。因為細胞經常會死亡，有時只長出羸弱的骨頭，或者長出來的人造軟骨與真實

力量，決定細胞的命運

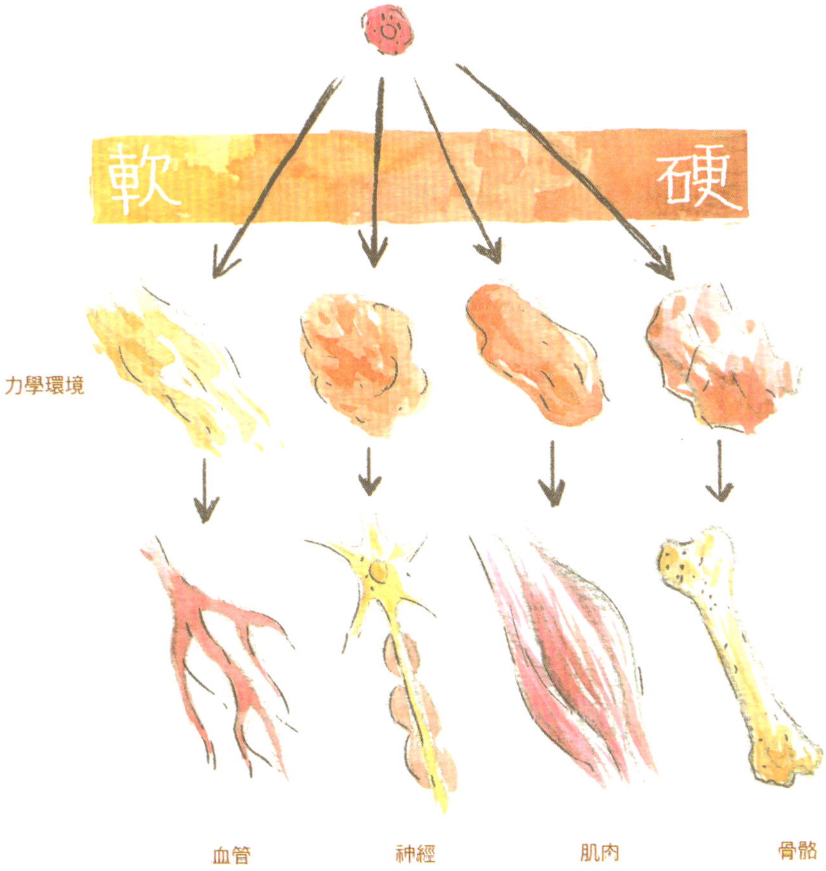

外部的力量環境，如軟硬度或收縮張力，決定細胞該長成什麼樣。

把幹細胞放置於流動的液體中，幹細胞就會變成血管；放到柔軟如腦組織的凝膠中，幹細胞就會長成神經細胞；放到硬度更強如肌肉的凝膠中，幹細胞就會長成肌肉細胞；如果凝膠硬度再加強，幹細胞就會長成骨骼細胞。

軟骨的強度比起來相差甚遠。

但是生物醫學工程師們發現了一種方法，能使人造的和真實的硬度相差無二，祕訣是模擬體內的壓力施加於細胞。紐約哥倫比亞大學教授 Clark Hung 發現在骨頭的生長過程中，有規律地對軟骨細胞進行擠壓，模擬走路時的壓力來刺激軟骨生長，就能培養出強度與真實軟骨相差無二的人造軟骨。

另一位教授 Gordana Vunjak-Novakovic 也採用這種方法，她模擬骨頭發育過程中內部體液流動的壓力，在幾週的時間內，就成功用幹細胞培養出一塊形狀自然、硬度完全一樣，可順利植入人體的骨頭。Vunjak-Novakovic 說：「如果不去刺激骨細胞，它們就會無動於衷。但只要用正確的方法刺激，它們就會甦醒過來，以更快的速度生長出骨頭來。」

越來越多生物學家認為，外部環境「力」的變化，是影響幹細胞發育的關鍵因素。這意味著一旦改變外部張力，這些張力就會傳遞到細胞內部，最終達到細胞核然後下達指令，決定它的命運該何去何從。

施「力」出問題，細胞會產生疾病

根據近年陸續發表的研究論文，「力」對細胞的影響包括：[61]

- 胚胎發育、控制基因轉錄（gene transcription）
- 細胞核再程序化（nuclear reprogramming, 將成熟體細胞重新誘導回早期幹細胞狀態）、細胞繁殖

（cell proliferation）

- **組織成型**（tissue morphogenesis）
- **器官發育**（具體實驗有造血系統、血管、肺、心臟、腎臟、肌肉、關節、骨頭等）
- **疾病產生**（具體實驗有心血管疾病、血管硬化、神經退化、癌腫瘤、肝硬化、肺纖維化、皰疹性皮膚病、多發性硬化症、骨質疏鬆等）

細胞／幹細胞會根據它感受的「力」，決定它要往好的壞的方向生長。當周邊壓力不斷累積，阻塞或妨礙體液的流動或張力的舒放時，細胞就很容易病變，輕則讓人痠痛或發炎，重則演變成腫瘤形成癌症。[62]這種情況，與中醫講的「氣滯」、「血瘀」道理相同，屬於筋膜張力失衡或阻滯而產生的問題。

換句話說，只要體內筋膜哪裏不通、不順、受迫或緊繃，那裡的細胞就會開始鬧彆扭，叛逆成讓你生病老化的病態細胞。而要讓細胞、組織乃至器官、神經健康的方法，就是靠「力」疏通筋膜，讓細胞擁有流通、無壓迫的生長環境。

如何用「力」才能正確刺激細胞？

看到這裏，你可能會覺得細胞這麼微觀的身體單位，怎麼可能靠自己去影響它？這些事情應該只能交給細胞生物學家們處理，一般普羅大眾不可能有所作為。其實不然，每個人都可以透過簡單的方法，靠自己幫體內的細胞「按摩」。

週期性 vs. 僵化固定

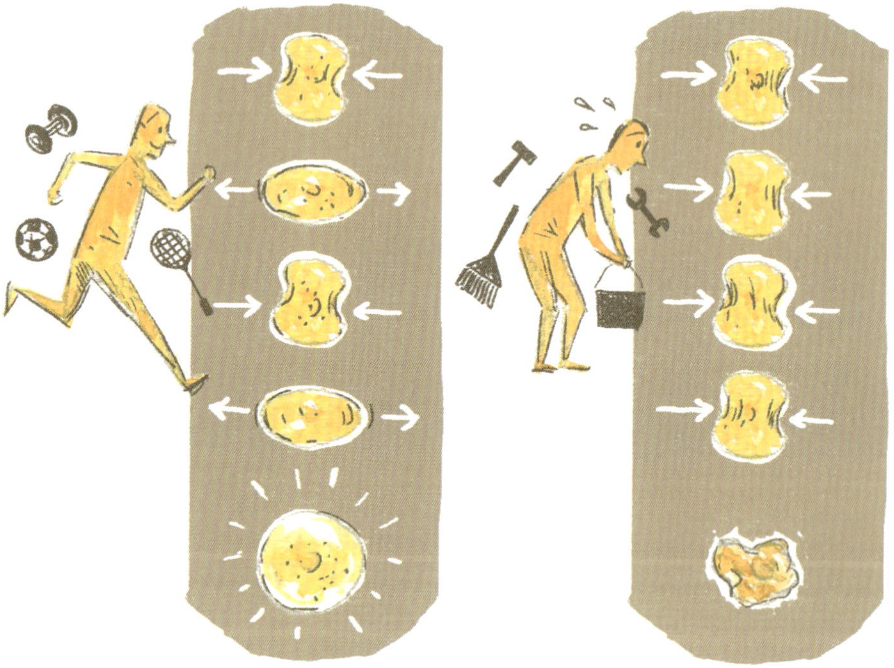

週期性的力，如同運動—細胞活得更好。

僵化固定的力，如同勞動—細胞僵化甚至癌變。

找中醫師針灸、找物理治療師做復健、找按摩師推拿放鬆，全都是在做同樣的事「幫細胞外的筋膜疏通壓力」。這也就是為什麼不少人在接受這些治療後，某些疾病就逐漸好轉，免疫力有所提升。

可是針灸、推拿、整脊、按摩或物理治療，這些方法有著共同的限制：

- **刺激時間太短**：通常都是刺激個幾十分鐘後就停止了。之後可能又得間隔好幾天，才能再被刺激，無法持續。
- **靠他人從體外**：只能假他人之手來刺激筋膜，且都是從體外表層施力，力量難以刺激到體內某些深層筋膜。

除此之外，坊間也已經有許多筋膜健身操的書籍與教學。但老實說，大多數的人很難長久堅持下去。該如何讓「力」的刺激持續下去？可不可能用最簡單的方法就能達到刺激的目的，而且還不用花太多心思與時間去勞煩？這個用力秘訣，就在嘴巴裡。

改善疼痛靠自己，嘴巴出對力勝過揉捏敲打

要如何治療惱人的疼痛症狀？目前大都採取由體外而內的方式，包括物理治療、整脊、推拿、按摩、針灸、熱電療等。但其實治療筋膜疼痛這件事，可以靠自己不用依賴外力，從口腔著手。

調理筋膜的關鍵因素，就是「力」的刺激！只要力道夠大，且可以持續刺激，這個力就可以重新調整筋膜的張力結構，達到內部整體的平衡與穩定。

人體內一個絕佳的施力處，就是下顎。下顎之於全身筋膜的關鍵性在於，它不但是身體中心軸線的重心，也是深前線與背部筋膜的接合點。換句話說，下顎不僅決定著頭部與軀幹的平衡度，更能掌控前後左右線路的筋膜。就如同操控木偶肢體動作的總控制軸，各方線路都匯聚在下顎，使得下顎成為影響整體肌筋膜平衡的軸點。

除了位處關鍵外，下顎有一個相當重要的動作，就是「咬」。「咬」這個動作的特殊性在於，它力道特別大，動作很頻仍且可自主控制。首先以力道來說，咀嚼肌的咬力，力量高可達百斤。相較於針灸或按摩的力道，咬力所產生的刺激，會比其他從體外施加的刺激來得更強烈、直接。

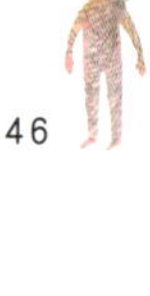

其次，每天咀嚼的頻率相當高，除了吃東西外也會不自覺地咬，尤其在睡覺放鬆控制時，整天累積下來，每天「咬」的次數可達上千次。相較於一些物理治療有限的刺激頻率，「咬」能產生的刺激效應會來得更高。更方便的是，咬這個動作自己操作就可以，任何時間、不分場所，只要你一想到就可以咬。

有別於針灸、推拿從體外施與刺激，口腔咬力是從體內利用咀嚼肌，影響全身筋膜力量相對較大且可自主控制的施力處。這種不假其他針灸師、推拿師，或場合設備就可進行的「體內按摩」，讓每個人都可以靠自己調整全身筋膜。

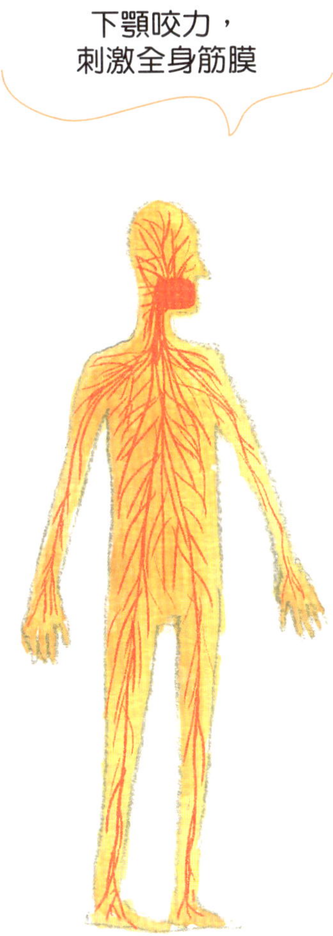

下顎，是全身筋膜連動的接合點，透過下顎咬力，刺激全身筋膜。

透過前述對筋膜系統運作機制的解釋，以及下顎「咬力」如何成為絕佳的疏通方式，你可能還是會半信半疑，光是透過「咬」，就能改善全身筋膜的疼痛症狀，甚至是治療師與藥物都束手無策的慢性筋膜疼痛嗎？

在日本有牙醫師早在十五年前就推行這種治療方式，其臨床實例更累積接近六千個。這些痊癒的事實，讓我不得不相信，靠「咬」調整筋膜的成效是確實存在的。

日本醫師的咬合調整治療

最初吸引我關注到咬力可以調整肌筋膜的起源，是兩位日本牙醫師的著作。一本是村津和正的《牙齒決定健康》，另一本是笠茂享久的《健不健康？看牙齒就知道》。

這兩位牙醫師強調牙齒咬合對全身筋膜的影響性，包括身體姿勢是否平衡，以及全身各部位肌肉筋骨是否緊繃疼痛。儘管兩位牙醫師提出的學理解釋不同，但他們都透過調整咬合的作法，將上下牙齒咬合處增高，改變牙齒的高度與上下牙齒的接觸面，以此改善了許多患者的肌筋膜疼痛的問題，包括頭、顳顎關節、頸、肩、腰、背、脊椎、股關節、膝蓋、手臂、腳踝、足底等部位的僵硬、痙攣、痲痹、疼痛等症狀。

令人好奇的是，雖然個案症狀改善的實例歷歷在目，但關於要怎麼做：什麼樣的咬合要調整？咬合要調整何處？要調到什麼程度？等這些關鍵治療措施，兩位醫師在書中都未明說。不過，村津醫師倒是留下了三個耐人尋思的線索，他提到：

- 就算是經過牙齒矯正的人，咬合相當完美，也會有身體架構失衡、筋膜疼痛的問題，而需要調整咬合。
- 調整咬合得每個月調一次，情況嚴重者調整的次數會較多，調整期間得長達好幾年。
- 沒有既定的調整標準，得視每人的症狀逐步微調。

根據這三條線索，我不斷思索著，為什麼不維持理想咬合位置而要改變它？為什麼調整咬合要持續地、每隔一段時間就調？為什麼牙齒咬合面增高就能產生效果？答案就隱含在筋膜系統的運作機制裡。

如果對筋膜原理還有點印象的話，應該記得肌筋膜有一個「敏感」的特性，只要體內組織有任何壓力或張力的變化，都會刺激到筋膜。調整咬合這件事，就是藉由改變下顎部位的咬力，刺激筋膜。由於下顎位處各路肌筋膜的接合處，因此從這個部位施力，可說是讓整體直接、快速且夠力的刺激方案。

再者，咬合之所以要時常調整的道理，其實就如同定期去做針灸或推拿一樣，需要經常讓筋膜被刺激一下，好維持筋膜系統的通暢度。最後，調整咬合為何沒有標準，是因為它不需要限定標準，只要有力的變化就有作用。

村津醫師之所以需要不斷微調咬合，是因為他每次微調都是固定式的，也就是像補牙般將牙齒補高。時間一長，當身體變得習慣牙齒補高部位的壓力後，又得繼續補高牙齒，以再次製造力的變化。因此，調整咬合其實不在於要調到多高此「量」的問題，而主要是為了產生「質」的變化：製造高度差來產生「力」通往全身。

上述這套關於調整咬合的解釋，雖然是我根據筋膜系統作用所推得的學理，與村津醫師所提的「齒臟論」[63]理論互不相同，但我卻因此發現，除了減量呼吸之外，人體自癒的第二大祕密「透過咬力刺激筋膜系統」。

深前線——
構成身體筋膜的核心

在全身筋膜中，有一束特別的筋膜群，對身體的影響至為重大。這束筋膜群如條核心軸，貫穿人體中心。它在筋膜解剖學上，被稱為「深前線」（The Deep Front Line）。這條深前線的分布，從舌頭開始一路連結心臟、肺臟、橫膈膜、腹腔神經叢、腰肌、肚臍、骨盆底、大腿、小腿，直到腳趾。

有意思的是，深前線分布的路徑，幾乎與練氣者最重視的「中脈」高度重疊。

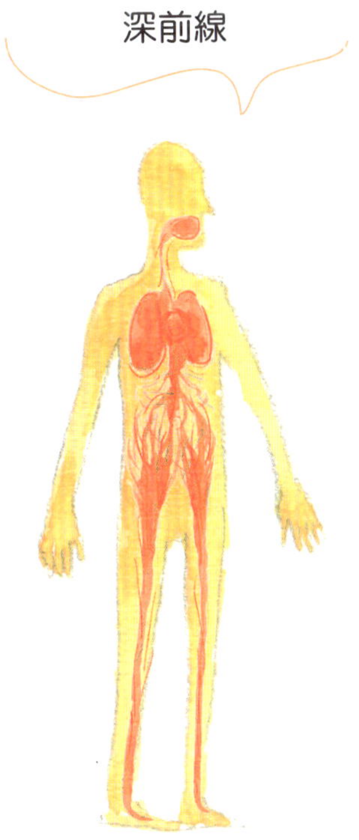

從舌頭開始一路連結心臟、肺臟、橫膈膜、腹腔神經叢、腰肌、肚臍、骨盆底、大腿、小腿，直到腳趾。

參考影片：深前線實體解剖 https://goo.gl/45GwtU

深前線含有許多慢性收縮、耐力型的肌肉纖維，因此能提供身體核心結構相當大的穩定度。「深前線」的重要性包括：

- 貫穿循環系統、呼吸系統、消化道與迷走神經系統
- 拉抬內在的弧度，使腔體與關節能完全伸展
- 穩定下肢各段構造
- 從前方支撐腰椎
- 在吸吐的呼吸過程中穩定胸腔
- 使表淺層筋膜更容易且有效率地運作

由此來看，深前線不僅會影響內臟各個器官、自律神經系統之外，也影響行走、呼吸與肢體動作的協調度。由於深前線幾乎全被其他筋膜覆蓋，假使它失去適當的張力、不平衡時，就會導致身體全面性地縮短，腔體與關節無法完全伸展。

深前線的失衡會轉移到表淺層，導致表淺層筋膜與骨骼受損，肢體運作效率日漸低下。**比如表現出來的動作有點不協調、不流暢，或是關節與周遭組織有退化現象，其實都是深前線早已失調的警訊。**

儘管深前線影響如此深遠，但卻很難透過肉眼，從外表觀察到深前線功能失調。直到表淺層筋膜損傷後，我們才可能發覺深前線的運作出了問題。

當深前線失調，經常會伴隨一些負面代償反應，包括慢性腳下垂、高或低足弓、足底筋膜炎、

骨盆底功能不足、髖關節疼痛、腰椎排列異常、呼吸限制或波動過大、頸椎彎曲或過度僵直、顳顎關節疼痛、吞嚥及語言困難，以及核心肌群崩塌等。64

深前線失調症狀

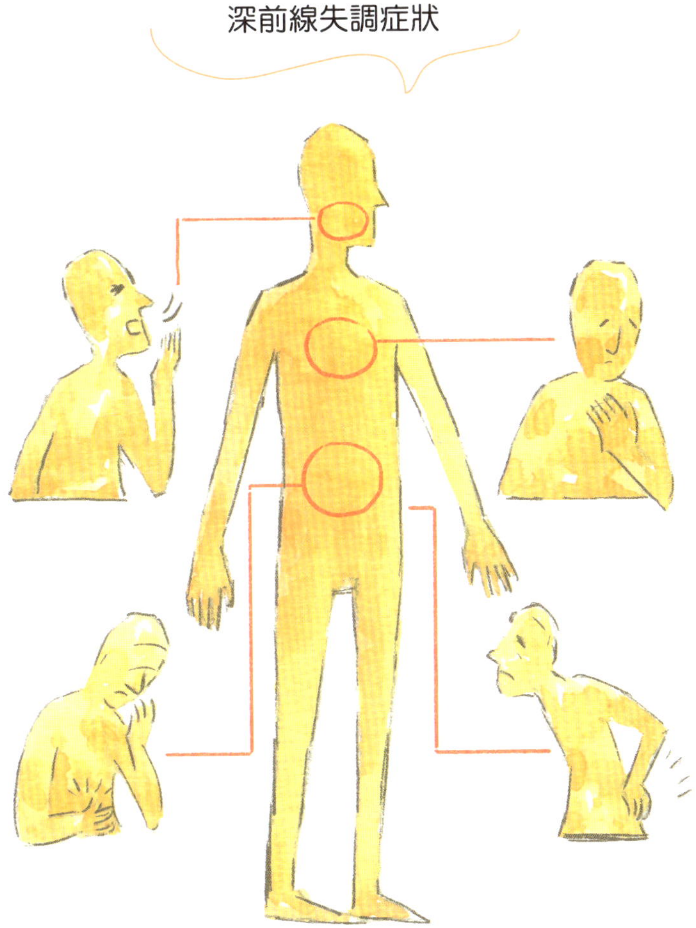

循環系統：心悸、胸悶、心律不整、心跳過緩／過快。

呼吸系統：感覺吸不到氣、呼吸聲沉重、呼吸急促、過度呼吸、打鼾與睡眠呼吸中止。

消化系統：易脹氣打嗝、胃食道逆流、腸躁症。

自律神經：易緊張焦慮、恐慌症、多愁善感、磨牙嚴重、難入眠。

筋骨肌肉：顳顎關節痛、頸椎彎曲或過度伸直、椎間盤突出、背部疼痛、腰椎排列異常，骨盆底功能不足，步行時拖腳、足底筋膜炎、肢體痠麻、腿部易抽筋。

然而，就算知道深前線至關重要，也知道筋膜用力刺激效果最好，但對於徒手治療的復健師來說，調整深前線的依舊是難上加難。因為深前線幾乎全埋在軀幹中心，實在很難從體外用力刺激，更何況有些靠近內臟部位的筋膜，更是用針刺不得、用力推不得。此外，深前線裡內括的器官與系統，絕大部分都由自律神經控制，難以透過意識自主調控。

核心筋膜的前端是「舌頭」

到底該如何刺激深前線？關鍵在於舌頭，你一定很納悶，舌頭與深前線有什麼關係？它不過就是躺在口腔裡的一塊肌肉。好吧，至少說話、咀嚼、吞嚥時，我們還感受到舌頭的作用。除此之外，舌頭的存在感很低，也不覺得它對身體有多大的影響。

其實睡得好不好、腦神經穩不穩定、筋骨痠不痠痛、身體核心機能失不失調，舌頭都會一五一十地反映出來。身體骨子裡到底健不健康，看舌頭的狀態就知道。

在中醫眼中，舌頭是一個可以體察五臟六腑病症的重要管道，甚至透過舌針來治療腦科疾病、自律神經失調和許多內科難治之症。這樣的治療並非空穴來風，因為就解剖學來看，舌頭正好位處人體核心筋膜群「深前線」（The Front Line）的前端。

根據深前線的解剖圖，**舌頭與胸腹腔內臟筋膜相連。**舌頭與內臟的關係究竟如何？用一個法醫解剖的手法作為例子。法醫如何俐落又快速地，將所有的內臟一次取出呢？就是從舌頭。

法醫會先劃開下顎與頸部，打開胸腹腔，將軀殼周邊的筋膜分離後，從舌頭一把抓，所有的內臟就會被完整拉出。按照這種手法，經驗高超的法醫，可以在半小時內，就將人體所有內臟乾淨俐落地取出。

這種解剖手法，代表舌頭與內臟是串聯在一起的。而這條相連的生理構造，正好就是人體的核心筋膜群「深前線」。由於舌頭與內臟共同串連為一條筋膜路線，因此，舌頭可說是內臟的前端。

舌肥大易嘔是深前線失調的前兆

前面提過，當深前線失調時很難透過肉眼，從外表觀察到深前線的運作。但如果懂得觀察舌頭，舌頭其實是「深前線」的一面鏡子，反應中樞筋膜群的狀態。

根據我的臨床觀察，如果舌頭有以下異狀，你可以連帶觀察一下，自己是否也同時伴隨有深前線失調的症狀：

常見舌頭異狀

・常反射性易嘔
・敏感不耐壓
・講話不靈活
・容易被水嗆到
・吞口水困難
・型態肥厚浮腫
・醒後舌頭有齒痕
・舌頭擾動常不小心咬到

伴隨的深前線（核心筋膜群）失調症狀

循環系統：心悸、胸悶、心律不整、心跳過緩／過快。

呼吸系統：感覺吸不到氣、呼吸聲沉重、呼吸急促、過度呼吸、打鼾與睡眠呼吸中止。

消化系統：易脹氣打嗝、胃食道逆流、腸躁症。

自律神經：易緊張焦慮、恐慌症、多愁善感、磨牙嚴重、難入眠。

筋骨肌肉：顳顎關節痛、頸椎彎曲或過度伸直、椎間盤突出、背部疼痛、腰椎排列異常、骨盆底功能不足、步行時拖腳、足底筋膜炎、肢體痠麻、腿部易抽筋。

獨具意義的是，**舌頭是這條核心筋膜群裡，唯一外露於體表可直接觸及、可用大腦控制、力道靈活又強大的部位**，其他則全深埋在軀幹裡，從體外難以觸及。因此，我們可以利用舌頭能自主運用、力量又大、無骨骼侷限的特點，藉由舌頭出力來刺激深前線。

不要小看刺激舌頭這件事，由於舌頭往下的路經幾乎沒有骨骼阻擋，全都是器官與軟組織彼此相連，因此當舌頭受力時，這股力量便能通暢地一路往下傳，影響深前線分布的各大系統：

- **循環系統**（心臟）
- **呼吸系統**（氣管、肺臟、橫膈膜）
- **消化道**（腰肌、腹部筋膜、腹腔神經軸，其中腹腔神經軸是腸反應的中樞）
- **活化迷走神經**（人體分佈最長、最廣的腦神經，支配呼吸、消化系統中大部分的器官）

當了解深前線對身體的影響，以及舌頭所扮

常見舌頭異狀

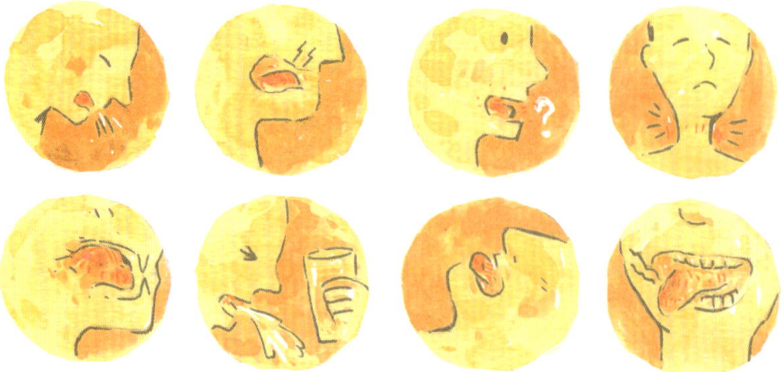

1 常反射性易嘔 2 敏感不耐壓 3 講話不靈活 4 吞口水困難
5 型態肥厚浮腫 6 容易被水嗆到 7 醒後舌頭有齒痕 8 舌頭擾動常不小心咬到

演的重要角色後，我臨床治療的觀念與手法，就與一般治療完全不同。

以牙科相當棘手的顳顎關節疼痛為例。顳顎關節功能失常的原因，目前醫學尚無定論，臨床上多半歸咎為過度咀嚼硬食、牙齒咬合不正、夜間磨牙力道過大、壓力大牙關緊咬等因素。在治療方面，以往常用肌肉鬆弛劑、消炎止痛藥，或是配戴咬合板來緩解症狀，近年來則流行注射玻尿酸、肉毒桿菌，但這些都只是緩兵之計。它們的作用，充其量是暫時性地讓你的肌肉鬆弛掉，緩解關節攣縮的情況。而患者付出的代價，不僅是挨針痛，還得面臨復發後再持續施打的無奈。

為什麼顳顎關節會這麼難治？因為目前治療顳顎關節的觀念，只針對局部的「標」，而未見整體的「本」。當方向搞錯，就算使用再頂級的藥劑或先進的醫療技術，也無法根治問題。

我認為，**顳顎關節疼痛的問題本質，是深前線筋膜失調。**治療顳顎關節，絕非只是處理「顳顎關節」的問題，而是調理深前線。如果只是單把顳顎關節痛消除掉，而不完全解決筋膜的失調狀態，可能過幾個月甚至幾年之後，這個痠痛又會冒出來，而且以另外一種形式來反應。

一旦觀察到顳顎關節疼痛與筋膜的關係，然後掌握筋膜受「力」刺激這個特點，治療手法就會簡單、徹底、全面得多。因此，我捨棄一般牙科製作的「咬合板」，而另外開發針對調整筋膜的上下顎牙套。其中，上顎「壓舌」的作用最為關鍵，因為它會直接刺激顳顎關節的病灶：深前線筋膜。藉由調理深前線筋膜的作法，患者不僅顳顎關節部位的疼痛能夠解除，也一併改善其他伴隨顳顎關節疼痛的深前線失調症狀。

所以，如果你有多種深前線失調的症狀，就試著認真訓練舌頭吧！

調控呼吸，先從控制舌頭開始

人之所以能夠通暢的呼吸，真得要好好感謝舌頭。對於上呼吸道來說，舌頭是一塊很重要的「擴張肌」（dilator muscle），負責維持上呼吸道與咽喉的通暢度。

舌頭這塊肌肉集合體裡，底端的頦舌肌（Genioglossus）是最關鍵的部分，頦舌肌不僅是調控舌頭動向的主要肌肉，更是舌下神經的連結端。相較於舌頭尖端、舌頭上端來說，舌根才是決定舌頭運動與神經反應的重要部位。

如果舌根的頦舌肌失去穩定的張力，不管是鬆弛失靈或是異常擾動，呼吸就很可能大亂，尤其是在不省人事的睡眠期間。

舌根很重要

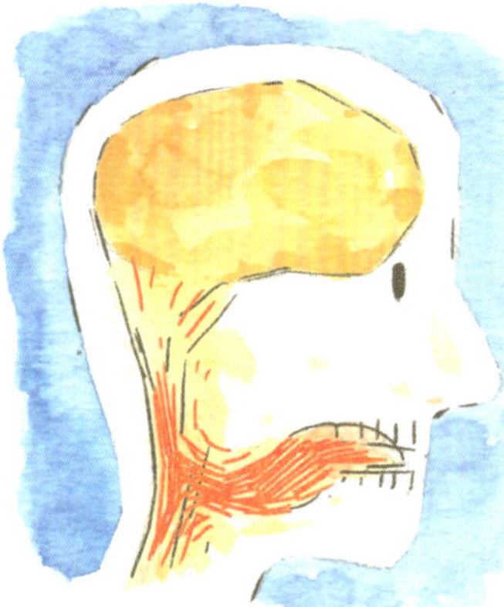

新臨床研究發現，若增強舌頭底部「頦舌肌」的活動張力，或用電流刺激舌底的舌下神經，呼吸通暢度就會提高，降低睡眠呼吸中止發生的次數。

當舌根的「頦舌肌」收縮時，上呼吸道會有幾個重要反應：

- 增強上呼吸道肌肉的張力，使呼吸道壁堅挺
- 增加上呼吸道的空間，使之維持通暢
- 降低上呼吸道氣流阻力

位於頦舌肌的舌下神經與呼吸中樞是連動的，當呼吸中樞下令換氣時，就會放電傳導到舌下神經，引動頦舌肌收縮。頦舌肌與上呼吸道、呼吸中樞的調控關係，在日間或許運作正常，但到入睡時，卻很容易就變樣走調。

學界對此已有一個共識，即「睡眠呼吸中止」的形成，就是因為頦舌肌的張力弱化、活動趨停。因此，許多防治「睡眠呼吸中止」的研究，幾乎都關注同一個議題：如何讓頦舌肌在睡覺期間，維持適度的張力。[65]

為了讓頦舌肌「不睡著」、癱掉，研究者們可是各出奇招，研發出各式各樣刺激或拉持頦舌肌的治療方式，諸如開刀將頦舌肌前移、配戴如奶嘴式的用具將舌頭往前固定住（持舌器），或是在頷下安裝一個電流刺激頦舌肌（舌下神經刺激器）等。[66]但開刀的治療方式風險高，而傳統式的奶嘴設計則配戴不人性化、成效不彰。其實，讓頦舌肌維持適度張力的方法，可以靠自己訓練，不僅更安全、更簡便，達到的效果也更好。

總而言之，這一段舌頭與呼吸之間的討論，主要就是要讓你明白，舌頭跟呼吸是連動的，它不僅與呼吸中樞的運動神經元相應，更扮演調控上呼吸道的角色，確保呼吸氣流能通暢進出。只要把

握舌頭這些關於呼吸的特性，甚至可以透過訓練舌頭，重新調整身體的呼吸模式。

刺激舌頭，活化大腦

腦神經受傷如腦部創傷、中風、或多發性硬化症（神經退化）等，是種不可逆的絕境嗎？當然不是。美國威斯康辛——麥迪遜大學研究神經康復的實驗室（TCNL）發現，大腦的適應性以及可塑性是非常高的，若經過刺激，皮質與神經元是可以被活化的。

怎麼活化大腦呢？研究團隊採用一種物理治療方，以電流刺激舌頭。由於舌頭裡有許多神經直接連結到腦幹，若刺激舌頭，腦神經之間會重建一些新的溝通，使大腦某些機能像重新被接上電線般，能夠再次運作。

這方面的研究實例包括眼盲者重新獲得視覺、動作失去平衡者能平穩地擺動肢體、發音障礙者能夠重新講話甚至唱歌等。[68]

目前，這種刺激舌頭的治療方法，已經運用在許多大腦受到創傷需要復健者，如美國陸軍就採用這種方法，幫助腦部創傷的士兵復健。對於許多腦神經受損或退化的患者來說，這種刺激舌頭的物理性治療，為他們帶來恢復正常生活的希望。

為什麼刺激舌頭能活化大腦呢？因為大腦多對神經，往下分布於舌頭。在大腦十二對的腦神經中，舌頭就連結了5對腦神經：三叉神經、顏面神經、舌咽神經、迷走神經、舌下神經等，這在大腦管理層中佔的比例算相當高。有研究指出，舌頭運動時，大區塊的大腦迴路與皮質會被激活，此顯示舌頭與大腦之間的連結相當廣泛。

然而，刺激舌頭，是不是能有更便捷的方法，不用像美國研究那般，戴著電流片刺激舌頭呢？我認為只要使舌頭受力，不管是靠自己主動出力訓練，或是配戴牙套壓舌，可以收得異曲同工之效。

刺激舌頭活化大腦

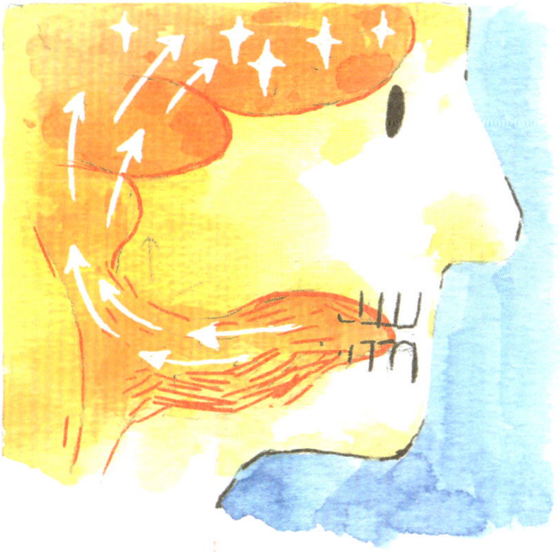

在大腦 12 對的腦神經中，舌頭就連結了 5 對腦神經：三叉神經、顏面神經、舌咽神經、迷走神經、舌下神經等，這在大腦管理層中佔的比例算相當高！

由於舌頭裡有許多神經直接連結到腦幹，有研究顯示，若刺激舌頭，腦神經之間會重建一些新的溝通，使大腦某些機能像重新被接上電線般，能夠再次運作。。

參考影片：Wisconsin-Madison 大學刺激舌頭治療大腦 https://goo.gl/Q867Y4

統整前面關於舌頭的討論，可以發現舌頭對身體的影響實在是太大了，從大腦、呼吸道，並沿著深前線一路往下到腳底。這麼短短的一塊肌肉，真是身體的一個大秘密，卻一直不被重視。下一章將詳細說明，如何靠自己訓練舌頭的方法。當你越認真訓練舌頭，你會發現許多身體的潛力被一一開發。

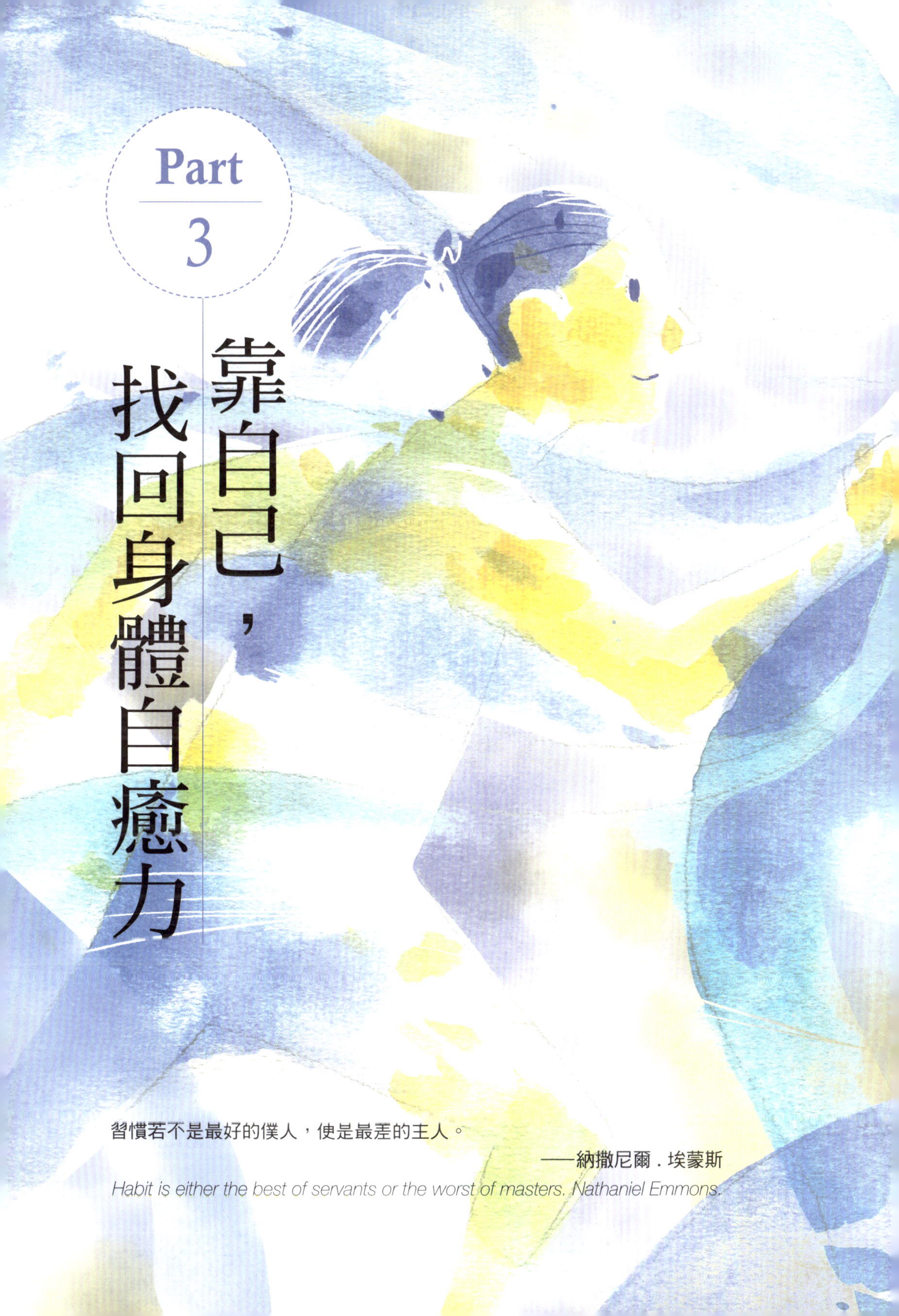

Part 3

靠自己，找回身體自癒力

習慣若不是最好的僕人，便是最差的主人。

——納撒尼爾．埃蒙斯

Habit is either the best of servants or the worst of masters. Nathaniel Emmons.

啟動自癒力，能為身體帶來最大好處。只要懂得如何建立理想的呼吸習慣，以及保持筋膜的活性讓體內細胞活得好，細胞自己就會有所作為，翻轉看似不可逆的病情。自癒有各種方法，有人是透過草藥或營養物，有人透過針灸或推拿。但我所追求的自癒方法，是靠自己建立良好的習慣來改變身體，不必依賴補充物，也不需假他人之手。一切靠自己正確地使用身體，將身體導向最符合自然法則的狀態。

就全身來看，「呼吸」與「筋膜」是最有可能影響到細胞層面的兩大系統。當我們懂得管控呼吸量，降低過度呼吸的氧化傷害，並了解筋膜對免疫的影響，透過施力活化筋膜，就能為細胞提供一個良好的生長環境。

不僅如此，「呼吸」與「筋膜」也相互影響著：一方面，呼吸過量的氧化傷害，易導致筋膜循環與調節能力差；另方面，筋膜若沾黏與失調，則呼吸的動作與節律也會失控，易產生呼吸急促與過量的問題。

因此，該如何同步重整「呼吸」與「筋膜」系統，在降低氧化傷害的同時，也能提高筋膜的活性修復身體、提升免疫力，就是我們的重點任務。

這一切，只需一套簡單的呼吸法及牙套，即可達成。

任務一：減量呼吸

調整呼吸的首要前提就是減量，空氣吸微量就夠了。

請記住，身體一分鐘需求的空氣量，不過一‧二五公升上下。而你再怎麼隨便吸空氣，也絕對遠多於這個量，所以不用怕自己吸不夠。一旦把呼吸量降下來，就是在幫身體「抗氧化」，防範過多氧氣對身體的傷害。

那到底該怎麼將吸氣量減下來呢？下面整理出三個重點動作：先呼氣、使勁全力頂舌、縮腹。動作搭配呼吸的流程如下：

◎先呼氣

呼氣長且慢。任何時候都只用鼻子呼氣，動作全然放鬆。

進氣時：使勁全力頂舌＋縮腹，不主動吸氣。

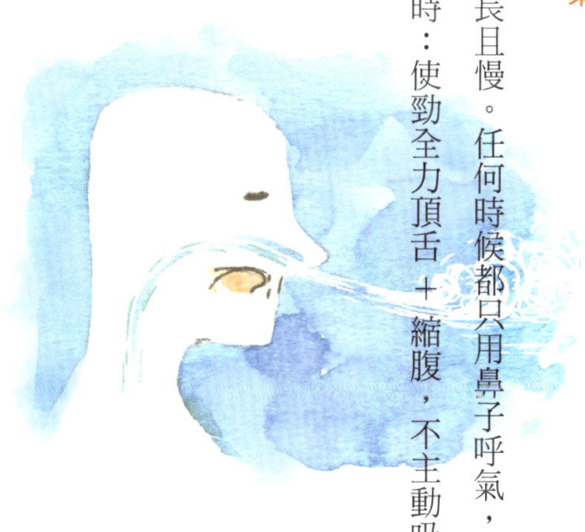

觀察自己的呼氣，用「憋」的感覺呼氣，能幫助自己把呼氣拉長、放慢。

● **使勁頂舌**：舌頭維持往上顎貼滿的位置，使勁出力頂。

● **肚子內縮**：與頂舌的動作同步，進氣時縮腹，縮小胸腹腔的空間。

● **不主動吸**：進氣時，做頂舌與縮腹的動作，讓身體像憋住的感覺，不做吸氣的動作。

為了調降呼吸中樞的換氣設定值，讓身體習慣吸微量空氣就感覺吸飽，因此，減量呼吸的訓練重點，就是縮短進氣時間，頂舌與縮腹的時間越短越好。頂縮一兩秒鐘後，就放鬆呼氣。如此刻意地練習把進氣時間縮短，才能降低呼吸中樞的吸氣量閾值。好比執行節食計畫一般，要讓身體慢慢習慣少量空氣。

◎訓練流程

● **初階**：長呼氣——頂舌＋縮腹（時間越短越好，憋的話可吸一點）——長呼氣

● **進階**：長呼氣——頂舌＋縮腹（一秒）——長呼氣

進氣示意圖

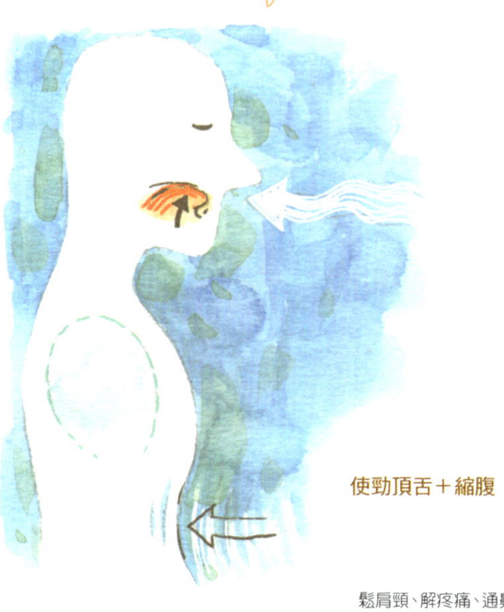

減量呼吸 Point 1 先呼氣

中國歷代的「養生指南」與「醫學大全」裡，用呼吸來養命、祛病、修齡、長生的理論與方法比比皆是。這些古籍裡所提的呼吸法有一個最關鍵的特點，強調「呼」氣。

「呼吸」一詞，早已將古代養生醫學大家們的觀點設定於其中，先做好「呼」氣這件事，再來想如何接上「吸」氣。所以「呼」前「吸」後的「呼吸」一詞，已提醒要好好地先呼完氣後，再以鼻納氣。

近年來，現代醫學已經有多篇研究證實，長且慢的呼氣（prolonged slow expiration）可為人體帶來許多正面效應，好處包括：[69]

- 穩定心血管系統功能（使收縮壓、舒張壓下降、平緩心跳速率）
- 提升末梢體表溫度（改善手腳冰冷）
- 啟動副交感神經，安撫腦神經細胞（提供大腦應放鬆、要準備休息的訊息）
- 增進迷走神經的活性（緩解心血管、呼吸、消化系統的失調）
- 降低化學反射敏感度
- 減少呼吸肌的作功
- 提升橫膈膜運動的效率
- 促進排痰

- 有利肺內氣體充分排出防止氣體陷閉

若將這些優點對照古籍中所提的治病功效，會發現古人所言不虛，我們的確可以透過呼氣長且慢的方法，來穩定身心系統許多失調的症狀。

減量呼吸 Point 2 使勁全力頂舌

在確立減量吸氣模式的過程中，我們實驗了不下百種方法，不管多新奇古怪的方法都試過，但最後才發現要搞定吸氣這件事，就要先搞定舌頭。

吸氣時將舌頭「用力」往上頂，有以下好處：

- 嘴巴自然就閉緊，訓練鼻子呼吸
- 氣流量變少
- 胸腔張力變大，好像皮繃緊的感覺，胸腔呼吸動作能穩定下來，不會起伏過大
- 刺激心臟、肺臟、橫膈膜、消化道的筋膜，藉此調整自律神經系統

呼氣時舌頭可以放鬆不動，進氣時舌頭就使勁往上頂。這套方法最關鍵的一個重點，就是舌頭一定要「用力」，否則效果不彰。你可能早就聽說過，有些人靜坐或練氣功時，都強調要舌頂上顎。不過，並未強調舌頭要「用力」，多半只是輕輕地往上貼。但出力這個原則，卻是我認為最關鍵的重點。

為什麼舌頭要如此出力？目的是為了刺激核心筋膜群「深前線」。筋膜的生物特性，就是要出

力才有作用，力道太小或太短暫，刺激的效果就有限。因此，使勁全力將舌頭往上顎頂著，就等同在幫「深前線」拉筋。

關於舌頭頂的方式，請盡量用整個舌頭表面往上，不要捲舌。一個較容易體會的方法，就是吞口水的動作。當你吞嚥時，你會感覺到整個舌頭表面與上顎密合。順著這個「密合」的位置，舌頭就直接出力往上撐，緊貼整個上顎。

為什麼要整個舌頭往上，舌頭貼的面積越大越好？這是為了更好地訓練舌根。舌根是負責調控呼吸的重要部位，它與呼吸中樞的神經連動，也維持著咽喉與上呼吸道的通暢。舌根肌肉強健的話，上呼吸道壁的張力就會比較強，可大幅提升睡覺時呼吸道的通暢度，避免入睡後舌頭鬆弛後墜、呼吸道張力弱化塌陷，降低打鼾與睡眠呼吸中止的發生機率。

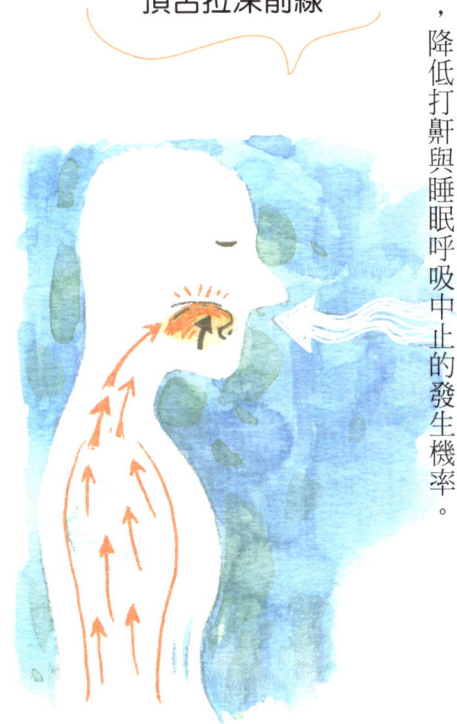

舌頭一定要使勁頂，才能有效拉到「深前線」。

初期練習頂舌時，也許會有些障礙，如只能舌尖貼到上顎、舌頭無法順利出力、舌頭不知道要頂哪裏、舌頭很難控制等。沒關係，請把握一個大原則：舌頭盡量往上撐，暫且不管姿勢、位置與力道。

當你經常做「舌頭往上撐」這個動作，就已經在訓練舌根肌肉。慢慢地，你就會發現舌頭越來越有力、越來越能掌控舌頭的動作與位置。

減量呼吸 Point 3 縮腹

環顧當下絕大多數的呼吸法，幾乎都著重於怎麼擴張胸腹刻意吸氣。這種吸氣模式很容易造成

頂舌示意圖

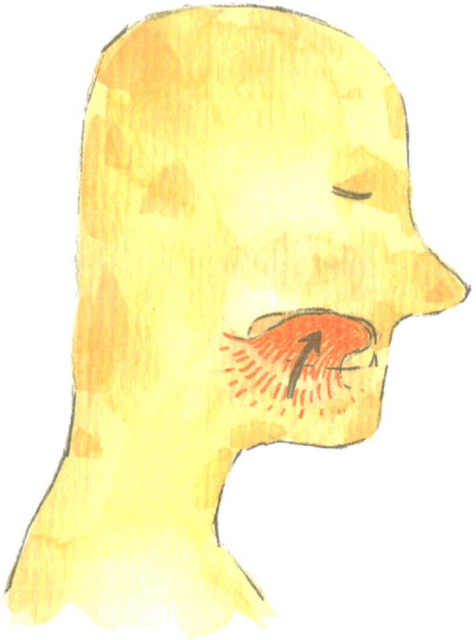

舌頭大面積地往上出力，才能夠訓練到舌根肌肉。

呼吸過量、使肺泡過度擴充，也會因為過度拉扯太多呼吸肌肉群，包括肋間、胸部、背部、頸部等部位的肌肉，而造成這些部位產生痠痛不適。

吸氣若習慣「擴」的動作，其實是加重上半身肌肉群的負荷。吸氣用到的肌肉群，跟上半身勞動、運動等各舉手投足所用的肌肉，兩者是重疊的。由於每人每天呼吸的次數將近兩萬次，如果每次都用擴的方式大量吸氣，不用多久，就會感覺上半身多處肌肉僵硬、痠痛。

長久累積後，甚至只要輕輕一做吸氣的動作，就會覺得上半身肌肉神經像被勾到一樣，一動就痠痛不已。可以說，上半身肩頸、胸肋、背部等肌肉的痠痛，其實不 定是勞動或運動造成的，而是過度吸氣的結果。

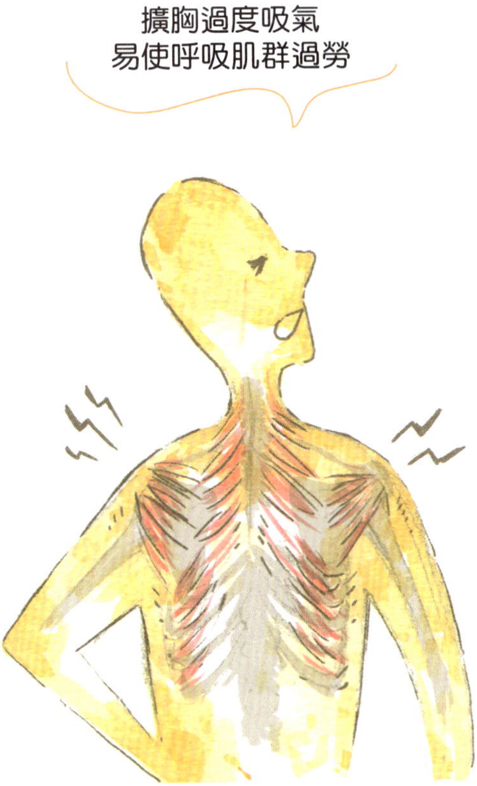

呼吸過度容易拉扯到胸背部的筋膜，
導致呼吸肌群過勞痠痛。

因此，進氣時「縮腹」的目的，一是降低吸氣量，二是減少呼吸肌群做功，還有一個更關鍵的目的是運動橫膈膜，同時刺激深前線。

坊間有許多「橫膈膜」呼吸法，強調要如何動腹部。這些方法我們都試過，但橫膈膜實在是太難感受到了。究竟怎樣才能動到它，又不會過度使用肌肉？進氣時「縮腹」，是一個運動橫膈膜的絕佳途徑，可以幫助我們輕鬆、簡單地做橫膈膜呼吸法。

進氣時縮腹，運動橫膈膜

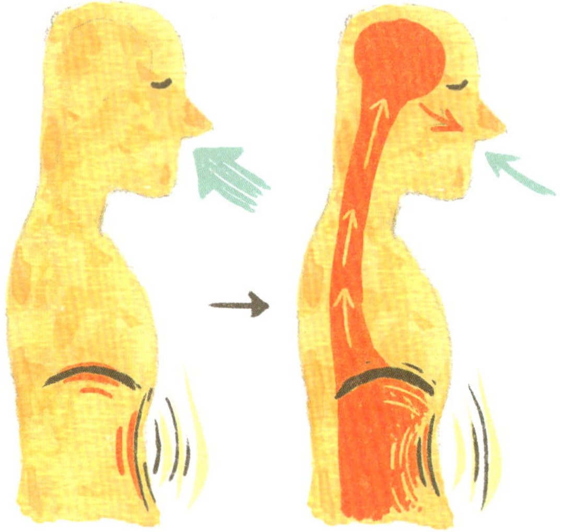

進氣時，腹部往內縮的 5 大好處：

1. 降低進氣量。
2. 運動橫膈膜。
3. 告訴呼吸中樞「已吸氣」。
4. 刺激深前線與迷走神經。
5. 按摩內臟。

一般來說，掌控橫膈膜運動的是呼吸中樞。如果能運動橫膈膜，呼吸中樞就會同步接受到「已吸氣」的訊息，讓身體感覺已經吸飽了。因此，如果你進氣時「縮腹」，就會發現怎麼好像沒吸什麼氣，就已經覺得吸夠了，沒有什麼悶或憋的感覺。當你有這種吸一點點就有吸飽了的體驗，恭喜你，已經成功練成橫膈膜呼吸法，並自然地掌握古人所追奉的癒病養生大術：龜息大法。

進氣時，體腔不由自主會往外擴，此時做「縮腹」的動作，就會反向刺激到橫膈膜，連帶按摩活化深前線。你可以做個對照實驗看看，呼氣完後，當舌頭沒用力頂著、肚子沒往內縮，身體很快地就被灌入許多空氣。甚至要勉強憋氣一下，才能防止身體不要吸得太快、太多。

要做到最輕鬆的「減量呼吸」，儘管按照自己舒服的節奏，慢長地用鼻子呼氣。呼氣後，舌頭使勁用力頂著、肚子往內縮著，再開始呼氣。有沒有發現？你感覺自己好像根本沒有在吸氣，但身體也不會感覺氣不夠，精神甚至還越來越好且輕鬆。

認真執行這種「減量呼吸」的人，會發現不僅呼吸品質變好、呼吸越來越輕鬆、吸氣一點點就感覺滿足外，更會驚奇自己日間精神變得更好，身體各方面的表現越來越進步。

在呼吸中樞的設定值下修後，最直接的犒賞之一，就是睡眠時的呼吸變得無比安靜、穩定。其實，日、夜間的生活狀態是環環相扣的，一但日間有認真控制呼吸量，夜間的呼吸狀態與睡眠品質就會改善，此連帶又提升日間的體能狀態與精神，讓人能有輕鬆且清明的身心執行呼吸練習。

減量呼吸所建立的良性循環一但啟動後，身體自癒力的開關也將被打開。最終，那些過去因為慢性過度呼吸與口呼吸所產生的全身性疾病，都會因為呼吸量的下調，而一一不藥而癒。

如何在日常生活中執行減量呼吸？

練習減量呼吸，動作雖然簡單，但絕大多數人仍覺得執行上有難度，因為經常會忘記，尤其是手邊正在忙事情時。但當我們專注做事的時候，呼吸量很容易拉高，因此如何讓自己在忙的時候，也能控制自己的呼吸量呢？

一個替代的方式是，不用管呼氣或吸氣，舌頭一律使勁往上頂著，肚子保持內縮狀態，痠了放鬆一下，接著再繼續頂、縮。

忘記是正常的，但至少可以增加「想到」的頻率。想到就做，做久了就成習慣。如果希望晚上睡覺不要傳出鼾聲、不要呼吸中止、不要多夢難睡、不要筋骨痠痛，日間就該好好設定自己的身體，透過頂舌、縮腹的動作，兼顧減量呼吸與刺激筋膜。這件事情沒人能代替你，身體只能由你自己顧。

然而，我們不免會因為遭遇一些狀況，而導致自己無法順利用鼻呼吸，甚至仍舊依賴口呼吸的結果。面對這些狀況，就像跑步遇到撞牆期，若能撐過這些困境，之後就會發現自己鼻呼吸的耐力更佳，且鼻腔狀態更穩定、健康。

挑戰狀況1：鼻塞感冒時

對於鼻子長期塞住、動不動就打噴嚏流鼻水，或是感冒呼吸道發炎的人來說，要徹底執行用鼻呼吸，實在是讓人既困惑又困難的要求。最常聽到問題就是：「鼻子明明就吸不到空氣，怎麼還要我用鼻呼吸？」

其實，鼻過敏時用鼻呼吸的道理，就如同身體做復健一樣，惟有透過持續性的操練運作，器官的機能才可能恢復強健，否則只會越來越退化，淪落依賴藥物壓抑症狀的境況。《人體使用手冊》的作者吳清忠就指出，人體排寒氣時，會出現打噴嚏、流鼻水或其他的不舒服症狀。如果把這些症狀當成疾病，把打噴嚏、流鼻水當成鼻炎來治，用藥物直接終止症狀，結果停止的是身體的排寒氣工作，寒氣只好繼續留在身體裡。時間長了，再往身體更深層的肺裡轉移，結果造成身體更大的傷害。

治癒與保健鼻子最自然健康的方式，就是用空氣通鼻子，並靠頂舌去刺激鼻咽部的筋膜，就算遇鼻過敏、鼻塞，也不放棄用鼻呼吸。

鼻塞時的呼吸方式，最忌諱就是感覺鼻子吸不到空氣，而習慣性地猛倏、快速吸氣。這種如同「吸鼻涕」的吸氣方式，不但會使鼻腔內襯組織受到更大的刺激，造成鼻涕分泌更多、鼻道更腫脹之外，還會演變成過量呼吸模式，讓人越吸越感到窒息、頭昏腦脹。

鼻塞時的呼吸方式，關鍵在於盡量用呼氣去衝破鼻塞感，呼氣完後不要急著吸氣，此時記得舌頭用力往上顎頂。由於鼻塞時，鼻腔筋膜正處於一種發炎腫脹的狀態，鼻涕黏液不容易排出。此時若有個力道去推壓鼻腔筋膜，就有助緩解患部的腫脹狀態。而這個力道，剛好靠「頂舌」做到！

只要一感覺鼻子開始不對勁，就盡量做呼氣，並把呼氣放慢、拉長。要忍住大力吸氣的慾望，進氣時專心「使勁頂舌」，進氣的時間越短越好。持續頂個幾回合，不出幾分鐘，你就可以感覺到鼻子不再那麼腫脹難受、鼻水慢慢停了、打噴嚏的次數也降低。這個方法屢試不爽。

過程中，如果覺得真的需要用口呼吸時，也請越輕、緩、少越好。等到自己覺得換氣舒緩的時候，就停止口呼吸，繼續練習用鼻慢長呼氣，之後使勁頂著舌頭，忍住別吸太多氣。不斷咳嗽時，也是採用同樣方式，不要讓咳嗽打亂自己用鼻呼吸的量與節奏。咳嗽後，不要猛地大口吸氣，而要提醒自己先用舌頭頂著上顎，讓氣停一下，穩住後再繼續用鼻呼氣。

鼻塞呼吸法

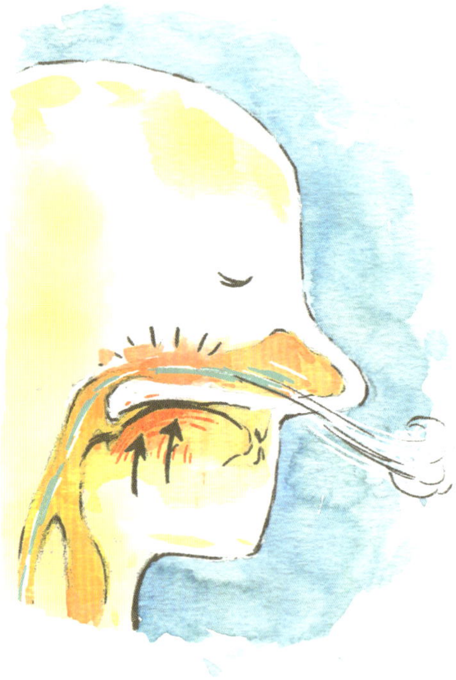

鼻塞時的 2 大關鍵呼吸動作：

1. 用長呼氣去衝鼻子。
2. 進氣時，使盡全力頂舌。

忌諱：別用鼻子抽氣。

挑戰狀況2：運動時

剛練習減量呼吸時，最容易破功的情況，就是從事一些動態的活動，輕者如走路時、爬樓梯時、搬抬東西時、打理環境時，重者如跑步時、騎單車時、打球運動時、從事勞力工作時等等。這些情況可能會讓人感覺氣喘吁吁，但請不要輕易地就轉用口呼吸。

運動時，你更應該謹慎管控呼吸量，因為此時呼吸量最容易暴增，讓身體遭受氧化傷害。但運動時，又不可能顧及呼吸的節奏。沒關係，只要認真做一件事就好，**不管任何動作，全程就頂著舌頭、縮著肚子，讓身體維持一種繃著、內縮的狀態。**

當覺得用鼻呼吸快負荷不了時，請適當地調緩活動步調，直到呼吸跟得上行動。換句話說，就是不要讓動作擾亂呼吸模式。如果跑了一百公尺，發現自己用鼻呼吸很喘，可以讓自己的腳步放慢，之後再繼續衝。一切調整的基準，都以自己仍可自在地用鼻呼吸為原則。

可以自己觀察看看在相同的運動行程裡，當全程用口呼吸時，喘氣、口渴、流汗、發熱與疲累的程度，與全程用鼻呼吸有何不同？

就我自己親身執行的體驗，發現運動時若用口呼吸，不僅運動過程中很容易就上氣不接下氣、汗流浹背、需要喝水外，運動後經常覺得喉嚨又乾又痛、肌肉痠痛易抽筋，且需要花好一段時間才能脫離疲累感。

相對於此，若運動時舌頭頂著、用鼻吸鼻呼，我發現整個生理狀態就變得完全不一樣，一方面運動時耐力增強許多，比較不容易臉紅、氣喘、飆汗、口乾之外，另方面運動後身體輕鬆許多，沒有像被搾乾的癱垮無力感，脈搏與呼吸速率很容易就恢復運動前的狀態，更明顯的是肌肉緊繃痠痛與抽筋的程度大幅降低。

就案例觀察，也許狂熱運動的人完成了相當有難度的訓練，但長期下來他們所付出的代價卻不堪想像。不管做多少運動，只要是用口過度呼吸的模式，都沒有辦法達到強身健體的效果！

運動時頂舌縮腹、用鼻呼吸，其實是最能維持體力、提升運動表現、能應付激烈運動且對健康傷害最小的呼吸方式。當今的確有運動員執行用鼻呼吸，而且此模式甚至已是種傳統！

運動呼吸法

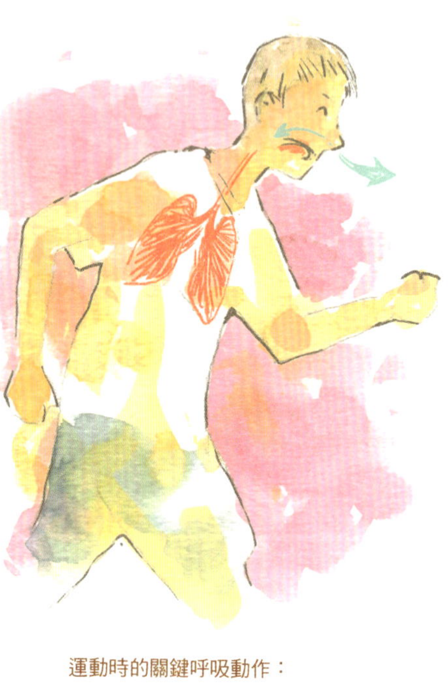

運動時的關鍵呼吸動作：
全程用力頂舌，只用鼻子換氣。

塔拉烏馬拉族人（Tarahumara）的長跑傳奇

墨西哥有一群生活模式相當原始的塔拉烏馬拉族人，他們驚人的能力在於為了獵捕山裡的野生動物，能赤足在氣候炎熱的崎嶇山路，連續跑上三天三夜不停歇。有時一天之內就跑個上百里的山路且面不改色，跑到捕獵的動物精疲力盡倒地為止。這群塔拉烏馬拉族的超跑能力，在近年一本《天生就會跑》關於長跑運動的故事，以及電影紀錄片《Goshen》中被詳實地紀錄下來。

由於這群族人太會跑了，許多科學家以及運動人士就開始研究起他們的跑姿、跑法、甚至是生活習慣等等。令科學家們驚奇的是，為什麼他們跑起步來一副安祥自在的模樣，而不是如現下的跑者狼狽地大口喘氣？而且即使剛跑完馬拉松，他們的呼吸怎麼能依然輕鬆而平靜？不僅心跳速率比平常明顯還低，長跑後的血壓甚至比開始跑步前還低，而且過程中還不怎麼喝水。

結果科學家們發現一個特徵，塔拉烏馬拉族人跑步，幾乎不用嘴巴呼吸吐氣。而塔拉烏瑪拉人對此的說法很簡單，沒有什麼祕訣，只是遵循傳統在跑步時只用鼻子呼吸。

在澳洲從事呼吸訓練二十多年的Tess Graham對此指出，運動時用鼻子呼吸是最完美的自然本能，只要基準呼吸模式是正確的，做到這一點而且覺得很舒適絕對是可能的事！Tess認為，關鍵點就是讓鼻呼吸來掌控自己運動的步調，不要讓運動強度增加到你必須將嘴巴打開的程度。

如果運動時開始起喘吁吁、覺得呼吸困難，那就表示這樣的運動速度太快了。運動的動作只能快到自己鼻子仍然覺得呼吸舒適的程度，如此才是呼吸最有效率、對身體最友善的運動步調。

羅傑・費德勒（Roger Federer）的致勝呼吸法

另一個運動時用鼻呼吸的絕佳範例，就是當今網壇傳奇，瑞士名將羅傑・費德勒。喜歡看羅傑打球的球迷應該都有一個觀察：相較於跟他對打的球員，都已經打得臉通紅、汗流滿面、氣喘吁吁的，羅傑看起來卻還是神態自若、臉不紅氣不喘、全身乾爽的樣貌。

多數人會認為，這是因為羅傑體能比較好、技能比較高超的緣故。可是，以羅傑都已經超過三十歲，在網壇已算高齡的狀態下，若指那些跟他對打的二十初頭歲年經選手體能比他差，實在是說不過去。

我觀察到羅傑打球有一個特點，不論發球、抽球、接發球或正反拍回擊等，羅傑的嘴巴幾乎都是閉著的，就算在網路搜尋羅傑打球的各種角度照，要找到他打球嘴巴張大的圖相，基本上沒有幾張。相較於其他選手打球時開口的圖相比比皆是，羅傑這種「閉口」的運動相貌，算是一個相當殊異的特點。

不過，這個呼吸特點近年來已經受到關注。國外有運動生理學研究者，就針對羅傑打球幾乎不張口、只用鼻子呼吸的方法，稱之為致勝呼吸法（the winning breath）。[70]研究者認為，這種用鼻呼吸的方式，不僅讓羅傑打球的耐力更高之外，也讓他打起來更輕鬆、更快從每一次激烈動作後恢復良好的呼吸狀態。有些網球員也紛紛專研羅傑打球時閉口呼吸的模式，效法他這種控制呼吸的訣竅。

因此，運動用鼻呼吸並非不可能之事。如果連馬拉松長跑這種高耐力，以及像網球如此高爆發力與高耗體力的運動都能夠這麼做，而且運動表現相當出色，我相信，每個人一定也可以如此執行。當習慣運動用鼻呼吸時，你會驚奇地發現，自己不僅活動時不需要太多呼吸、不輕易口乾口渴、流汗較少外，運動起來更覺得身體輕鬆許多、體能更好，不再像以前一活動完就臉紅氣喘、汗流浹背、癱軟疲累。

挑戰狀況3：講話時

每個人都避免不了講話，偏偏講話其實很傷身。因為講話時經常都是口呼吸，而且講到激動處呼吸量更是驚人。觀察一下自己講很多話後，身體是不是累累的？明明也不是做什麼勞動，但自己身體就像沒電一樣，疲憊又睏倦。這就是過度呼吸的後遺症之一。

運動時，我們還可以頂舌閉嘴呼吸，但講話時怎麼可能閉嘴？這個時候，該做的事就是適時地打斷自己，爭取一些換氣的空檔。講話最忌諱一直滔滔不絕地講到底，講到覺得累或渴的時候，通常都已經傷到了。因此，如何保護自己，講到段落時「停」一下，就是該掌握的「眉角」。

我個人的習慣是，每當講完一段話後，會舌頭頂一下、肚子縮一下。講話過程中，我會比較注意那個「累」的感覺有沒有出現，當它出現時，就是身體在告訴我該踩煞車了。

所以，老師們、主持人們、業務員們等一些得靠講話工作者，講話過程中，請找機會多頂舌、縮腹吧！講完話後，記得舌頭更要頂著，以防嘴巴忘記閉上、呼吸動作過大。

挑戰狀況4：睡眠時

睡覺最忌諱拖著累癱的身體去睡。當你把自己搞到很累的情況下去睡，入睡後身體幾乎都會垮掉，如鼾聲爆表、呼吸起伏不定、磨牙聲尖銳、腿不寧擺動、夢境演不完等情況。等到醒來，如口乾舌燥、喉痛咳嗽、鼻塞打噴嚏、肩頸呼吸肌群痠痛、頭昏腦脹、全身彷如水腫等症狀，又排山倒海而來。你會納悶，昨晚那一夜，自己到底是怎麼睡的？

如果想睡個好覺，請在睡前好好準備自己的身體。時間不用多，只要睡前花個十分鐘，躺在床上做減量呼吸的動作，做到慢慢睡著。這個練習如同一個「睡眠儀式」，它等於是在教育身體等一下入睡後就這麼呼吸，為身體設定一個良好的呼吸模式。

剛躺到床上時，呼吸其實是很急促的，胸腹腔的起伏甚大，氣息聲也不小。這個時候，請先用坐臥的姿勢，在床上做減量呼吸：長呼氣後，用力頂舌縮腹一秒。這組動作認真做個10分鐘，最好做到慢慢睡著。

許多患者跟我反饋，只要睡前有做這套方法調整呼吸，當晚的睡眠品質會很好，鼾聲大幅下降（甚至整夜無聲），隔天醒後鼻子比較暢通、精神飽滿。睡前十分鐘調息，睡後整夜安定。請好好設定睡前的呼吸模式。

睡前呼吸法

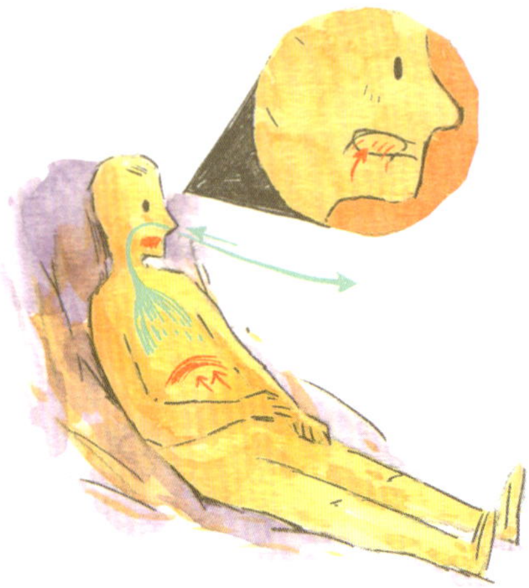

睡前 10 分鐘調息，靠坐在枕邊：

1. 全身放鬆緩慢呼氣。
2. 頂舌＋縮腹，出力後，放鬆呼氣。

任務二：戴牙套

你對牙套的印象是什麼呢？是矯正牙齒？防運動撞傷？防夜間磨牙？現在，該轉換對牙套的認知了，它對身體有更積極的作用：「療癒疾病」。在我眼中，牙套可以發揮許多重要功能，其中影響健康最深刻的，就是「矯正呼吸」與「刺激筋膜」。

矯正口呼吸

為什麼「呼吸」需要矯正？「呼吸」這件事雖然天生就會，但是卻經常用錯方法。口呼吸就是具體例證。呼吸本來是鼻子的天職，但我們卻因為疏忽或鼻塞的情況，轉而用嘴巴呼吸並養成習慣。

習慣用口呼吸會產生什麼問題呢？簡單來說，你想得到的各種疾病，不管是上呼吸道、消化道、心血管系統、免疫性系統、神經性系統等，口呼吸都會找上你。別以為矯正口呼吸，把嘴巴閉上不就得了？實際上這件事很難執行，尤其入睡時嘴巴會鬆開，舌頭會亂動或癱軟往後掉，呼吸氣流會來回擾動口腔與喉嚨各處軟組織。這不是單純嘴巴開開睡相醜的問題。

當呼吸氣流整晚在口腔來回刮風，首先鼾聲就冒了出來，其次口咽的軟組織很容易發炎、腫脹，這使得呼吸道變得更狹窄。一旦呼吸道變窄，身體就會覺得呼吸不足，想要吸更多的氣，於是下意識地加大呼吸量。當大量氣流快速通過你狹窄的呼吸道時，呼吸道就會像被吸癟的吸管，咻一下地扁塌，讓你無法呼吸。

因此，牙套的設計重點有四：

1 逼空氣只能從鼻子進出。

2 阻擋口呼吸氣流，不讓空氣在口中亂竄。

3 增加呼吸道壁肌肉的張力，避免它鬆垮。

4 擋住舌頭，不讓舌頭往後掉。

牙套配戴示意圖

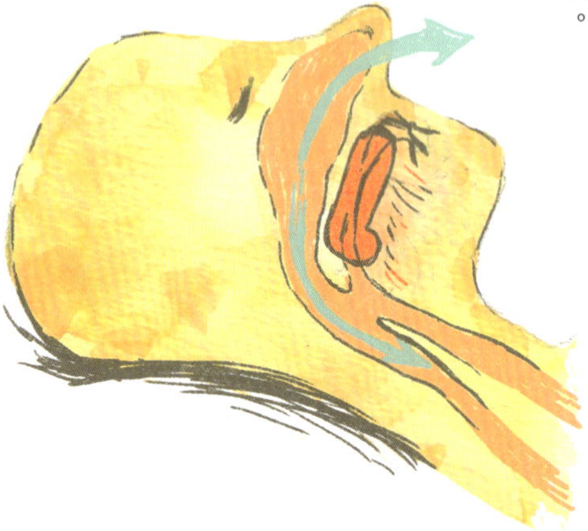

牙套「壓舌擋風版」設計：

逼空氣只能從鼻子進出，
阻擋口呼吸氣流，不讓空氣在口中亂竄，
增加呼吸道壁肌肉的張力，
擋住舌頭，不讓舌頭往後掉。

該如何讓這些任務一步到位？從牙套後面作個板子壓住舌頭。這個構造，我將之稱為「壓舌擋風板」。在臨床上，「壓舌擋風版」設計能夠發揮的功效：

- 改善過敏性鼻炎，使鼻子能通暢呼吸。
- 降低鼾聲，改善睡眠呼吸中止症。
- 提升睡眠品質，睡得比較深沉，降低作夢與半夜醒來的次數。
- 改善喉嚨、扁桃腺發炎紅腫症狀，使口咽部軟組織穩定。
- 改善口乾症、口臭問題，讓口腔保持濕潤，降低蛀牙的機率。
- 改善腸胃脹氣、胃食道逆流問題，並使過敏症狀逐漸消失。
- 降低感冒次數，感冒好得比以前快，不容易生病。

為了讓這個尾板達到最佳作用，我嘗試設計了不下十種款式，包括低的、高的、前的、後斜的、凸的、加長的、有凹洞的等等。透過不同款式的配戴觀察，尾板並不只是「壓舌」、「擋風」，它還有一個關鍵的作用，就是刺激核心筋膜「深前線」。

壓舌刺激深前線

日間，可以透過有意識地頂舌練習，來調整呼吸與筋膜。但一到夜間，我們什麼事就都使不上力了，只能任憑身體主張。因此，該如何讓舌頭在夜間能保持穩定，甚至有效地去按壓活化舌肌，就是一項關鍵任務了。為此，我把牙套的擋風板加高，透過深度的按壓舌頭，一方面讓頦舌肌保持張力，另方面刺激深前線筋膜。

舌頭耐不耐壓，反應筋膜是否夠穩定與平衡！那些戴牙套舌頭一被壓就想吐、無法適應的人，幾乎可以判定他們的筋膜不夠健康，尤其是「深前線」筋膜。對應到身體症狀，這些人要不就是筋骨肌肉會麻、痠痛，要不就是體內某一系統出了毛病，如有心血管問題、常感胸悶、上呼吸道易過敏、消化不好、免疫力弱等等。

要怎麼改善這個問題？很簡單，就是讓舌頭習慣被壓、被刺激。這道理就如同針灸與按摩一樣，為了要改善凝滯不通的症狀，就是經常性地去刺激按壓它，像是在活化筋膜。為此，我做了不少抵壓舌頭的臨床試驗，發現它真的讓身體更進步。

實驗是設計了不同高度的尾板來增加壓舌的強度，由於加高版的牙套戴起來，好像含了顆「糖果」在口中，因此我將此款設計稱為「糖果」。在這之前，配戴者都已經適應了一般尾板的牙套，但他們身體還遺留有某些症狀尚未完全變好，如鼻塞還有一邊尚未通、肢體還是感覺會痠麻等。配戴「糖果」後，有意思的情形發生了。

那些本來鼻子只通了一邊的人，才不過戴了兩、三天，鼻子就雙道暢通！本來手臂還會隱隱痠麻的人，戴了一天隔早醒來，手麻的感覺就消退無感！本來自覺睡覺品質已經算不錯的人，戴了之後發現竟然還可以睡得更好、更深，醒後精神狀態完全不一樣！甚至，有人戴了腸胃道開始有反應，覺得消化、排泄的情況更好。

除此之外，許多配戴「糖果」後的人，呼吸量變小，呼吸更平穩，原本以為這可能是牙套阻擋了口中的呼吸氣流。但後來觀察到，這是因為「壓舌」刺激到深前線筋膜。

先前提到，舌頭與肺臟、肺腔筋膜以及橫膈膜相連。因此，壓舌對呼吸產生的關鍵作用，就是穩定胸腔，提高橫膈膜的張力。這使得呼吸時，胸腔不容易起伏過大，且因為有動到橫膈膜，所以吸氣感覺一點點就吸飽了，不會吸太多。

透過這些臨床觀察，我相信「壓舌」這件事，不只是防止舌頭往後墜、阻擋口呼吸的氣流而已，而是更深入地去刺激「深前線」筋膜，產生穩定呼吸、提升身體各機能運作的積極作用。

下顎牙套配戴方式

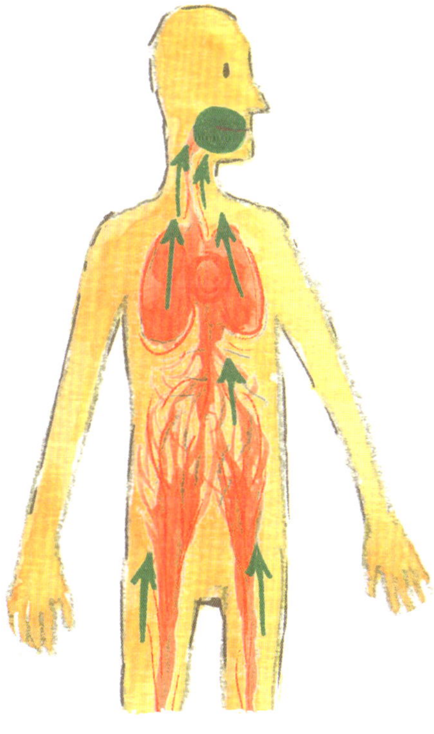

戴牙套壓舌，能把力量傳遞到整條深前線，活化體內三大系統：循環系統、呼吸系統與消化系統

活化肢體筋膜

活化筋膜這件事，深前線筋膜可透過「壓舌」來刺激，但是肢體的筋膜呢？解決辦法是戴下顎牙套「咬一咬」。刺激筋膜有兩個關鍵因素，力量要夠大、力量刺激要能持續。這兩個因素，下顎的咬力剛好兼備。但怎麼咬，才能達到刺激筋膜的目的，又不傷到牙齒呢？

我發現一種非常簡單的設計：將一整副下顎牙套從中間切割，分成左、右兩邊的「單側」牙套。每次只戴一側牙套，讓左、右兩邊產生咬合的高度差。當咬下單側牙套時，該側就會產生強大拉力，改變身體筋膜的張力結構，重新調整全身的平衡。簡單來說，是故意藉由咬合落差，製造一股特殊力道來刺激筋膜。

下顎牙套配戴的重點有三：

- 一次只戴單側，左、右選一邊戴。若是雙邊同時咬，兩邊力道抵消，就無法產生改變結構張力的刺激，道理等同翹翹板。
- 戴上後如同嚼口香糖一樣，持續地咬、放、咬、放。咬的時候要出點力道，如此才能達到刺激的效果。
- 左、右兩側牙套要輪流戴，不要長期固定戴一邊。

配戴下顎牙套由於不妨礙講話，因此日、夜隨時都可配戴。但相較於日間，夜間配戴下顎牙套的效果更好，原因在於：

- 睡覺時，是我們身體最放鬆的狀態，此時刺激筋膜，效果最好。
- 利用睡覺好幾個小時的時間，使筋膜可以得到長時間的刺激。
- 完全不用靠別人，也不用花心思，只要套上牙套，就算自己昏睡渾然不知，也能達到刺激筋膜的作用。

經常有人問，這種單側牙套咬一咬的道理，咬口香糖應該也可以吧？效果不好的原因在於口香糖厚度不夠，耐咬度也不夠。由於筋膜的刺激需要足夠的力道與持續性，要讓人能咬得夠厚、夠大力且能長時間咬也不變型，牙套還是最適用的咬件。

這種單咬一側，製造咬合落差的作法，對調整咬合的主流觀念來說，可說是一個大忌。幾乎所有的牙醫師都認為，上下牙齒問的咬合必須達到一種平衡狀態。但我認為調整咬合的

下顎牙套配戴方式

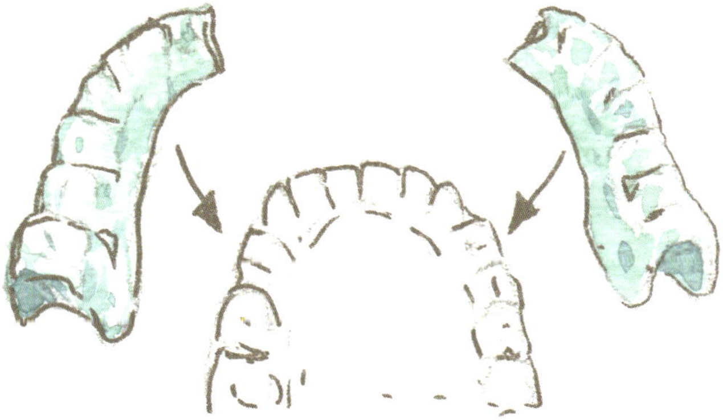

牙套分兩半，一次只咬一半，輪流換著戴，
咬左邊刺激右半部，咬右邊刺激左半部。

目標，不在於追求一種固定不變的位置，而在於創造一種動態性的平衡。

配戴「單側」牙套的安全性在於，它並不是固定式的，而且可以左、右輪流戴，因此不會造成長期偏側咬合的不良影響。相對的，這種「單側」牙套，反而能讓兩側咬合形成一種動態平衡，並藉由左、右側的咬力輪流刺激左、右兩路的筋膜，讓全身筋膜的張力結構，可以達到一種活性平衡。

根據研究筋膜傳遞刺激的機制發現，單側咬力產生的刺激，會「對角式」地作用在另一側的筋膜。具體來說，咬左邊牙套時，右側身體會比較有反應，咬右邊則會刺激左側身體。

絕大多數的人都是咬了左側，右邊就有反應，咬右側則換左邊有感覺。臨床上的經驗是，如果痠痛的部位主要是在左側，右邊牙套可以咬久一點。但咬了一段時間後，記得換咬左邊牙套，好讓整體筋膜恢復一下平衡。

我向來都會對配戴下顎牙套的人強調，自己應該根據個人的筋膜反應，來決定戴左側還是右側，不需拘泥於歸納出來的固有模式。畢竟，就算找出身體既定的刺激通路，關鍵不是一直去刺激單側，而是得透過兩側輪流地交叉刺激，讓全身筋膜可以因此不斷調整而逐漸放鬆。如此達到的動態平衡，才是合乎身體運作法則且能維持長久的自然療法。

這種靠牙套來刺激、活化筋膜的方式，是相當異類的作法。幾乎每個看到下顎牙套設計的人都不相信，光靠咬兩片這麼簡單的牙套，就能緩解身上痛了好幾年、怎麼治都治不好的筋膜疼痛症狀。

然而，簡單代表的是掌握關鍵，就是因為切中「下顎」這個全身筋膜的接合點，以及掌握「咬」對筋膜持續性的刺激效應，才可能透過兩片簡單的牙套，改善全身從上到下、從裡到外等各種疼痛症狀。

相較於針灸與推拿是從體外，只能靠別人，療程短且只針對局部，「咬」牙套卻是從體內，靠自己就可刺激、時間可長可久，而且是全身性的。因此，「咬」牙套最有價值的一點是，你個人就可成為自己的筋膜調整師，該咬哪邊治療哪邊，可全權作主，靠自己解除身上的疼痛。人體本來就有的自癒能力啟動。如果相信自己的身體，那你就會知道這神奇的成效，其實來自於身體的智慧。

上下顎牙套作用

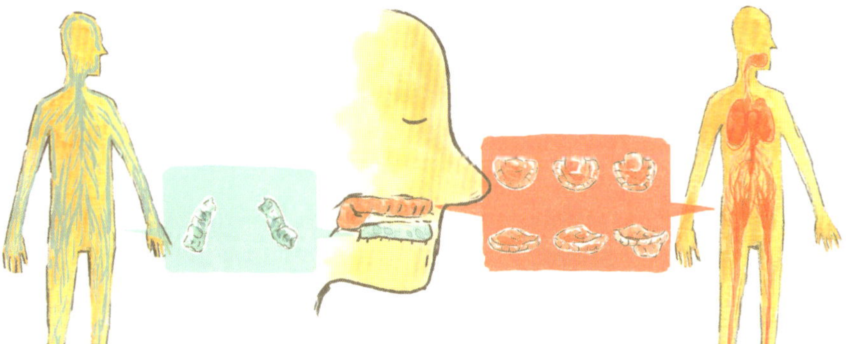

上顎牙套壓舌刺激「深前線」、防止舌墜、增加呼吸道壁肌肉張力、引導鼻呼吸 、防止口呼吸。

下顎牙套刺激肢體筋膜。

壓舌矯正呼吸牙套 vs. 口內止鼾器，效果大不同

對絕大多數的牙醫師來說，止鼾牙套是相當陌生的治療方式。因為在學校從來沒學過，教材上也從來沒看過，臨床上更甚少接觸。止鼾牙套的研發，可追溯自一九〇二年。當時有一位法國口腔學家 Pierre Robin，他觀察到許多口呼吸與呼吸不良者，皆有上顎牙弓深窄、下顎往後縮的情況。於是他設計了一款可以防止舌頭後墜的口內裝置「Monoblock」，藉由這個用具來擴張上顎，並把下顎往前移。這款用具，就是現今「下顎前拉式」止鼾牙套的前身。此後，Pierre Robin 這款用具沿用了八十多年，期間都未曾再有什麼新的設計或變動。

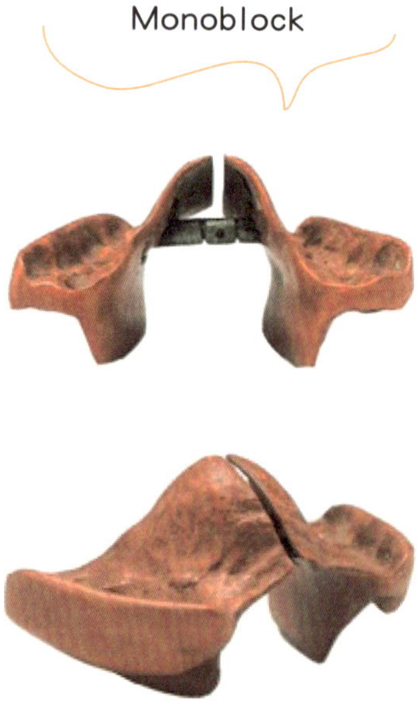

Pierre Robin 1902 年發明的「Monoblock」

一直要到一九八二年，才又有稍微不同形式的設計出現。當時一位精神病學家Charles Samelson 因為自己打鼾聲太大，吵得太太無法忍受，他另外設計了一款能把舌頭往前拉的用具，藉此來改善呼吸道阻塞的問題。這款如奶嘴的「持舌器」，就是現今另一款常見的止鼾牙套。

近二十多年來，國內外口內止鼾裝置的設計專利多達上百種，但就種類來說不出兩類，一類是下顎前拉式牙套（分客製型與熱塑型，各有固定式與調整式的構造），另類則是持舌器。

口內止鼾裝置的「戽斗式」原理

儘管口內止鼾裝置的設計形式不一，但全都有一個共同設計特點，就是將上下顎包覆住，把下顎與舌頭往前拉持固定。為什麼

止鼾牙套類型概覽

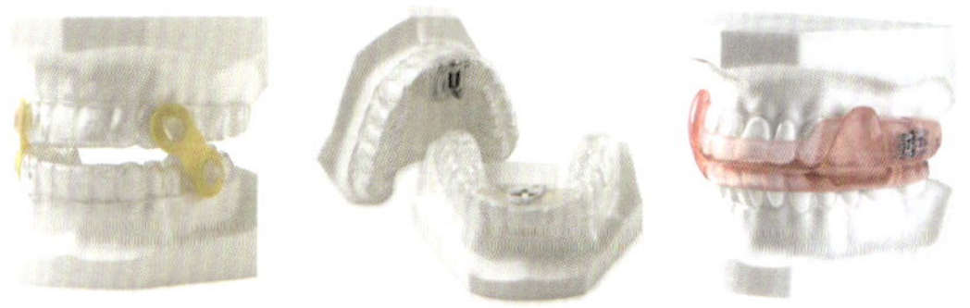

客製型

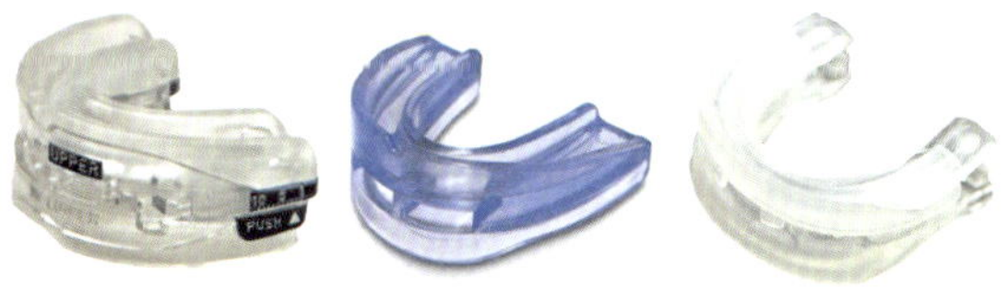

熱塑型

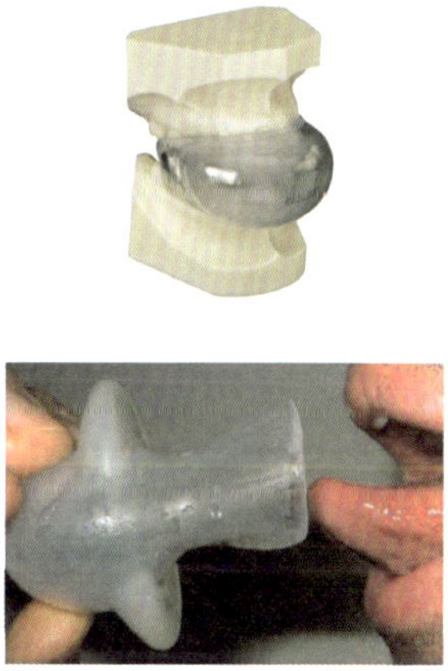

持舌器

治療打鼾與睡眠呼吸中止要這麼拉呢？為了要防止睡眠舌頭後墜阻擋呼吸道。這種將後墜部位往前拉的逆向操作方式，使得口內止鼾裝置成為「戽斗式」的設計，諸如把下巴往前托、把下顎往前拉，或是把舌頭往前固定等。

對於許多睡眠呼吸中止症的患者來說，相較於動輒六、七萬的正壓呼吸器，以及侵入性的止鼾手術，選擇口內裝置是較安全的治療選項。然而，由於「戽斗式」的設計僅針對舌墜問題，再加上配戴上不符合人體工學，會造成上下顎咬合位置的改變，因此這種止鼾方式其實成效有限，且會產生一些副作用。

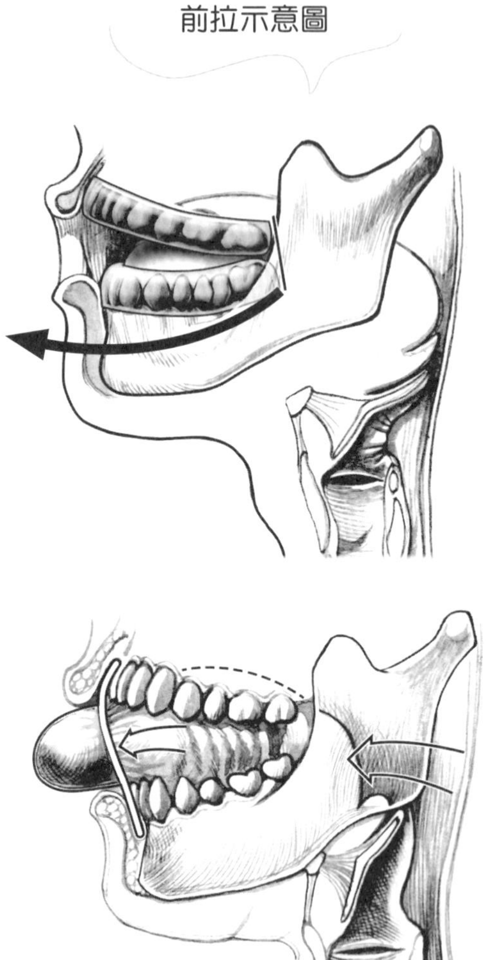

下顎前拉式止鼾牙套與持舌器的前拉示意圖

「戽斗式」止鼾器的限制與副作用

「戽斗式」止鼾器的侷限，在於它並未針對打鼾與睡眠呼吸中止的根本原因：口呼吸與過度呼吸著手解決問題，僅處理呼吸道的舌墜情況。這對一些非舌墜問題而打鼾、睡眠呼吸中止的中、重度患者（如鼻塞、軟顎肥厚鬆弛、呼吸道腫脹狹隘、中樞性呼吸中止等問題）便無法產生作用。

因此，睡眠門診醫師僅建議輕度睡眠呼吸中止症患者，使用「戽斗式」止鼾器。此外，由於「戽斗式」止鼾器強制將舌顎往前拉，對齒列咬合有一定的影響與傷害，所以齒顎尚未發育完全的學齡兒童，以及齒顎脆弱的老年人，便不適合配戴這類止鼾器。

就副作用來看，由於「戽斗式」止鼾器必須整晚配戴，患者在長達八小時睡眠期間，下巴、下顎與舌頭都維持在前拉的姿勢，許多配戴者因此反應許多不適，其短期症狀包括有：顳顎關節痠痛、口腔肌肉僵硬、隔日醒來感到口乾舌燥與咀嚼困難等。

我曾接觸過許多戴過下顎前拉式止鼾牙套的使用者，其中也包括幾位備受睡眠呼吸中止症困擾的牙醫師，他們都反應這類牙套設計相當不人性化。配戴「戽斗式」止鼾牙套的難處，可以用一個簡單的例子就能體會。想像一下，如果你整夜睡覺時，兩隻手臂都維持抬起來並被固定住的狀態，你的手臂會舒服嗎？會睡得好嗎？許多人應該寧願不想受這種罪。

以夜晚睡眠實情來說，我們的嘴巴其實是相當不安份的！白天也許能清楚意識並控制咬合力量與舌頭動作，但一進入睡眠狀態時，一切就全都失了控！不僅牙齒會咬磨，舌頭也會不規矩地亂動，而這些力道都大得嚇人，比日間大上幾十倍都有可能！

只要端看有磨牙症狀的人就可瞭解，夜間磨牙的力道有多強？強到可以把整顆牙齒磨到剩下一半，甚至導致三叉神經劇烈疼痛。另外還有人一早醒來刷牙時會發現，舌頭邊緣竟會有明顯齒痕，這也是舌頭夜間推力過強的證據，只是我們並未意識到。

在這種夜間口舌活動力道相當大的情況下，要整夜硬生生地把牙齒與舌頭拉住固定，動也不能動、闔也不能闔，是多麼折磨與違背生理原則的事。由於配戴者常常半夜就因痠痛難耐，就把止鼾器拿下不戴，所以這類用具的止鼾成效就功虧一簣，沒辦法克服睡眠呼吸中止問題。

除此之外，根據二〇一〇年、二〇一二年、二〇一三年所公佈的醫學報告，長期配戴「戽斗式」止鼾牙套，其實會造成齒列咬合改變，導致下顎前突於前顎。[71]可以說，「戽斗式」止鼾器反而變成一種矯正過度的牙套。不同於一般矯正齒列將牙齒往內推，止鼾器則是將下顎往外推。長期配戴下來，難免讓齒顎咬合變得跟戽斗一樣。

影響更嚴重的是，一些「戽斗式」止鼾器配戴時，嘴巴其實無法閉合。在這種配戴狀態下，身體很容易變成口呼吸模式。由於口呼吸會對身體造成許多免疫方面的疾病，其負面影響，更遠大於鼾聲本身。本來只是想抑制鼾聲的，結果卻反而賠上整個身體的健康，實在是因小失大。

解放舌顎，回歸自然呼吸

回溯這段止鼾牙套的研發史，可以省思一個現象：止鼾牙套這一百一十多年來，並無任何創新；

所設計的形制，仍沿用一九〇二年的概念。為什麼會呈現這種停滯？

原因在於牙醫師沒有興趣研究。這種研發的空窗，來自於一個無奈的事實：止鼾牙套的臨床成效並不理想，所以也就沒有多少醫師會再繼續使用它，甚至覺得這種用具並無值得開發之處。

目前台灣製作止鼾牙套的牙醫師屈指可數，所引用的牙套設計，也都還是如一百一十多年前一樣，只不過形式上有些微調改良，但原理都沒變。

這就是為什麼當今睡眠治療領域裡，止鼾牙套總是被排在治療選項的最後頭。睡眠科醫師們會先推薦患者使用正壓呼吸器，或是做手術，因為止鼾牙套還是沒有什麼革新，療效不佳，敬陪末座。

何以近十幾年來國內外研發的止鼾器，都不離「戽斗式」的原理？關鍵原因並非在於技術，而是在於觀念。根據打鼾與睡眠呼吸中止症患者臨床觀察，我認為造成鼾聲與呼吸中止的因素，並非僅因為舌頭後墜。更關鍵、整體性的影響，是因為呼吸模式錯誤，用錯器官呼吸與呼吸過量。儘管下顎前拉式止鼾牙套可以擴大呼吸道，讓空氣比較容易流入肺部，但對於呼吸模式卻沒有任何矯正功效。

若要防治打鼾或睡眠呼吸中止症，該思考的其實不應只是局部關注如何把舌顎往前拉，而更需要將觀察放大到整體，思考如何改善「呼吸」這件事。從改變呼吸模式著手，不但可以防治各種程度的打鼾與睡眠呼吸中止症，更可以治癒各種因打鼾、睡眠呼吸中止症而衍生的全身性疾病。你嘴巴或許有能耐忍受得了「戽斗式」止鼾器的不適，但體內的生理系統可經不起口呼吸與過度呼吸的傷害。

因此，雖然「壓舌矯正呼吸牙套」與「戽斗式止鼾牙套」都有抑制鼾聲、改善睡眠呼吸中止的效果，但兩者的治療觀念、牙套構造與功效卻全然不同。

壓舌矯正呼吸牙套的核心治療觀念，是改變錯誤的口呼吸習慣，透過建立正確的鼻呼吸，並透過壓舌刺激筋膜穩定呼吸。不僅打鼾症狀能因為屏蔽口呼吸而得到改善，甚至更能因為防範口呼吸病從口入的病因，以及活化深前線筋膜，來治癒全身各種自體免疫性疾病。

口內裝置	構造	配戴感受	功效	副作用
壓舌矯正呼吸牙套	上顎單片 壓舌擋風板	無改變咬合位置 有壓舌感 異物感相對低	矯正口呼吸 刺激深前線筋膜 全身性改善睡眠障礙、呼吸道、腸胃道、過敏性與自體免疫性等疾病	初期香嚥口水較難 對口腔干擾最少 副作用相對最少
下顎前拉式止鼾牙套	上下顎分離 下顎前拉 微調裝置	下顎強拉固定 齒列咬合改變 顳顎關節痠痛 口腔肌肉僵硬 醒後咀嚼困難	防止舌墜阻擋呼吸道 局部性改善打鼾與睡眠呼吸中止症	短期牙齦牙顎易痠痛 長期咬合位置會改變 齒列尚未發育完全不合適配戴 容易變成口呼吸模式而引發疾病

Part 4

任何人都做得到！打造不生病的身體

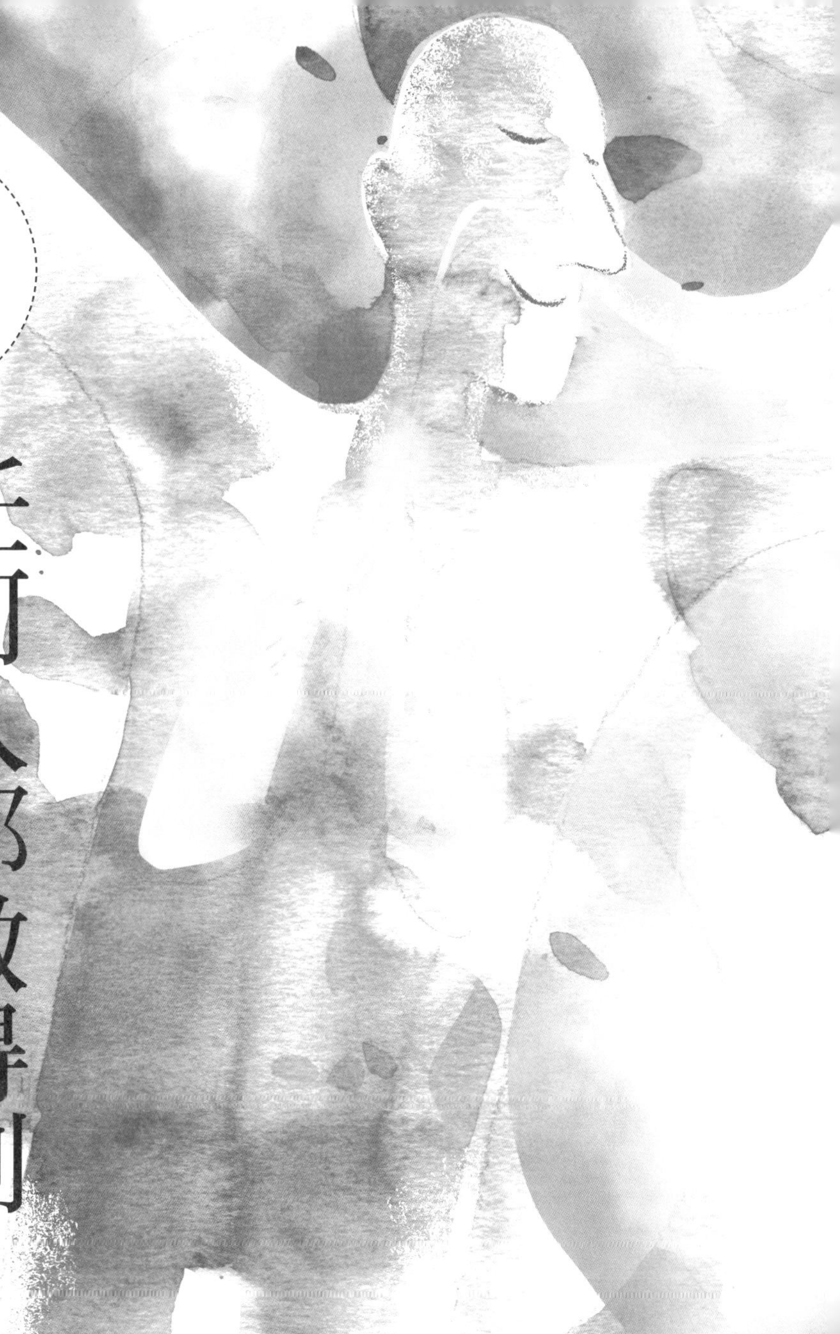

如果這種痊癒可以發生在某個人身上，我相信它也能發生在所有人身上。所有的電路及機械都具備了，唯一的挑戰是去發掘如何把正確的開關打開而啟動整個過程。

——《自癒力：痊癒之鑰在自己》安德魯・威爾

Spontaneous Healing, Andrew Weil

安德魯．威爾《自癒力：痊癒之鑰在自己》一書中，有許多不可思議的自癒案例。作為一位畢業於哈佛大學醫學院的醫學博士，安德魯摒棄了現代醫學以對抗和抑制作用為本質的醫療工作，毅然投入開發人體自我痊癒能力的整體醫學。除了安德魯之外，日本醫師如安保徹、岡本裕、福田稔、今井一彰、永野正史等，也都積極提倡不用藥而相信身體自癒力的醫療觀念。儘管每位醫師所提的自癒方式互有差異，但他們都是從幾十年的診療觀察中，確認人體內在有卓越非凡的本能，能克服輕至擦傷大至罹癌的問題。

健康是每個人都需要的，尤其當身體出現些許不適症狀時。如果今天可以不用吃藥、不用開刀就痊癒，應該沒有人會願意採用對抗療法。那麼，為何在自癒力觀念已為人所知的情況下，自癒力的實踐仍被冷漠甚至拋棄？最大的原因，除了人們誤解身體反應，將痊癒過程視為生病，且疼痛難耐急於用藥之外，還有就是啟動自癒力的方式實在太五花八門了，舉凡營養飲食、草藥、運動、作息調整、少食、氣功、針灸、整骨、冥想……等等，這不僅讓人無所適從，成效也難以預期。畢竟，當某些自癒療法需要長期投注而所費不貲時，實在會令人不知是否該堅持下去，還是該早早另循它法？

自癒力，身體裡的醫生

自癒力要能夠啟動並發生作用，前提是掌握身體運作機制，明白影響生理基礎、核心的原理，才能讓身體以符合自然法則的本能，自主處理它面臨的各種問題。換句話說，自癒療法的本質不在那些食品草藥是否天然、治療體內療癒系統的運作，而在於它是否具備正確的身體觀，解決生理上各種症狀。正如引言中安德魯所提的：「唯一的挑戰，是去發掘如何把正確的開關打開！」

顧好呼吸和筋膜，人不老百病消

呼吸與筋膜，是徹底影響全身，無需靠補充物或他人就可自主掌握的自癒開關。呼吸的氧化傷害降低了、筋膜活化了，體內的痊癒系統就會自動地偵測損傷並修復。其修復廣度、深度與速度，可能超乎想像。或許你以為成效是奇蹟，但這不過是自然法則的運用結果。

從二〇一四年開始推廣牙套與減量呼吸觀念至今，我前後接觸到的臨床個案已超過九百件。這些個案者年齡背景與症狀差異相當大，諸如每日起床後就狂打噴嚏的學齡兒童、長期鼻塞黑眼圈明顯的年輕人、長年受打鼾之苦而早上疲睏的上班族、每日長時間講話口舌乾燥腸胃不適的業務族、因為懷孕而常感疲倦肌肉緊瘦的少婦、想擺脫呼吸器無束縛睡上一覺的長青者、每夜入睡腦子就夢不停的家管媽媽們、身體各機能退化的老年人等。儘管每人症狀有所差異，但他們在練習減量呼吸與配戴牙套後，身體能夠逐漸好轉，甚至完全康復。

減量呼吸與活化筋膜的成效，對一般民眾或是醫療專業人員來說，都是近似天方夜譚的故事。統計數字為重的實證醫學，看待這些啟動自癒力而痊癒的故事，或許不予置評；但就臨床治療來說，這些都是人體自我修復的實證。我們對呼吸與筋膜的理論或許不被認同，但這些上百件個案的痊癒事實卻不能不被認真看待，尤其當這些痊癒結果可以依照同樣的執行方法不斷複製時。

自癒沒有時間表，不要一味求快

對每位希望開啟呼吸自癒力的人來說，最關心的問題莫過於，自癒力要多久才會見效？就手邊的個案紀錄，有些患者幾日內就有改善，但大部分個案並非立即見效。

大多數人會經歷一段適應牙套與改變呼吸模式的陣痛期，包括習慣口腔內牙套的存在、忍受初期口水分泌較多或吞嚥口水的不便、接受舌頭被抵壓住的異物感、練習用鼻呼吸、訓練自己降低吸氣量等。有些人可能需要適應一、兩週，有些人可能得花一、兩個月牙套才戴得住，甚至有些人適應過程中症狀時好時壞。

多久能看得見成效？時間沒有標準答案。畢竟，體內細胞的變化，肉眼是無法從外型上看出來的。究竟需要多長時間，才能讓筋膜恢復活性乃至自體修復？說實話，沒人知道。

啟動自癒的關鍵不是時間，而是如何執行，以達成減量呼吸與活化筋膜的任務，將身體調整到理想狀態。如果相信自癒力的運作，認真克服減量呼吸與調整筋膜過程中的障礙，身體自然而然就會有答案。你會逐漸感受到，身體正往健康的方向邁進。

「好轉反應」是必經過程，別沮喪別害怕

除了適應問題外，自癒過程期間更大的挑戰，就是渡過「好轉反應」現象。絕大多數的自然醫學療法，在治療過程中，會在患者身上發現一種特殊的生理狀況「好轉反應」（又稱瞑眩效應，Reverse reaction/Herxheimer effect）。「好轉反應」是一種自痊癒過程中，所發生的一些排毒症狀，如咳嗽、感冒、鼻過敏更嚴重、暈眩、疲倦、血壓變化、全身痠痛、起疹子、腹瀉等。

好轉反應並不是副作用。一般藥物造成的副作用，是無論男女老少，所有人都出現相同的症狀。但，好轉反應則是根據個人的身體狀況，而出現不相同的症狀。身體哪裡的細胞出現問題，哪裡就出現症狀。更關鍵的是，在好轉反應消失後，身體的抵抗力會增強，免疫力也強化，大部分已發生的疾病，就不藥而癒了，身體將變得更健朗、煥發。

有些配戴牙套者由於產生「好轉反應」，認為這種治療方式反而讓他們生病，因而生疑放棄。但根據歷來個案的追蹤與觀察，只要有耐心適應，就算遭遇「好轉反應」也持續配戴牙套、執行減量呼吸的患者，幾乎只要一、兩個星期，就能明顯改善原本症狀，甚至感覺到整體精神、體力與體質都有改變，如不需午休精神也不錯、變得不容易感冒、口氣清新無味、腸胃道消化變好等。

在一般藥物對抗療法的程序下，人們已刻板認為症狀的發生就是生病，症狀的消失就是病好。但根據自然醫學的人體觀，發炎、疼痛、過敏、疲倦、分泌排泄異常、生理指數飆高等看似生病的症狀，卻可能是身體正在痊癒的排毒現象。

人體本身就有修復器官組織損傷、清除毒素與不潔物質，以及調整生理運作不平衡等痊癒機制，此痊癒過程會以一種「逆轉」方式表現出來，也就是將這些干擾健康的因素與情況，再調出體表以利排出。當這些不舒服、發病的反應過去後，身體就會恢復到健康狀態。

由於一般人期待痊癒應該是感覺更好而非變差，再加上未有先排掉毒素才能痊癒的觀念，因此會對這種好轉反應感到不安、疑惑與緊張，進而選擇透過藥物來消弭症狀的發生。但此舉卻只會越來越將病因從淺層移到深層。一旦長期依賴藥物控制情況，症狀就一步步被壓抑得更深，而難以復原。

藥物並非完全不可取，急症時施藥當然有其必要性，但若事關慢性疾病或養身保健，治療重點就應該放在如何提高身體免疫力，靠自癒系統逆轉疾病，避免長期服藥。

痊癒，有時會以生病的狀態表現出來。只要認清身體復原的機制，接受身體清理毒素過程中的不適，就能夠發揮更大的自癒能量恢復健康。

欲速不達，痊癒需要更多耐心與決心

沒有一樣醫療能確保改善率達百分之百，牙套也是如此。目前接觸過的九百多位患者，其中約

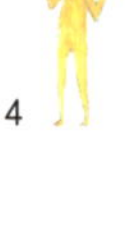

莫兩成多，會因為沒耐心練習呼吸、不願意適應牙套、不敢放棄原有的藥物或呼吸器治療等原因，不到幾週時間就放棄。

有些患者期待矯正呼吸能如開刀治療般馬上見效，但牙套與減量呼吸畢竟屬自然療法，一般都需要時間讓身體熟悉新模式才能產生效果。在期待的落差下，這些人便失去耐心，放棄後續痊癒的可能性。

配戴牙套與調整呼吸的治療措施，就跟減肥塑身的訓練課程一樣，要達到期待的成效，都需要個人付出耐心練習與決心克服。就算再昂貴的健身器材、再有名的塑身教練，也沒有人能保證自己一定能減肥成功。除非持續地運動，並決心靠自己減去身上多餘的重量。「病靠自己好」，若個人願意認真執行減量呼吸，並能夠持之以恆地透過牙套，將呼吸與筋膜調整到理想狀態，身體定能從中得到最好的回饋。

接下來分享的自癒案例，都是人體透過減量呼吸、活化筋膜的療癒見證。藉由這些經驗，我希望讓正在與慢性、棘手病症纏鬥，或是苦於無法擺脫藥物的人，能重新相信自己體內的痊癒本能，積極地為自己的健康做最符合自然法則的努力。

如果有人可以不靠吃藥、開刀、戴呼吸器、復健等方式，僅透過減量呼吸措施，就能解決長年來各種過敏症狀、睡眠呼吸障礙、筋骨痠痛抽筋、免疫失調等問題，你一定也可以在自己身上複製這個事實。

＊多數個案皆附上採訪影片，可掃描個案標題下方QR碼觀看。

別說不可能！他們辦到了

加護病房的百齡爺爺／呼吸窘迫

爺爺是一位情況特殊的患者。今年高齡一〇二歲的他，這幾年鼾聲變得越來越大，前年過完壽宴後，日間變得常態性昏睡。某日吃藥後突然口吐白沫，陷入昏迷而緊急送醫。爺爺一開始進普通病房時持續昏睡，醫師一開始查不出具體原因，之後爺爺血氧濃度陡降到20～30％，因此轉送加護病房插管。爾後爺爺雖然逐漸恢復能自主呼吸，達到拔管標準，但醫師卻告誡爺爺的家屬，爺爺之後惡化的可能性很高，屆時可能還是會再度插管，淪為插管、拔管、再插管的循環。

過了一兩週，爺爺的血氧又再次陡降，這次血壓甚至完全量不到，且爺爺身體失溫明顯，因次又再度送進加護病房。醫師此時判斷，爺爺是因為舌頭後墜，導致呼吸失調，不僅體內二氧化碳指數過高，且發現肺部塌陷嚴重。至於該如何處理舌墜？醫師並沒有明確的治療方法，僅建議家屬讓爺爺使用正壓呼吸器。但爺爺的兒子自己上網查，發現正壓呼吸器並不適合昏迷患者，而且對舌頭沒幫助。此時，爺爺仍長時間昏睡，由於血氧與血壓狀態太差，再加上爺爺呼吸急促，每分鐘超過三十次，醫師擔心呼吸窘迫造成更嚴重的後果，因此建議家屬讓爺爺氣切。

兒子擔心父親做氣切，會影響未來居家照護與生活品質，但又不知道該如何讓父親的呼吸脫離險境。在拿不定主意之間，兒子上網查找防止舌墜與訓練呼吸相關的治療方式。結果看到無恙牙套的治療原理後，相信或許透過牙套壓舌的作用，能幫父親脫呼吸失調的狀態，因此希望我們去加護病房幫爺爺印牙模。

剛接到爺爺兒子的來電委託時，我瞭解到其中的風險，畢竟對象是一位躺在加護病房、高齡百歲的呼吸窘迫患者。之所以願意接下這個委託，是因為不久前才遇見一個雷同的例子。我診所一位助理的姐姐在這半年前因為胸悶、呼吸急促的問題送急診。當時醫生診斷出是肺部塌陷導致呼吸困難，因此用呼吸器輸氧的方式，並加注鎮定劑，以此緊急處理呼吸窘迫的情形。

後續發展是她姐姐入院後就持續昏迷，呼吸狀態越來越惡化，不到兩個星期的時間就因肺衰竭而呼吸中止，再也沒醒來。當時由於我尚未研究到過量呼吸與輸氧對人體的傷害，也尚未探究到牙套與減量呼吸的作用，因此遺憾未能幫助她。面對百齡爺爺這個案例，我在想是不是有可能透過壓舌與減量呼吸的措施，讓爺爺肺部呼吸機能逐漸恢復？

在醫院的通融與家屬的支持下，爺爺二十四小時都配戴牙套，其中半天時間都用透氣膠帶將嘴巴貼上，以改善舌墜與口呼吸的問題。另外，爺爺的兒子更大膽聽取我的建議，盡量不輸氧，能夠不用正壓呼吸器就盡量不用，讓爺爺開始訓練自己的呼吸肌力，能練習靠自己呼吸與排痰，不要全然依賴機器，降低身體要自行吸氣的敏感度。

在配戴牙套與口貼膠帶一周後，爺爺呼吸速率從每分鐘三十多次下降到一十五至二十六次，脈搏也從一百多下降到八十下。據爺爺兒子說，這種情況是父親進醫院以來最好的狀態，不僅可以坐輪椅外出，甚至可以慢慢地用助行器到外頭散步。後續爺爺仍整天持續配戴牙套，半夜則搭配三小時正壓呼吸器的使用。

在這期間，我向爺爺家屬介紹雙和醫院胸腔科劉文德醫師，請他針對爺爺一些問題諮詢醫師。劉醫師認為，一般像爺爺年歲這麼大的情況，會在衰竭、急救、衰竭、急救的過程中，肺部與體力狀態慢慢耗弱而無法挽回。也許是因為牙套與口貼膠帶抵舌、防止口呼吸、減量呼吸的作用，一方面減緩爺爺呼吸道發炎的情況，另方面讓他呼吸趨於平順緩和，因此起到關鍵性的影響。

像爺爺這樣沒有氣切、沒有輸氧、少用呼吸器，拔管後並無再復發，呼吸窘迫甚至逐漸好轉的情況，醫師認為實屬難得，訝異爺爺能克服插管的惡化循環，恢復靠自己正常呼吸。爺爺的家屬感性地告訴我，他認為牙套救了爺爺的命。若非牙套，也許父親現在已不在。

在普通病房大約三個月後，爺爺血氧濃度已經能穩定地保持在98、99%，一氧化碳指數降到安全值呼吸速率更加平緩，每分鐘穩定在十八、十九下。爺爺的兒子也觀察到，爺爺睡醒後的精神，甚至比住院前好很多，日間體力能撐上七、八個小時。由於呼吸狀態已趨穩定，爺爺便順利出院回家休養。

止鼾手術做全套的董先生／重度睡眠呼吸中止

在牙套還只有低中版設計的初期，我遇上了一位在睡眠方面「久病成良醫」的患者。年過六十歲任職於壽險業的董先生，因為重度睡眠呼吸中止症的問題，不僅看過多間知名醫院的診，自己也很關注睡眠醫療的新研究和方法，能侃侃而談許多睡眠醫學的知識。然而十多年下來，他還是無法找到讓自己一夜安然睡覺的治療方法。

一開始，董先生接受正壓呼吸器的治療，持續戴了七、八年後，他發現自己鼻過敏的症狀越來越嚴重，因而轉向開刀治療。董先生找過兩位醫師執刀，共動過四次手術，包括重整鼻中膈、割除軟顎與懸雍垂，並縮減舌根，可謂經歷「全套」手術治療。前兩次因為是傳統式手術，開刀過後非常痛苦，他在醫院躺了四天，整整一個星期只能吃流質食物。原以為苦過就會甘來，但之後改善並不大，睡眠呼吸中止一小時還是有三十多次。後來他發現新的開刀技術，不用住院傷口也小，儘管手術技術很完美，但效果還是不夠理想。當時醫師也無奈地告訴他，他已經將舌頭弄得很薄了，接下來真的不知道要動哪，建議董先生或許嘗試配戴牙套。

董先生之後自行上網查，一開始找到的止鼾牙套，全是「下顎前拉式」牙套，他覺得這樣的設計會傷害自己的口腔結構，自己並不願意配戴。直到網頁跳出「壓舌」式的止鼾牙套。董先生研究了一下我們網頁上的觀念與牙套設計特點，認為這樣的設計很合理，便驅車到埔里診所訂製牙套。

我跟董先生說，牙套的治療打鼾與睡眠呼吸中止的重點，是要矯正過度呼吸，所以日間盡量搭配減量呼吸的練習，晚上入睡時要用膠帶把嘴巴貼上。董先生起初聽了，跟他所知相當牴觸，認為問題還是出在舌頭後墜與缺氧，只想透過牙套改善舌墜的問題。持續溝通過後，董先生勉為其難地接受我的觀念。

配戴兩周後，董先生滿意地說牙套讓他睡得更好，日間精神佳。相較於呼吸器與開刀，牙套效果更好。這是好幾年以來，頭一次覺得能睡飽且醒後有精神。董先生一個細微但關鍵的發現是，自己在半夢半醒間，只要呼吸是輕微的，呼吸反而非常通順，但只要呼吸一重，或是吸氣一大，他就會感覺呼吸道被哽住。這樣的觀察，與過量呼吸造成睡眠呼吸中止的研究，兩相不謀而合。

董先生甚至紀錄自己的睡眠呼吸狀態，手術前睡眠呼吸中止指數四十五、手術後三十三、配戴呼吸器後十一．六、戴牙套後六．九。此外，以前早上睡醒量血壓，經常是150／110，但戴牙套後降到120／80，血壓完全恢復正常。為了要讓睡眠更完美，董先生之後還跟我討論壓舌板如何改，開玩笑地說自己貪心，目標是要指數達到〇！

董先生以前戴上呼吸器面罩，臉和身體很容易過敏、紅癢。但透過調整呼吸後，在沒有用任何藥物的狀況下，皮膚過敏的情形大幅降低。而今，他相信減量呼吸的重要性，願意關注自己的呼吸模式，從減量呼吸慢慢改善他身體的其他症狀。

夜夜劇咳的美術老師／重度呼吸中止、胃食道逆流、咳嗽

二〇一五年九月初時，我接觸到一位教美術的林老師。他有典型的睡眠呼吸障礙相關症狀，包括鼻過敏、氣喘、睡眠呼吸中止、胃食道逆流、醒後口乾喉痛、日間疲睏、胸悶（感覺氣吸不上來）、筋骨痠痛等。

這還不是最驚人的，他之所以令我印象特別深刻，在於他創下我臨床個案中最高的開刀次數紀錄，兩次鼻腔微創射頻手術，以及三次軟顎、三次舌根微創射頻手術，總共八次！

為什麼陸續動過八次手術？因為每次手術約撐一年左右，舊症又會發作，導致他又得開始噴藥，身體越開刀越糟。折騰了這麼多回，睡眠呼吸中止依舊毫無改善。更困擾的是，他的胃食道逆流相當嚴重，除了每天照三餐發作，每晚入睡躺下時更是難受。

林老師自民國九十五年起，支氣管就開始有狀況，近四、五年來更嚴重到，每晚都必須要使用支氣管擴張劑才能安睡，否則當晚就會劇烈咳嗽，咳到沒辦法睡覺。其實他夜晚劇咳的原因與胃食道逆流脫不了關係。每晚只要胃酸一湧上來，呼吸道就會受到酸液的刺激，而產生劇烈咳嗽。

每晚咳嗽讓林老師極為痛苦，他形容發作時的難受，會鼻塞、喉嚨卡痰、胸口像火燒的灼熱感、呼吸困難喘個不停。就算馬上噴藥，還是得坐個半小時到一小時後，才能躺下入睡。這讓他不僅醒

後疲睏，更覺得口乾喉痛，苦不堪言。

因為胃食道逆流的問題使他變得害怕睡覺，覺得入睡後劇咳的折磨，比夢魘更恐怖。林老師一心想擺脫藥物，想徹底改善自己的睡眠問題。他看到牙套矯正呼吸的自癒療法後，想說死馬當活馬醫，姑且一試。畢竟，手術已經做到極限了，再也無處可動刀。

配戴牙套兩週後，林老師的身體產生相當大的變化，由於當時適逢中秋節，他可以在喝咖啡與少量酒、吃烤肉與燒酒雞、吃飽宵夜就睡的情況下，沒有胃食道逆流，而且半夜也沒有咳醒！

這個轉變讓他決定嘗試停噴支氣管擴張劑，希望能靠自癒系統改善症狀。然而，停藥幾天後，林老師開始出現一些好轉反應，會大量排痰、出現鼻塞像快感冒的症狀、早上醒來極度疲累、身體莫名緊繃痠痛等反應。

一般遇到這種「類生病」的身體反應，都會相當緊張，覺得身體怎麼會反而不舒服，趕緊又用藥抑制這些反應。但林老師認同「好轉反應」，相信這是身體排毒的過程，因此堅持不噴藥，耐心觀察身體的轉變。

從二〇一五年十月起，林老師開始執行停藥計畫。從初期停藥三天復噴、停藥七天復噴、停藥十四天復噴，停藥的時間可以越來越長。直到二〇一六年三月底，林老師傳來令人非常振奮的消息：他已經成功停藥一百四十三天，即將屆滿五個月不用藥！

每當症狀又復發，在抉擇是否使用藥物時，他總是勇於選擇與症狀共處，忍住不用藥。林老師說：「反正再怎麼糟就是這樣，我寧願試試自己身體的潛力，有進步就是多賺的。」

林老師之所以對身體具備信心，是他觀察到每段停藥期間，排痰、鼻塞、氣喘、胃食道逆流的程度越來越輕，發作的間隔也越來越長。停藥幾次後，甚至開始可以一覺到天亮，教學時的精神、運動時的體力也變好。林老師開玩笑地說：「現在罵學生時都中氣十足，講話更有力。」

近四、五年每晚需要噴藥的劇咳問題與胃食道逆流，竟然就在配戴牙套後，停藥且好轉。這對耳鼻喉科來說，可能是天方夜譚之事，但從減量呼吸與刺激筋膜的原理來看，卻相當符合人體運作法則。

牙套的作用是藉由減量呼吸的作用，一方面不讓過量空氣刺激口咽部與支氣管而持續發炎，另一方面防止呼吸抽力過強引發胃酸逆流。除此之外，透過壓舌刺激深前線的作用，改善消化道括約肌的機能。

一旦呼吸量降下來，呼吸只經由鼻腔，再加上刺激筋膜對呼吸道與消化道的修復，睡眠呼吸中止、胃食道逆流與喉嚨發炎症狀就能逐漸痊癒。

林老師半年來的身體表現，讓我更加確信，減量呼吸與刺激筋膜是啟動自癒力的正確方向。如果這位總共開過八次刀的老師，身體都可以有這樣的修復能力，相信其他人也都會有，視自己願不願意相信、執行。

為健康放棄事業的簡大哥／重度呼吸中止、氣胸、免疫力差

今年五十六歲的簡大哥，從業於環境污染控制工程。二十年前他與朋友在大陸合資，原本要拼搏一番事業，卻因為睡眠呼吸障礙的問題，無奈放棄發展返台治療。

這二十多年來，簡大哥曾找過多位耳鼻喉科與睡眠科醫師，坊間各種睡眠與止鼾用具幾乎全都試過，卻依然束手無策。因為身體越來越差，簡大哥甚至搬離都市住到烏來，近六年來暫停工作全心養病，但症狀卻不見起色，甚至還越來越糟。簡大哥說：「有好幾次我都感覺自己在瀕死邊緣，那種痛苦與掙扎，讓我幾乎想放棄了。」

簡大哥的症狀有多嚴重呢？就睡眠狀態來說，他頂多只睡著兩小時，整夜經常做夢，打鼾時間長且大聲，屬重度睡眠呼吸中止症，血氧曾經低到只有二、三十，醫師看到數據後都不敢相信他還活著。簡大哥說有時真怕自己醒不過來，有時胸壓感特別重，就像民間俗稱的「鬼壓床」一樣，精神上掙扎地想醒來，生理上卻沒有反應。

因為睡眠極差，簡大哥醒後全身不舒服，不僅頭痛、眼睛痛（眼壓過高）、胸口痛，有好幾次甚至嚴重到起身時就直接昏倒。他說起床只感覺天旋地轉，眼前一黑後就「踫」倒地。如果能順利起身，精神也好不到哪去。簡大哥打趣地說，人家一起床是去泡泡咖啡聊聊天，他是整個人像失了

魂一樣，得去小花園坐個半小時到一小時。那時整個腦袋都是空的，什麼話都不想說，等到胸口呼吸比較輕鬆後，才能開始一天的作息。

因為極度疲勞，注意力與記憶力都很差，尤其是日間開車時。只要坐著超過五到十分鐘，他就會開始打瞌睡。一趟路都得走走停停，沒停下來休息一下的話，他下一段路，就很有可能打瞌睡出車禍。

這種長年累積下來的睡眠疲勞，對免疫力也產生很大的傷害。簡大哥說呼吸道經常發炎，咳嗽相當嚴重，經常口乾舌燥且口氣異味濃。他自嘲自己是「流感雷達」，只要流感一來，一定中標。此外，不僅體質相當燥熱，經常盜汗之外，皮膚狀態也很差。他觀察到自己身上常長一些奇奇怪怪的瘤與斑，只要一被蚊子咬，十幾天都不會消，甚至被自己養的貓抓到都會罹患「貓抓病」。

因為症狀太嚴重，簡大哥相當積極尋求治療。什麼都問過，也買過很多用具，但卻沒有一樣能改善睡眠，更不用談整體健康。

曾諮詢耳鼻喉科，醫師說症狀太嚴重必須開刀。但醫師坦言開刀成功率只有35%至40%，改善的程度大概只有兩成多，再加上傷口可能短期內無法講話，簡大哥覺得行不通而另尋他法。

之後他又諮詢了幾位睡眠科醫師，醫師說除了戴呼吸器之外，別無他法。簡大哥起先買了一台，因為呼吸器馬達聲音太吵干擾睡眠，再加上面罩容易漏氣，後來再換一台當時最好的呼吸器。儘管新的呼吸器聲音小，卻產生不少副作用，一是戴面罩臉容易流汗，導致臉部皮膚過敏、紅腫，再來是造成氣胸，由於呼吸器氣壓把胸腔灌到飽脹，導致胸口極度疼痛，痛到覺得自己快死掉。儘管雨台呼吸器要價不菲，都使用不到幾天，就不敢再戴。

除了上述治療管道之外，簡大哥還買過各式各樣的止鼾與助眠用具，甚至還曾跑去請示神明，但全都沒輒。

今年七月，簡大哥第一次接觸我們。當時他氣色相當暗沉，呼吸中止症狀相當嚴重，身體機能也很疲弱。那時心覺這個個案實在太棘手了，沒把握牙套是否能幫簡大哥改善症狀。

一個月後，我在台北辦了一場牙套病友會。當簡大哥一拿起麥克風，跟大家侃侃而談牙套如何改變了他的生命，並告訴我「牙套救了他的命」時，我內心相當激動。

簡大哥表示配戴牙套這三個月間，明顯感受到的身體變化有：

- 睡眠都能維持至少六小時，很少再做夢。
- 從早上六點起床，可工作長達十幾個小時，中間不用午休也不累，忙完到家十二點就寢。
- 呼吸變得輕緩、舒服，習慣舌頂上顎，不再有胸悶疼痛症狀。
- 醒後精神好，不再頭痛、頭暈，很少再打瞌睡。
- 肩背腰的痠痛大幅改善，夜晚也不再腳抽筋。
- 鼾聲大幅降低，未再有呼吸中止症狀。
- 注意力與思考力提升，聽力變好，覺得腦子更靈活。
- 體重變輕，胃口變小，肚子變小。
- 很少再感冒，皮膚狀態大為改善，很少再長小肉瘤與斑。就算被蚊子叮了，用水沖一沖隔天就消失。

- 嘴巴已習慣緊閉，就算看電視睡著也很少開掉。
- 口臭異味消失，早上醒來只需漱漱口即可。

拚了命找活路的 Melody／重度呼吸中止、胸悶、自律神經失調與筋膜疼痛

Melody 是一位非常特殊的個案。此個案有三奇：症狀奇、魄力奇、療效奇！每當她在牙套追蹤社群中，發言自己身體的改變時，大家都為她的經歷驚奇不已。

Melody 今年剛邁入耳順之年，但在此前她的人生，卻是整日病痛隨側在身的坎坷日子。翻開過往的病史，頁頁都寫著幾十年的難治之症：包括氣喘、胸悶、失眠、焦慮、空間幽閉恐懼症、肩頸僵硬如石、胃食道逆流等。她看遍各大醫院診所，卻總是得到醫生一句「無可醫治」，只能消極地長期用藥控制症狀。

近年來，Melody 的症狀更加惡化，日間呼吸困難，得用誇張打呵欠、張口呼吸的方式換氣，夜間也有打鼾、睡眠呼吸中止的症狀，其嚴重程度，甚至是只要一躺下就會馬上猝醒（重度），完全無法入睡。

這期間她接受一般睡眠治療的方式，嘗試戴正壓呼吸器。儘管配戴後能呼吸順利，但呼吸器卻依舊無法讓大腦休息，整夜做惡夢，淺眠時間只有一、兩個小時，其他時間幾乎呈現清醒狀態。醒後胸悶、肩頸僵硬、胃食道逆流等症狀依舊。

由於睡眠極差，更產生自律神經失調、全身不自主抖動的症狀。她說日間搭捷運意識清醒時，

甚至會全身無法控制地從頭到腳抖起來。求診精神科，醫師束手無策，只提供她一個處方：加重鎮定劑、安眠藥的劑量。這讓 Melody 非常沮喪也無法接受。她知道用藥是一條不歸路，一輩子這樣吃藥下去，身體只會越來越耗弱。只好靠自己上網查詳細的病理解釋，尋找可能的治療方法。

二〇一五年十月 Melody 找到我們。她從「筋膜」的病理原理中豁然明白，原來自己全身不自主的抖動，是「筋膜」出了問題，可以用牙套來調整。因為認同我們提出的身體運作原理與自然療法，隨即就客製牙套，想說這至少是一個改善的希望。

戴牙套後的隔日在牙套社群裡告訴我們，她幾十年來的肩頸竟然鬆了！之後，其他症狀如打鼾、呼吸中止、胸悶、氣喘、全身抖動等症狀，在短短幾週內就完全消除。

爾後，Melody 慢慢地降低自己鎮定劑與安眠藥的劑量。配戴牙套約莫兩個多月時，她因為能穩定入睡（用小米手環測得深睡時間，竟可長達二個多小時！遠較之前淺眠只能一個多小時進步），成功停藥，終止自己十幾年來天天服用鎮定劑與安眠藥的藥史。

除了上述症狀外，她也觀察到兩個特殊的生理變化，第一個是原本黃褐的頭髮竟變得烏黑，其反差程度連身旁親友都懷疑她去染黑髮。第二是自小不為人知的「空間幽閉恐懼症」，竟然不知不覺消失了！現在就算到無風扇、空調等空氣不流通的場所，也不再有胸悶、窒息感、易焦慮的情況。

Melody 身體所產生的奇效，或許在一般醫師眼裡看來，只是個巧合。但我認為身體沒有巧合這回事，若非掌握到關鍵的運作法則，身體不會無緣無故就這麼好了，而且還是那種幾十年的長年重症。我認為 Melody 之所以能這麼快地康復的關鍵因素，是她很有魄力。

她被病痛折磨糾纏了那麼久，唯一的意志就是要活下去！因為兒子還小，需要她照顧，她不能倒也不能哀天怨地。因此，她主動找尋任何治療的機會，只要是非藥物、非侵入性的治療全都嘗試，且百分百執行。Melody 說不管是呼吸器、口輪肌訓練器、經絡按摩、瑜珈、營養品等，都曾認真使用過，但能讓她獲得痊癒健康的唯獨牙套。

Melody 意志堅定地說：「大家經常會嫌配戴牙套初期口水多、壓舌頭與貼膠帶不舒服、口臭等問題，我根本不管這些小事，只在意我的身體有沒有更進步一些，重大的症狀有什麼變化。著眼大處，身體才有進步！」

回顧使用牙套的過程，她幾乎是排除萬難、認真配戴：日間就配戴牙套至少四、五小時以上，午休也戴牙套，睡前也提前兩小時戴牙套，除此之外還勤練出力頂舌、減量呼吸。如此的毅力與決心，是讓成效如此之好的關鍵因素。

如今，Melody 出國旅外住宿時，配戴牙套也能如居家般安眠。在家時，在沒戴牙套的情況下，舌頭自然而然已經習慣上頂，且能穩定入睡、不猝醒。這在以前根本是不可能的事，但卻在配戴牙套短短三個多月間就美夢實現。

睡眠改善後脂肪也不見了的林董／打鼾與睡眠呼吸中止

重度呼吸中止症者都有想睡睡不好、睡醒沒睡飽、醒後常睡著的困擾。花錢去睡眠中心做檢測，也只是得到一個你早知道的結論：「你的確睡不好」。

該如何治療？對重度呼吸中止症患者，目前主流睡眠醫學只有兩招，要不戴呼吸器、要不開刀。於是，面對睡眠檢測測得的一大堆數據，大家還是殊途同歸。難道，重度呼吸中止症的宿命，只能如此嗎？身體能否改寫這款命運？

四十五歲的林先生用他的執行力證明，人體的確可以靠改變呼吸習慣，扭轉別的醫師眼中不可能自癒的重度睡眠呼吸中止症。

林先生是位營造公司董事長。從小只要坐著唸書就會開始打瞌睡。那時人家都以為他可能是學習障礙，卻不知他小小年紀就有睡眠障礙，很難在學習上集中注意力。原本以為自己只對書打盹，沒想到開始為事業打拼後，打盹的時間越來越多，聊天聊到一半也會打盹，開車開沒多久也會打盹。尤其是開車打盹這件事，讓他差點釀成多場車禍。不想與生命這樣開玩笑，於是開始認真看待自己的睡眠障礙。

他的睡眠品質糟到幾乎是呈清醒狀態，誰起身做什麼事、房間內有什麼聲音、起來上過幾次廁所、做了什麼夢，全記得一清二楚，而且醒後記憶還歷歷在目的那種。戴小米手環一測，熟睡時間根本不到半小時。

這樣的慢性疲勞，讓事業有成、應當英氣風發的林先生，臉色一年比一年黯黑。我們告訴林先生，牙套不僅要讓他重獲一覺到天亮的幸福，更要改變體質，讓他變瘦、變得活力充沛！他看了一眼構造極其簡單的牙套說：「我實在很懷疑，牙套真否能改變那麼多事情？但只要有效果等於救了我的命。」

今年六月，林先生開始配戴牙套。由於太求好心切，一開始就使用進階版的加高牙套，結果整夜口水狂流，就暫擱放棄。直到幾天後，他決定從低版慢慢適應，當晚戴上初版牙套早早上床休息。以往，半夜都會醒來一、兩次上廁所，沒想到當他醒來一看時間「欸，怎麼已經五點了！怎麼可能？」，就這樣過了大半夜都沒醒來、一覺到天明？這讓林先生難以置信，以為只是單次的巧合。

隔晚又試，結果還是一覺到天亮。這樣的結果增加了信心，持續每天執行頂舌減量呼吸、睡覺戴牙套、睡時睡巴貼膠帶等。透過小米手環測試，熟睡時間越來越進步，從未之前少於半小時，到配戴牙套後兩小時、三小時，後來進步到五小時。

後來身體陸續產生變化，第一是口臭。長久以來，林先生因為口呼吸導致口乾有臭味。剛開始戴牙套時，這股異味就吸附在牙套上，讓他覺得相當噁心，幾乎要把牙套用牙膏刷過好幾遍才敢戴上。當他認真執行封口睡覺、調整呼吸後，過了一、兩個月，牙套上的異味竟然漸漸消失了。現在他只需將牙套沖沖清水晾乾，這跟過去得用牙膏刷上一遍又一遍，形成強烈的對比。原來，口氣清新這件事，不需靠什麼外來添加物，靠自己改變口呼吸習慣就可達成。

第二是體能。平時愛爬山，參加山友社的林先生經常吊車尾。往往山友已一路衝到山頂了，他卻得停下來休息好幾回，氣喘吁吁地慢慢跟上去。林先生自嘲：「人家一路健步如飛，我是一路停停歇歇。」但在學習控制呼吸量的方法後，林先生在運動過程中盡量出力頂舌頭，來防止口呼吸與過量呼吸。結果，這方法竟讓他趕上大夥的腳步，而且過程間很少再休息，心跳跟呼吸速度平緩許多。以往爬完山，林先生的足底筋膜炎會發作，腳底得痛上好幾天。但咬了下顎牙套後，爬山後腳底幾乎都沒有再痛過，抽筋症狀消失。林先生的這些變化，山友們看在眼裡，覺得不可思議。

第三是體重。林先生平日注重飲食均衡，也有運動習慣，但不知為何，體重一直降不下來，而且還有越來越重的趨勢。他自嘲自己是「吸空氣就會胖」的人，認為是年紀大代謝差的影響。殊不知，這是睡眠障礙及長期過量呼吸的影響，導致身材就像「氣腫」一樣，越來越虛胖。在尚未改善睡眠障礙前，林先生的體重平均維持一百〇二公斤上下，一旦出國一睡不好加上應酬多，體重就會升到一百〇五公斤。戴了牙套兩個多月後，他的體重竟然降到九十七公斤，而且還有往下降的趨勢！這期間，林先生的飲食與運動習慣完全沒變，唯一的差別是戴了牙套。

第四是酒量。林先生在喝酒前，嘗試戴上下顎牙套搭配「舌控呼吸法」。他發現酒後不僅比較清醒，隔天也沒什麼宿醉反應，就算才睡短短幾個小時，醒後工作精神依然很好！這種變化，並非讓林先生喝酒無度，而是讓自己更懂得在喝酒時，要準備好自己的身體：胸腹腔繃著後，再就口把酒喝下。林先生打趣地說：「現在去應酬，就怕自己忘記帶牙套赴約」。

林先生坦言：「一開始，我對牙套是半信半疑的，覺得這大概是個賺錢的噱頭。畢竟牙套這東西看起來這麼平凡，不可能有什麼太驚奇的效果。可是後來真正使用後，親身感受到它對身體潛移默化的改變，結果太出乎我意料了。」

其實，配戴牙套的患者都知道，身體的改變不是因為牙套有什麼偉大的科技。它最大的獨特之處，是觀念。當所有睡眠呼吸中止的治療，都想方設法要擴大呼吸道、讓你吸進更多空氣時，不如讓身體回歸呼吸與筋膜的自然法則：用鼻呼吸不要過量，靠自己使力活化筋膜。

讓先生夜遁逃的 mimi／打鼾

減肥過的人都知道，要把體重降下來，不僅要有控制飲食的意志力，還要有持續運動的執行力，才可能恢復理想身材，且比較不會復胖。如果只是透過藥物，或是如抽脂的手術處理，不僅會傷身與帶來副作用，而且胖回來的機率很高。

止鼾這回事也一樣，如果性急想立即見效，只是期待動手術或靠呼吸器來消除鼾聲，以後打鼾的機率還是很高。為什麼？因為沒有去控制打鼾的關鍵因素：過量（過度）呼吸。

惟有自願、主動改變自己的呼吸習慣，控制呼吸量，並持續練習「減量呼吸」，才能徹底擺脫鼾聲。這種非侵入性、非機器、非藥物的止鼾方式，長期來說雖然有其優勢，但過程卻可能崎嶇坎坷。執行減量呼吸的過程，就好比減肥節目《完全改造：超級減重大作戰》中主角的經歷，得克服舊有習慣、適應新的模式、耐心地日復一日堅持下去。然而，一旦習慣改造成功，這個新習慣就會幫助維繫住健康，不用靠別人或再花大錢治療。

初見年輕且高瘦窈窕的 mimi 老師，不論誰都很難想像她會大聲打鼾。雖然她非常注重飲食養生，生活作息相當規律，但毛病仍然不少，症狀包括鼻過敏、打鼾、睡眠呼吸中止、多夢、醒後口乾、喉嚨痛、頭痛、夜晚腳抽筋等。為什麼身體既不肥胖、軟組織也還不到老化鬆弛的地步，且如此照顧自己身體的人，還是會打鼾和症狀連連？因為她有一項慢性傷害：呼吸過量。

老師每天長時間都在大聲講話。我們曾測過講話時的呼吸量，每分鐘至少十幾公升，但身體基本每分鐘，只需要一・二五公升的空氣就夠了。這種耗氣量大的傷害，首要衝擊的就是上呼吸道，久而久之甚至會傷到心血管、腸胃，以及大腦的感知反應與自律神經系統。這就是為什麼老師們（包括業務員、演說家、歌手、管樂手等）常見有鼻過敏、喉痛、支氣管發炎、胃脹氣、胃食道逆流、心悸、頭痛頭暈、易緊張焦慮、睡眠障礙等問題。

這位 mimi 老師四月中開始配戴牙套，調整呼吸至今已半年，過程可謂起起伏伏、打鼾程度起伏不定。但現在她的身體已經有幾點明顯改善：

- 可以調到沒戴牙套、沒貼膠帶也無鼾聲。
- 運動後與外出旅行時，身體不容易疲累，自覺體力更好。
- 起床後鼻過敏很少發作。
- 扁桃腺發炎頻率與程度大幅降低，不容易感冒。
- 睡眠品質提升，做夢、半夜醒來的情況大幅降低。

mimi 老師半年間的配戴經歷裡，有幾點現象值得重視：

- 鼾聲的改善並非一步到位，過程可能因為當日耗氣量大、身體較疲累，晚上鼾聲就飆高。但從平均值來看，打鼾時間越縮越短，到後來就連沒戴牙套也無鼾聲。
- 練習減量呼吸初期會有氣吸不夠的感覺，想有大吸一口氣的慾望。此時不要把身體逼得太緊，慢慢調整、輕鬆提醒自己就可以。

- 只要睡前有調整呼吸，當晚鼾聲就會比較小。
- 戴加高版牙套因為壓舌作用更強，可以使鼾聲降下來。但有時鼾聲卻會變更大，這是因為呼吸道被撐得更開，呼吸氣流量衝高造成。此時需要耐心練習減量呼吸，當呼吸量下降，舌頭狀態穩定，鼾聲就會慢慢消失。
- 換戴牙套加強對舌頭的刺激後，身體會出現排毒的「好轉反應」：如疲勞、打噴嚏、鼻涕增多、喉苦、咳痰、皮膚出疹等。耐心觀察身體的反應，一陣子後，症狀就慢慢消失，以後發作的頻率也大幅降低。
- 戴牙套改變了體質，不僅不容易感冒，體力也變好。

mimi 老師說日間如果有控制自己的耗氣量，講話空檔或休息時多練習頂舌與縮腹，下課後身體就比較不累，鼾聲也比較不會飆高。

一開始她決定要做牙套時，家人持質疑的態度，尤其是當大學物理系教授的老公。他初聞減量呼吸的治療方式，且看到牙套構造簡單，顧慮老婆會不會被騙了。然而經過 mimi 老師個人的耐心執行，老公慢慢認同她調整呼吸的觀念與做法，甚至肯定她配戴牙套後的成效。

mimi 老師說，他們夫妻倆原本都是分房睡的，前幾個月戴牙套時，曾嘗試與老公同寢，但半夜老公還是會因為她鼾聲飆高而抱枕逃跑。之後情況漸漸進步，從兩人頭對腳共睡，到現在可以頭對頭，且老公還會往她靠過去睡。終於，她不用再讓先生夜夜上演「單于夜遁逃」的劇碼了。

降低吸氣量讓身體和唱歌技巧都變好的陳老師／過度呼吸

在許多職業傷害中，過度換氣對身體的影響，絕對不亞於勞動或一些形於外的傷害，甚至影響層面更廣、更深。這種職業傷害的榜上名單，除了老師、業務等工作需要常講話的人之外，歌手與聲樂家們，也是一群過度換氣的受害者之一。如讓江蕙備受困擾的眩暈症，使鄧麗君喪命的氣喘，都屬過度換氣的症狀之一。

開始推廣減量呼吸後，我陸續接觸過多位歌唱家，陳老師就是其中一位，他一路以來學習唱歌的經歷，可說是一個過度呼吸傷害的明證。

從一開始拜師學唱歌起，他就被灌輸要「練氣」的觀念，氣要吸得深且多。然而，越是認真練氣，越發現技巧不但沒有提升，反倒把身體拖垮，諸如鼻過敏、喉痛、氣管易發炎、皮膚過敏、脹氣、胃食道逆流、消化不良、頭痛、肩頸痠痛、多夢睡不好等症狀，接二連三地發作，讓他年紀輕輕，身體卻比中年人還差。

之後，陳老師遠赴北京，向目前金氏世界記錄「最高音及最寬音域」的紀錄保持人盧蘭青學習唱歌。盧蘭青女士獨創一套「舌控聲樂法」，她不強調練習氣息，而是注重訓練舌頭來控制聲音。在盧老師門下，陳老師不但技巧大幅躍升，以前練氣過量的身體不適症狀，也不再經常發作。

前陣子，我因為推廣頂舌的呼吸法而與陳老師結緣。巧合的是，我提倡的呼吸觀念，與陳老師所學「舌控聲樂法」的觀念不謀而合！在深呼吸大行其道的風氣下，我反倒認為呼吸不能過量、少量為佳，並且強調訓練舌頭的重要性，透過「使勁頂舌」來降低吸氣量、刺激身體的核心筋膜群。

沒想到，當陳老師嘗試練習「頂舌呼吸法」之後，他的身體產生不少反應，包括擤出許多鼻涕、鼻塞變通、肩頸處與背部感覺鬆掉、發聲更輕鬆音色更亮等。爾後陳老師配戴牙套後，睡眠也變得更好，感覺身體越來越進步。

陳老師的親身體驗，讓我相信減量呼吸是正確的方向，也確信「使勁頂舌」是個保健身體的關鍵動作。或許，在熱愛唱歌之餘，我們可以用更健康的呼吸方法，來保護自己的身體，避免過度換氣的氧化傷害。

戴牙套皮膚大排毒的聲樂老師／皮膚與鼻過敏

從小學聲樂的妮妮，是我遇到另一位唱歌唱到全身毛病連連的聲樂老師。妮妮從小就嚴重鼻過敏、皮膚過敏，成長過程中不斷服用類固醇，導致她整個人體型變得腫腫的。儘管妮妮的父親是內科醫師，哥哥是皮膚科醫師，她的過敏問題還是無法找到治癒方法。由於父親之後轉而投入自然醫學的研究，妮妮開始用非藥物的方法來調養身體。也因為這個轉折，妮妮一接觸到牙套調整呼吸與筋膜的觀念時，會覺得這或許是個治療過敏的好機會，願意搏手一試。

然而，妮妮始料未及的是，配戴牙套的前兩個月，竟然接二連三地出現難受的適應症，以及令她心慌的好轉反應。

妮妮剛戴牙套兩、三天後，就得了感冒。當時妮妮除了不適應牙套，經常被口水嗆到狂咳外，還因為嚴重流鼻水、鼻塞，呼吸道被鼻涕和痰塞得令她快要窒息。不到一週後，妮妮感冒的症狀消退，但因為牙套上顎壓舌、下顎墊高的設計，讓妮妮舌頭與牙齦痠到不行。

當時，妮妮還只是戴初版牙套。為什麼光戴第一版，就讓妮妮這麼難受？這得從妮妮長年舊疾來看。妮妮口鼻咽部的軟組織特別敏感，長久以來都處於一種發炎、腫脹的狀態，不論是吞嚥、舌頭與鼻腔，當有一股力量加壓時，反應都會相當強烈。但是，只要能夠突破這個敏感底線，透過純物理力持續性地按壓這些部位，口鼻咽部位的軟組織就會越來越健康，甚至連帶身體其他部位的免疫問題，也會接連改善。

爾後妮妮身體出現的三大「好轉反應」，就是牙套刺激筋膜引發身體排毒的自癒實例。

首先是妮妮的鼻過敏。原本鼻子如果塞一邊的她，只要一戴上牙套，鼻子就整個全塞，感覺一直有鼻涕、鼻水但擤不出來，整個頭脹痛不已。每天晚上戴牙套躺上床，也會全塞很久，再加上又要口貼膠帶，真是苦不堪言。然而兩個月後，當妮妮終於能進階到第二高版牙套時，她發現鼻子兩邊竟然可以半通，鼻涕狂塞的症狀也越來越少見。除此以外，之前妮妮每晚半夜都要一直擤鼻涕，早上起來床邊都有很多餛飩，但此時半夜已經不用被鼻涕、鼻塞困擾到睡不好，不但睡眠品質改善，精神也相對好許多。

到第四個月時，妮妮振奮地告訴我們，她竟然可以持續五天、整天在冷氣房也不會鼻塞！以前的她，只要吹冷氣兩三個小時，就會開始鼻塞，要擤鼻涕，所以從她畢業返國後五年來，在家一整年二十四小時都是不吹冷氣的。如今能安然地待在冷氣房，鼻子也無異狀，妮妮認為真是一大進步！

其次是妮妮的磨牙問題。以前妮妮沒有戴牙套時，嘴巴就很痠，戴上牙套後，咀嚼肌、牙齒、舌頭更是痠到無法放鬆。只要上下顎牙套一起戴，口腔就會感到非常緊繃，似乎完全沒有空間可以撐開。睡到半夜時，會因為咬牙套咬得太緊，咀嚼肌與牙齦痠痛而醒過來。慢慢地，這股緊繃與痠痛感開始往上下肢體擴散，包括頭、臉、肩頸、兩臂、小腿與足底，像是筋被扯到般，全身多部位感到痠痛與腫脹，有時半夜或早上醒來，甚至覺得下床困難。第一版牙套適應兩個多月後，妮妮不但感覺咬起來時更輕鬆，上下牙齒間咬的空間變大之外，也發現全身緊繃痠腫的情況趨於緩解。

最震撼的，是妮妮的皮膚炎。妮妮每年夏天時，肢體內側與關節處的皮膚，容易起一顆顆的小紅疹。但配戴牙套將近兩週時，妮妮開始感覺眼睛發癢、分泌物變多，臉下緣也開始出現一點點的紅疹。再過兩週，妮妮皮膚炎的症狀大爆發，小紅疹從頸部往下，一路蔓延到肩膀與胸背，後續一個月間，紅疹的範圍不斷擴散，從兩臂、兩腿內外側到關節與末端，所見之處很少不紅的。

妮妮一開始非常痛苦，因為整天皮膚都很癢，忍不住抓了又很刺痛，她想用電風扇吹，來降低皮膚熱癢、刺痛感，但吹了電風扇又會變得鼻塞。這種兩難的痛苦期，讓妮妮幾度想放棄。然而，妮妮觀察到幾點特殊反應，讓她篤信持續拼下去，排毒的發疹反應一定會退去。

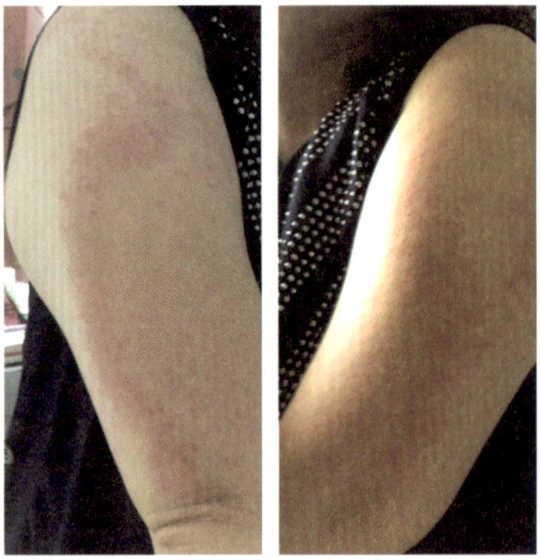

雙臂外側。

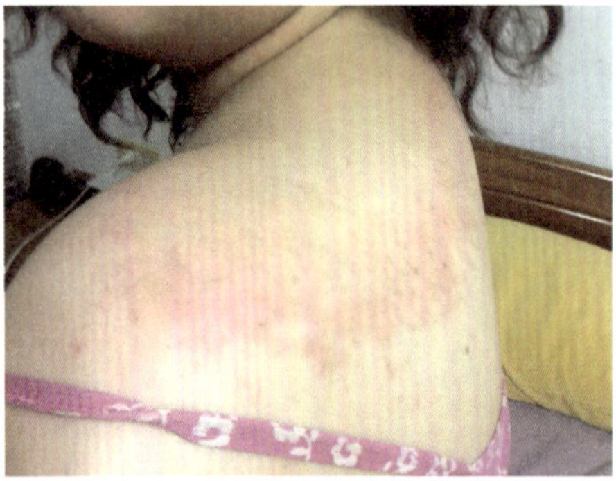

從脖子擴散到肩膀背部。

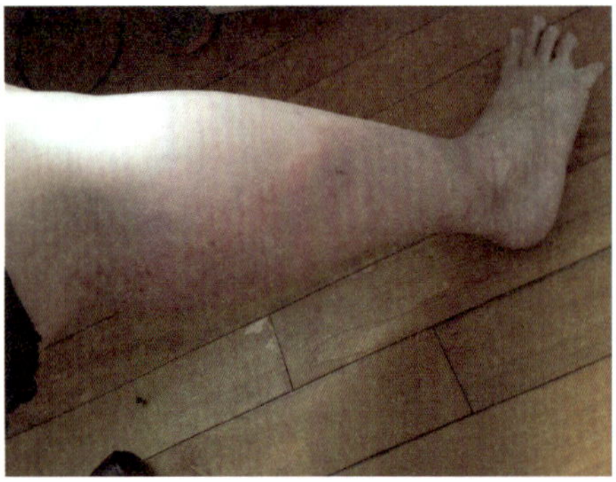

從腳踝擴散到膝蓋後側。

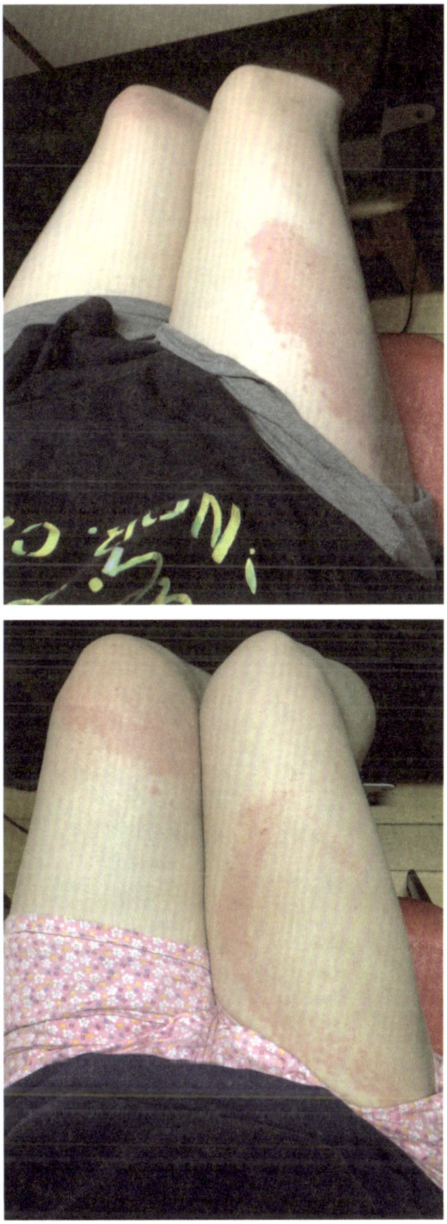

腿部發疹演變（上至下圖）：範圍逐漸擴大，但原發疹部位又逐漸消退。

● **觀察一**：如果睡覺有戴牙套，當晚皮膚就會一直癢、一直抓到無法睡，隔天若沒戴牙套，就不癢或癢一下而已。這樣的巧合交替試了好幾回，妮妮認為牙套真的在作用，幫助她把長期以來累積的類固醇與其他毒素排掉。

● **觀察二**：妮妮發現，戴牙套逼出來的發疹部位，並不是以往每年夏天容易出疹的部位，反而都是沒有發作的區塊，而且還會逐漸轉移。此外，疹子長的情況也不同，以前都是一小顆一小顆，這次卻是一大片一大片，疹子變得整片紅腫突出，這是她有記憶以來，皮膚炎範圍最大的一次，程度沒這麼嚴重過。這麼不同的發疹現象，讓妮妮覺得事有蹊蹺，決定尊重身體的反應，耐心觀察皮膚的轉變。

疹子大約出了兩個月後，妮妮觀察到，那些發疹過區塊消退後，就不再有異狀。當她牙套戴到第二版時，發疹的範圍逐漸縮小，癢的程度也慢慢減弱。

這段皮膚炎大爆發的經歷，讓我對人體的自癒機制，有更深刻的觀察。妮妮在這段期間飲食與作息，與以往並無不同，卻因為在牙套物理性的調整下，出現這麼大的過敏反應，克服痛苦期後，身體越來越健康，往進步的方向發展。

然而，牙套並非萬靈丹、救命仙丹，或是戴了就一勞永逸。自然療法本來就需要自己本身的配合與努力。妮妮至今也還在繼續努力，畢竟身體是活的，隨著飲食、運動、作息、壓力等，身體也是會時好時壞，時鬆時緊，但卻可以透過物理性的調養，幫助身體修復與進步。

我十分感謝妮妮的信任，以及願意一試的決心！畢竟這種痛苦期，實在沒幾個人願意捱且撐過去。但這份身體的回饋，絕對終生受益。

套上牙套減少宿醉不適的阿哲／宿醉

宿醉是每位應酬者都想避免的事，那些一早醒後的各種不適，幾乎像要命般地痛苦。阿哲因為晚上經常會與三五好友飲酒，導致日間疲勞無力，更加重身體的負荷，經常鼻子與皮膚過敏、喉痛頭痛、筋骨痠痛、胃食道逆流，入睡時鼾聲如雷且呼吸中止。

坊間有許多解酒法，多半靠喝或吃東西緩解。是否能靠物理性的方式，降低喝酒對身體的衝擊？我發現「筋膜」是一個身體預備的重點。當筋膜的張力提高，在把酒喝下前做頂舌、縮腹的動作，讓身體成繃著、內縮的狀態之後，身體對酒精的耐受度會隨之提升，降低酒醉的程度。

我請阿哲每次要把酒喝下前，都做「頂」、「縮」的動作，讓身體知道要把酒喝下去了。第一次試驗後隔天，阿哲告訴我一個驚奇的變化：他竟然六點多就醒來，醒後不但精神奕奕，以前宿醉常見的鼻塞、打噴嚏、流鼻水、喉嚨痛、頭痛等症狀，也都不見蹤影。

之後我請阿哲繼續試驗，阿哲觀察到，這種「繃」著身體喝酒的方法，讓他喝酒當下比較不會醉，隔天身體與精神也更輕鬆，落差程度超過30%以上。

因為這種身體的反應，實在太有意思，我請其他需要應酬喝酒的患者們也試著做看看。有患者改用咬下顎牙套的方式，結果發現喝完酒比以前清醒，就算當晚只睡一小時，隔天上班精神依然不錯。這種透過調整筋膜，來改善喝酒狀態的試驗，讓我發現「準備身體」的重要性。

因此，不管是飲酒或吃飯，我現在都會注意自己的身體，東西要吞入身體前，頂一下舌頭、縮一下肚子，提高身體的張力後再喝與吃，可以讓避免吞入過量的空氣，並且降低飲食後的疲累感。

終止擠眉弄眼窘態的廖大哥／過敏性鼻炎

論鼻過敏程度，廖大哥或許不是最嚴重的，但他深受鼻癢困擾。因為癢，他總是無時無刻地透過臉部許多表情，來抑制用手搔不到的鼻癢。廖大哥無奈的說：「那種癢就像是有根羽毛在鼻腔與肺部裡頭，你拿它沒輒，只用不斷地用各種擠眉弄眼的動作，來替代搔癢的動作。」

因為臉部總是不自主地抽動，廖大哥甚至被認為患有妥瑞氏症，但這其實不過是鼻過敏惹的禍。從國中開始，鼻過敏的症狀就纏繞著他，看遍醫生、試過各種藥物，這二、三十年來，鼻過敏始終不肯善罷甘休。廖大哥自嘲說：「我的鼻子就像天氣雷達一樣，只要開始鼻塞、打噴嚏，就知道要變天了，很準！」這個過敏症狀，讓他入睡後常咳嗽，沒辦法安穩地睡到天亮。

因為鼻子的問題，廖大哥不僅賠了面子，也賠了裡子。下午火燒心，晚上夢不停。還有胃食道逆流問題讓他傷腦筋。這五、六年來，每天下午胃酸總是準時報到，就像胸口的一把火，從下午到晚上連續燒好幾個小時，期間也打嗝連連。這種脹在胸口的一股酸氣，讓他總想用手把它拍出來，奈何怎麼拍都只是徒增內傷。

到了夜深入睡時仍不得好眠每天晚上，腦子裡就好像上演一千零一夜天方夜譚的故事，每晚都有做不完的夢。醒後感覺彷如隔世，不知自己是在夢裡還是在現實中。這樣的日子只能苦苦挨著，沒想過自己可以有好過的一天。

去年九月廖大哥開始配戴牙套，到今年農曆過年感覺鼻子漸入佳境，近一、兩個月狀況更佳，鼻癢的症狀改善八成。最明顯的變化是臉部表情變得非常穩定，幾乎很少再出現用力眨眼、擠眉、皺鼻、斷續吸氣……等動作。雖然鼻癢還有一兩成，但已經不構成搔癢的程度，鼻呼吸能夠舒坦自在。廖大哥說：「我現在終於像個正常人，可以很自然、舒服地跟別人講話，不用怕鼻癢讓自己覺得尷尬，讓別人覺得怪異。」

除了鼻癢大幅改善外，長年來的胃食道逆流竟然完全消失！以前天天都會火燒心的症狀，在配戴牙套一個多月後，就悄悄地不見。直到採訪當時，廖大哥壓根兒不記得自己有胃食道逆流的問題，他慶幸這股壓在胸口五年多的酸氣已消失得無影無蹤。

在鼻子不鬧彆扭後，廖大哥的睡眠開始趨於穩定。近一、兩個月可以連續好幾天都一覺到天亮，幾乎很少再做夢，鼾聲越來越小。因為睡得更熟，醒後神清氣爽，早上盥洗時發現氣色比以前好。

透過這半年來觀察，廖大哥對自己的身體更有信心。如果牙套戴了半年，就能讓自己幾十年來的鼻過敏舊疾，以及多年來的胃食道逆流和多夢逐一改善，依照這樣的進步程度，再持續配戴個一年，症狀很可能就完全消失。廖大哥滿心期待經營自己未來的健康，他雖然無法控制歲月的流逝，但卻可以讓身體活得年輕，活出好氣色。

經歷迴光返照而通鼻的林先生／打鼾、鼻塞

在許多鼻塞個案中，林先生的通鼻經歷令我印象深刻。林先生一開始是因為想解決打鼾問題，而找上我們做牙套。配戴前兩週，林先生因為牙套壓舌的噁心感，無法順利入眠，牙套常常戴到半夜就吐出來。本想放棄的他，經過我們鼓勵搭配減量呼吸、耐心訓練舌頭後，漸入佳境。甚至在長途開車旅行外宿的極度疲累情況下，呼吸也沒破功，整夜無鼾無干擾家人睡覺之餘，自己醒後也像充飽電般，精神清新！原本以為這已經是牙套的最大效益，但就在使用大約屆滿一年時，一次鼻塞事件，讓他更發掘自己身體的潛力。

那陣子因為林先生工作繁忙，身體過度勞累，鼻子全塞無法呼吸，塞的程度前所未有！我請林先生執行「鼻呼吸」的療法：也就是嘴巴戴上牙套、用膠帶封住嘴巴，逼鼻子呼吸。林先生當時覺得，這真是個荒謬的方法，因為他鼻子真的完全吸不到空氣，如果嘴巴又封上，不就窒息了？

儘管心裏百般抗拒，但林先生還是姑且相信這看似瞎掰的理論，有效沒效試了就知道。林先生形容，剛開始把嘴巴全封上時，不到幾分鐘就感覺快窒息，彷彿進入一種「迴光返照」的彌留狀態，趕緊把膠帶撕下用口喘氣。雖然難受，但心想至少試它個三回，再度把膠帶封上。就在經歷幾次感覺快掛掉的試驗後，林先生的鼻子從全塞，到慢慢感覺到氣流的來回。鼻子竟然真的通了。

克服更年期症候群的莊太太／睡眠障礙、鼻過敏與耳鳴

莊太太是一位家庭主婦，邁入更年期的她，身上陸續出現許多毛病，如打鼾、睡眠呼吸中止症、淺眠多夢、鼻過敏、肢體痠痛、耳鳴、頭痛頭暈、胸悶與呼吸困難、血壓高、易緊張焦慮等等問題。

一開始，莊太太最在意的問題，就是睡眠呼吸中止症。原因是她近幾年睡眠品質很差，起床時經常有醒不過來的瀕死感，不僅頭腦一片空白，且覺得心跳非常急促，胸腔壓力很大，讓她喘不過氣來。一早經常得在床上多歇個半小時調解呼吸後，才能緩慢起身。她尋訪多間醫院，前後試過五家不同廠牌的正壓呼吸器，有幾台配戴前幾天覺得效果不錯，但戴久了卻發現，呼吸器鼻罩灌冷風，讓她鼻子非常不舒服，越戴鼻子過敏情況越嚴重。

爾後，莊太太上網查詢其他可能的治療方法，看到我們的網頁時，發現我們提的症狀，怎麼幾乎都出現在她身上？考量到牙套至少是非侵入性的治療，莊太太下定決心一試。

然而，佩戴初期，莊太太卻遭遇痛苦的適應期。主要的障礙，在於她的舌頭很肥厚又敏感，當印模時一碰到她的舌頭，她就會反嘔想吐。莊太太告訴我們，之前耳鼻喉科照過她的呼吸道，發現她的呼吸道比別人小一半，咽喉的空間特別狹隘。因此，光是佩戴第一版牙套，莊太太就因為吞口水適應困難，好幾個夜裡都像是跟牙套對抗奮戰，整夜沒睡好精神耗弱。

我請莊太太盡量日間就戴牙套，提早訓練口咽部軟組織，降低晚上吞嚥困難的問題。五個多月下來，莊太太非常認真訓練，從最低版一路挑戰到第五版高度。至今，莊太太觀察到的具體改變有以下幾點：

- 睡眠品質改善九成，覺得有睡到，醒後腦袋清醒，胸口與心臟非常輕鬆。
- 午休戴牙套睡，不再有昏睡、起來頭暈腦脹的情況，只要睡一下就感覺充到電。
- 鼾聲分貝與頻率降低，目前僅剩低頻聲。
- 鼻過敏的症狀少很多，很少再出現鼻咽發炎、鼻腔痠痠的感覺。
- 不再出現一陣陣「嗡嗡」的耳鳴聲。
- 舌頭捲舌發音變得清楚，覺得舌頭變得越來越結實，舌肌有進步。
- 克服不想坐電梯的密閉空間恐慌症，越來越能適應人多的地方。

雖然莊太太身體出現許多好轉，但我希望大家不要忽視的是，莊太太在這期間的努力。莊太太佩戴初期遭遇的痛苦適應期，是多數人的寫照。大約有一至兩成的患者，因為容易被口水嗆到，無法適應牙套在口中的制約感，第一個月內就打退堂鼓。不管是舌頭敏感，或是口水吞嚥問題，我認為這方面最好的治療方法，就是持續去鍛鍊口咽部的肌肉。練久了，咽喉部的吞嚥機能就能提升。莊太太後來能戴到加高版也無嘔吐感，感覺舌頭運作變靈活，就是一個訓練就會進步的實例。

因此，請不要放棄你的身體。當你願意為它多克服一點障礙，達成更高的訓練目標，你會發現逆轉看似「不可逆」的可能！

減緩恐慌與懼高症的游先生／筋膜失調與眩暈症

三十多歲的游先生自考研究所開始，發現自己會眩暈，嚴重到醒來與日間活動時，都會無預警發作。以前的他愛好打球、游泳與唱歌，自眩暈症發作後，只好擱置少做。為了治療眩暈，他西醫幾乎什麼科都看過，中醫各種療法也都試過，但眩暈症還是持續發作。在探索可能的治療方向時，游先生認識到「筋膜」對自律神經與免疫系統的影響，一查，發現我在網路上分享的筋膜觀念，跟他長久以來的體會非常吻合，因而前來診所找我。

我跟游先生分享調整筋膜的方法：一是使勁全力持續頂舌，二是練習減量呼吸。

接下來的兩個禮拜間，游先生說他非常認真頂舌，一想到就頂個好幾回，頂到後腦和耳朵內都痠痛不已。結果只是這麼一頂，游先生身體就出現許多變化：如原有顏面、頸胸部的緊繃程度降低、手與腳的末端感知變得較敏銳、眩暈感下降、開始排痰、感到異常疲累等。其中的排痰與疲勞感，都是典型的「好轉反應」之一。

除此之外，游先生還觀察到一些變化，讓他自己也訝異不已。

一是鼻塞老毛病。光是認真做頂舌幾天後，十多年沒通過的鼻子，竟然通了！而且可以從早上一直持續到下午，都還保持通暢！游先生興奮地跟家人說，結果沒一個相信。

二是打球的體力。游先生聽我分享運動閉口呼吸的方法，特地戴著第一版牙套去打球，想試著在激烈的打球過程中，控制自己的呼吸量。打了一場下來，他發現自己真的換氣量變少，而且球友跟他反應，他當天的速度及爆發力變好！與過去打球氣喘吁吁的情況相比，這樣的反差，讓他覺得減量呼吸真有意思。

另一個變化，就是他內心深處的恐懼：對「高速」與「高度」的焦慮。游先生曾有一次，在高速公路上眩暈症發作，整個人眼前一白，差點發生車禍。因此，自眩暈症發作幾年來，游先生都不敢開車上高速公路，只要速度快於 50～60km/hr，就會情緒不安，出現眩暈感。但持續頂舌後幾天，游先生開車測試，自己竟然可開到 100km/hr，心情仍呈放鬆狀態，眩暈感沒有出現。儘管他後續還需多觀察一陣子，但這當下的變化讓他很開心！

還有一次是登山經驗。游先生和朋友去爬花蓮錐鹿古道，路面寬僅 1～1.3m，路旁即斷崖，因有懼高症，剛開始會出現恐慌及焦慮感。他原先不斷做深呼吸，但感覺反而暈目慌，情緒未改善。此時他想起頂舌減量呼吸，嘗試後恐慌及焦慮感下降，且心情變得相對平靜！這種對比對他來說十分特別。

雖然目前游先生的眩暈症，仍舊處於時好時壞的調整期。但經歷這些變化後，游先生更加認同頂舌與減量呼吸的原理，對這樣的治療方向抱持著樂觀，繼續努力調整筋膜！

投手肩被判沒救卻再也不卡卡的吳先生／筋膜疼痛

三十歲的吳先生是一位專利師，這幾年由於喜歡打羽毛球，一到假日就會與朋友同事練球或比賽，在長期使用右臂揮拍的運動傷害下，吳先生右肩關節內側便形成一個痛點，此傷就如同棒球投手常罹患的「投手肩」，即病理上所謂的「肩旋轉肌群肌腱炎」。

這個肩痛問題困擾他將近兩年，不管看西醫還是中醫，都只能靠熱敷、電療來緩解右肩疼痛。半年前，吳先生找到一位知名接骨師進行調整，每週都需要去進行治療，在花費上萬元、進行數次的診治後，肩痛症狀確實逐漸好轉。但只要每次又開始打球舉臂使力時，右肩又會感到相當緊繃，並傳來陣陣的刺痛感。由於情況時好時壞，想要完全恢復是相當漫長的一條復健路。

吳先生乍聽到下顎牙套的研發原理，他從專利師的立場分析，直覺不可能透過單側牙套的咬力，就能刺激全身筋膜系統，認為牙套分割成兩半的設計有點異想天開，然而學理上聽起來又無明顯邏輯謬誤。由於吳先生本身也有筋膜這方面的問題，因此我請他親自體驗看看，就能證明下顎牙套是否有效。

週四晚上第一天配戴時，吳先生分別咬了咬下顎左、右兩側牙套，覺得左側牙套讓右肩比較有點感覺，因此便配戴該側牙套睡覺。隔天醒來，吳先生覺得右肩臂有點緊緊的，因此上班時又斷斷續續地咬了一、兩個小時。週五晚，吳先生與朋友打羽球，覺得當天的右臂跟之前的狀態有點不一樣，使力起來有點彆扭，但說不上有什麼疼痛的感覺。由於沒有什麼明顯反應，因此週五當晚又戴了下顎牙套睡覺，繼續觀察右肩的變化。

週六，吳先生剛好要參加羽球比賽。熱身時，發現右肩使力起來特別流暢，怎麼揮、抽、甩拍，右肩都沒有什麼異樣感。整天比賽打下來，右臂不像以前那麼容易疲勞，肩關節處也沒有冒出刺痛感。

訝異之餘，吳先生當晚便打電話向我述說這個情況。因為週日他仍有比賽，為了徹底檢驗牙套的有效程度，我開玩笑地建議，明日出賽時大力的把右臂「催」下去，看看會發生什麼事。

週日，吳先生說他使出渾身解數，殺球時毫不保留地甩拍。一整天奮力揮擊下來，右肩仍相當靈活，完全沒有任何束縛或疼痛感。這是近兩年以來，從未有過的特殊感受。

接下來兩、三個月裡，不管是上班或晚上睡覺時，吳先生都會戴著下顎牙套。雖然戴下顎左側牙套對緩解右肩疼痛效果明顯，但若一直咬左側牙套，一陣子後就沒效果了，必須戴回右側替換一下，透過左、右輪流咬，恢復肌筋膜系統的動態平衡，避免單側刺激惰性化，如此才能讓「咬力」保持活性。

前一陣子，吳先生出差到外地順道打羽球，當天右肩關節舊傷復發。但因為沒有把牙套帶在身邊，所以隔天起床後，右肩沒辦法順利舉起，隱約不定的痠痛感很不舒服。而他這天又約了練球，在連續兩天的運動後，晚上右肩的疼痛更加劇烈。

當晚，吳先生戴著牙套睡覺，醒後，持續兩天的右肩疼痛感不見了！起床活絡一下肩臂後，右手完全沒有異樣感，不像前兩天早上那樣舉起來會卡卡的。根據這三天下顎牙套配戴前後的變化，吳先生更加確信下顎牙套刺激肌筋膜的作用是有效的！這期間他並沒有接受其他舒緩右肩痠痛的治療，純粹就是只靠「咬」。若非如此真實的體驗，他真覺得這是件天方夜譚的事。

痛入膏肓靠自己省下大筆復健費的張先生／筋膜疼痛

一般人面對肩頸痠痛、膏肓痛、頸椎僵硬等問題，要不就是貼痠痛膠布，要不就是勤做伸展操，再不就是花錢做推拿復健。效果呢？絕人多數的人，當下覺得痛快，但隔日醒來後，就又故態復萌。

張先生是位年輕創業家，事業蒸蒸日上，卻為身體每況愈下的苦楚所縛。近兩、三年以來，晚上幾乎都會因為脖子與背部不適而痛醒，這種疼痛感嚴重干擾睡眠，更影響到日間作息與思考。陳先生說：「我根本沒辦法好好睡覺，早上都是痛著醒來，工作時因此沒辦法專注，只能靠意志力撐過去。」

為了治療肩頸與背部痠痛的問題，張先生尋求各種治療，諸如中醫放血、拔罐、推拿等，甚至還試過一種激烈的排毒療法，把背部刮掉一層皮，讓背部流膿，打通背部淤塞的氣血。

但，這些療法頂多讓他好睡一、兩天。疼痛的劇碼，總是幾日後又再上演。

張先生同時伴隨有鼻塞過敏、打鼾、睡眠呼吸中止、胸悶、口乾喉痛、脹氣、日間精神不濟等症狀。決定客製牙套，是因為他實驗了頂舌減量呼吸法，發現自己長久以來的胸悶，真的有所改善。

張先生說：「看到你們解釋的呼吸與筋膜原理，我相信身體真的是這麼一回事！如果牙套真的能解除疼痛，我可就省下大筆的推拿復健費用。」

張先生二月底收到牙套，當晚就直接配戴中高版牙套。隔天醒來，感覺脖子變得鬆了。後來幾天晚上都不再痛醒，兩年多來的膏肓痛消失。張先生說：「以前可能因為磨牙嚴重，推拿師都說我脖子是腫的，看起來脖子很粗，但這幾天脖子竟然變細了。可能是因為肩頸與背部疼痛消失，我覺得這幾天走路變輕了，甚至有體力去跑步。這是我過去兩三年來很少做的事，因為以前身體無力感很重，根本連動都不想動。」

其次，張先生說：「配戴牙套後，醒來鼻子竟然可以呼吸通暢，印模時專員跟我解釋，早上醒後會漸漸感覺到鼻道後面涼涼的，氣流能通過，沒想到現在真的就是這種感覺。」除此之外鼾聲也不見，這幾天太太反應，幾乎都沒聽到打鼾，他也很訝異，自己的止鼾任務能進展得如此快速。

然而，身體的改變歸功於他個人的執行力與魄力，一些配戴牙套初期的問題如口水吞嚥不易、壓舌的異物感，張先生都不管這些障礙，徹底執行口貼膠帶、配戴牙套睡整晚的改造任務。再加上他日間注意自己的呼吸，提醒自己練習出力頂舌的減量呼吸法，讓身體可以調適得很快。

每個人身體療癒系統的時間表，有快有慢，目前實在無法摸出頭緒，判斷誰幾天就能好。有些牙套配戴者，也是花了好幾個月的時間，才能慢慢適應戴著牙套睡著，跨越配戴牙套與調整呼吸的障礙。

時間快慢其實不是重點，應該關注的是該做哪些事，讓身體進入正軌，如：盡可能在日間控制自己的呼吸量、想到就做頂舌與縮腹、不講話的時候就多配戴牙套訓練舌頭、晚餐後就提早戴牙套練習吞嚥口水、睡前一定要做減量呼吸、睡覺時嘴巴要貼上膠帶等等。

換句話說，我的重點，在於如何盡快協助每一個人建立正確的「習慣」，不要用口呼吸、降低吸氣量、咬牙套或頂舌調整筋膜等。一旦養成這些習慣，身體自然會慢慢調整到理想的狀態，在不知不覺中幫你改善身體的毛病。

從錐心疼痛中脫胎換骨的丁小姐／筋膜疼痛

有一天，診所來了位臨時到訪的丁小姐。見她一襲紅黑亮麗打扮，談吐間不時綻放笑顏，我們幾乎認不出來，她就是前一週來客製牙套的患者。還記得上週見到她，她神情緊繃、肢體經常不安穩地動來動去、臉上滿是倦意。怎麼才過了個週末，就好像脫胎換骨般出現在我們面前？

要不是親眼見到這種對比，沒人會相信她所經歷的奇蹟轉折。丁小姐說：「我真的是很迫不及待，要跟你們分享我的快樂！你們知道嗎？我的疼痛與一些毛病，這幾天竟然都好了耶。」

我們目瞪口呆地看著她，還搞不清楚情況。直到她報上自己的姓名，跟我們詳述她這幾日身體的變化，才明白她的喜悅與興奮從何而來。

丁小姐身體最嚴重的症狀，是雙臂、肩頸疼痛。一般人覺得簡單不過的動作，如寫字、打字、拿菜刀、端菜、掃地等，對她來說都有如千斤重，根本無力操作。這五、六年來，疼痛的症狀越來越嚴重，除了雙臂之外，臉部肌肉變得僵硬、腳會痠麻抽筋，這讓她的睡眠品質非常糟糕。為了治療疼痛，丁小姐尋訪全台各醫院名醫，經過各種檢查之後，奈何醫師們全跟她說無藥可救，勸她不用再來看診，回家靠自己復健。

丁小姐說：「我是相當認真的病人，吃藥、復健、按摩、運動、戴護具等，什麼都試過了，奈何就是都沒有效果。」因為疼痛一直找不出病因，許多醫師甚至認為丁小姐的疼痛是心理精神方面的問題，要她看精神科。她說：「我不是故意喊痛，是真的痛！我也知道要放鬆，但真的就是做不到。為什麼醫師們不相信我？」

之後，丁小姐因為陪同先生來診所治療牙齒。過程間聽到我提減量呼吸與筋膜的觀念，認為是治療自己疼痛的一種機會，因此馬上決定客製牙套。丁小姐的身體有不少毛病，包括脹氣、胃食道逆流、乾燥症、口乾舌燥、鼻塞、皮膚過敏、頭痛暈眩、易焦慮緊張等等。

就這麼經過一個週末的時間，丁小姐練習減量呼吸與配戴牙套後，身體立即產生極大的轉變，包括手臂肌肉變軟、肩頸變鬆、腳無抽筋、鼻子變通、胃脹氣與胃酸逆流消失、口眼不乾、睡眠沉穩少醒、早起卻精神好、可耐久坐久站等。還能穿著高跟鞋站半天，身體也不覺痠痛，而且照相覺得表情更自在。

儘管治療過程波折，但丁小姐從來沒有放棄自己。她非常認真執行，只要想到就練縮腹、頂舌，降低吸氣量，就連半夜睡夢中醒來，也提醒自己做減量呼吸，日間工作時也把牙套拿起來戴。

丁小姐最常掛在嘴上的一句話就是：「要對自己有信心！」她相信身體還有得救，相信自己可以讓改變成真。畢竟，每個人都是自己身體的主人，如果連自己都不管，誰也沒辦法幫自己扭轉局勢。她說：「以前求訪那些名醫，他們都叫我回家靠自己。沒想到，我現在真的靠自己，擺脫疼痛的陰影。」

忘了椎間盤突出麻痛的許老師／筋膜疼痛

許老師是位教學熱情的國小導師，每天在學校打起滿滿元氣，回到家後就得收拾疲累攤垮的身體。保有運動與正常飲食習慣的他，以為自己身體不會有大礙。但就在去年暑假突然發覺左上半身痠痛不已。原本以為只是單純的落枕或是肌肉拉扭傷，但持續一、兩週後，發現肩頸、手臂痠痛卻越來越加劇，甚至從手臂一路麻到手指。

許老師因此開始尋求骨科、外科以及神經外科的治療。原本找不出病因，照了MRI之後，確診為椎間盤突出壓迫神經。在三個多月的治療期間，醫生只能開止痛藥和打肌肉鬆弛劑或血管擴張劑，然後要他持續做復健，而且復健至少要做一年以上（每週兩次，每次半小時八百元）。由於許老師並不想要持續服用藥物，再加上復健效果不明、費用又不便宜，因此想尋求其他治療方式。

去年九月底，許老師接觸到牙套。我們向他解釋，骨頭與神經受到壓迫是因為「筋膜系統」張力失衡，而要調整、恢復筋膜的平衡，咬牙套「施力」就是一個非常方便的物理治療，它可以長時間地透過「咬」的刺激，靠自己疏通筋膜，完全不用假手他人，也不需受限時間、地點以及手邊的工作。

由於牙套符合許老師不想用藥、不要侵入性的物理性治療性質，再加上認同「筋膜」的病理解釋，以及牙套「靠口腔施力」調整肌筋膜的作用，因此他決定嘗試配戴牙套治療。

許老師一開始就執行決心強，不僅日間下課十分鐘咬，午休咬，下課後回到家也咬，睡覺時更是整夜配戴牙套、口貼膠帶。約莫六週的時間，他持續三個多月的痠、痛、麻症狀，就消失得無影無蹤。他說：「我甚至忘記它沒在痛了，好得讓人莫名其妙！」

爾後，許老師仍持續配戴牙套，他發現身體其他毛病諸如自小的鼻塞過敏、脹氣、手腳冰冷、腳抽筋、感冒等症狀，都在沒有使用藥物的情況下，靠咬一咬牙套舒緩了。許老師說：「或許不是每次一試就成，但至少牙套讓我有九成以上的信心，它能讓我靠自己調理身體、幫身體修復！只要一覺得身體不對勁，也許是痠痛、也許是感冒前兆，就趕快把牙套拿出來咬一咬，隔天又是一尾活龍！」

不再腰痠背痛且體力變好的孕婦 Cara／筋膜疼痛

Cara 是位三十多歲的孕婦，懷胎期間，每早當她起床醒來時，第一個感受就是腰痠背痛，下床時得在床邊坐一坐才能順利起身。擔任國小教師她，往往教到下午的課程時，會感到腰痠而很難將腰挺直、走路非常吃力，精神也很容易疲憊，經常在下課開車回家的路上打起盹來。

為了減輕 Cara 懷孕過程間的不適，我請她輪流咬左、右兩側的下顎牙套。僅僅一、兩天的時間，她自覺腰痛發生的頻率與疼痛程度，都明顯降低！不到一個星期，整天腰椎都沒有再產生異樣感，不管是日間工作期間或是入睡起床時，腰部痠麻疼痛的感覺幾乎消失無蹤。此外，以前可能教了一整天的課後，腰部就會累到得坐下來靠背休息，但現在就算下課返家後，腰部仍能輕鬆不緊繃。

除了痠痛的變化，就是體力的續航力似乎變長。Cara 發現自己講課的專注力變高，開車回家的路上也不會累到想打盹。跟上一胎比起來，懷這一胎的過程讓她覺得更輕鬆，身體不覺得有什麼負擔。

就我對孕婦的觀察，懷孕期間會因為過度呼吸與筋膜的問題，而產生各種如打鼾、呼吸中止、暈眩、胸悶、牙周病、組織發炎、過敏、恐慌焦慮、易疲、多處痠痛抽筋的症狀。若孕婦們能注意自己的呼吸量，降低懷孕過程間的氧化傷害，且透過上顎頂壓舌、下顎咬力來提高筋膜的活性，懷孕症候群就比較不會找上身。

從開不了口到開懷大笑的趙小姐／顳顎關節痛

趙小姐的顳顎關節疼痛的病史，長達十幾年。從早先張口聽到「喀喀」聲，到打呵欠顳顎關節會錯位，近年演變成急性顳顎關節痛，臉頰與頸側會發腫且劇烈疼痛，痛到連喝水都會痛，甚至就算頭不動也會痛的情況。

趙小姐陸續接受過許多治療，包括物理治療、中醫與牙科。其中她曾找過一位高達一百九十公分的復健師，他判定趙小姐的咀嚼肌已經纖維化，治療方法是雙臂像CPR的姿勢，用全身重量從她側躺的臉頰壓下去。她形容這種治療相當慘烈，自嘲自己付錢來被霸凌，只為了喬回錯位的顳顎關節。另外她也找過牙科做咬合板治療，但她卻發現，許多牙科都不碰顳顎關節這塊問題，牙醫師只檢查她咬合板的齒位還對不對，但對依然作痛的顳顎關節問題，幾乎束手無策。

儘管復健與配戴咬合板，能緩解趙小姐急性疼痛的程度，但疼痛感並無法消除，且症狀還是會持續復發。

其實，趙小姐的顳顎關節問題，是深前線筋膜失調的一環。縱覽她身體其他症狀：包括打鼾、每天鼻過敏、容易落枕、肩頸僵硬、脹氣嚴重，都與深前線筋膜群相關。因此，該如何調整她的筋膜從深前線來處理顳顎關節疼痛，就是牙套的處理重點。

原以為，趙小姐這種急性疼痛的症狀，應該會比較費時。沒想到牙套才戴到第三天，趙小姐就在追蹤群組中告訴我們，她的顳顎關節已經不痛了！持續配戴三個月後，趙小姐的顳顎關節痛並未再復發，改善程度已達九成，一些具體的變化如：臉頰不會腫痛、左顎的喀喀聲已消失、打呵欠不用再分階段開口或用手扶著等。儘管目前右顎部位還剩下輕微喀喀聲，但現在的她已經能盡情地開懷大笑，不用顧慮顳顎關節是否會扯到而錯位，心情感到特別輕鬆。

除此之外，趙小姐的打鼾、鼻過敏、脹氣與容易落枕的症狀，也都一一改善。如以前天天都鼻塞、打噴嚏的過敏問題，此時變成一週兩、三天才會出現一次，頻率降低很多。更明顯的變化是，以前脹氣脹到身體受到一點小震動就會肚子痛，如今卻已經忘記脹氣的存在，不知不覺間就好了。

面對顳顎關節障礙，其實我們該思考的不是「關節」部位的問題，而是關節周邊的「筋膜」狀態，並且把這部位的筋膜置入到整條深前線的路徑來觀察。因此，如果你發現一直處理「關節」卻無法解決疼痛時，你也許可以觀察自己是否有深前線失調的相關症狀，從深前線的調理，處理顳顎關節障礙。

莫名牙痛不藥而癒的黃小姐／筋膜疼痛

黃小姐牙痛的治療經歷，非常坎坷。這一年多以來，黃小姐右上排牙齒一直疼痛。她看過好幾位牙醫，曾有牙醫師判斷她是牙周病，把疼痛部位的牙齒拔掉。但每拔完一顆，又變得旁邊那顆牙發疼，前後陸續拔了三顆牙齒後，演變成右下排牙齒也在痛。她女兒勸她不要再拔下去，上網幫她查了牙周病的雷射治療，因而找到我這裏來治療。

當我檢查黃小姐的牙齒後，我發覺她的牙齦並無發炎，牙齒的骨頭與神經也無異狀，初步排除牙周病的可能。黃小姐本來希望我幫她拔牙，但我實在看不出她牙齒有什麼問題，我勸她把牙齒留下，先幫她做根管治療後，再觀察看看。

沒想到，黃小姐的牙痛，治療牙齒後還是沒有改善。於是我判斷可能是筋膜（結締組織）問題讓她疼痛。我因此建議黃小姐配戴下顎牙套，請她輪流咬左右側牙套刺激筋膜，觀察疼痛有無變化。神奇的事在一週後發生，黃小姐持續一年多的疼痛，竟然不藥而癒。

一般牙醫與神經內科的醫師，對這種症狀常常無法解決。但簡單的牙套，竟然就治好她的疼痛。還在與慢性疼痛奮戰，但卻遍尋不到疼痛的成因在哪的人，請把焦點放在筋膜吧！這樣的新認知與新治療方式，將會讓我們避免陷入止痛藥成癮的危機，也可讓省去許多迂迴的治療。

牙周病一直復發的柯小姐／牙周病

牙周病最棘手的問題之一，就是牙齦容易發炎紅腫，牙痛常態性地復發。一般認為，造成這種問題的罪魁禍首，是口腔清潔不周，牙菌斑感染所致。但我卻持不同看法。我認為，讓牙周常態性地發炎紅腫的主因，是過強的咬力，尤其是晚上無意識的緊咬與磨牙。因此，當我透過去除過強的咬力，把齒面間的咬合衝擊點磨去後（讓上下牙齒不要直接咬到），牙齦發炎的情況就會逐漸穩定下來。

多年以來，我用這樣的咬合觀念與方法，提升了牙周病治療的成功率與效率，但總還是會有一些個案難以控制。柯小姐就是一例。

柯小姐在我診所接受牙周病雷射治療，前後持續快二年。這期間，我每次都很注重幫柯小姐調整咬合，但維持不過二十多天後，柯小姐又會來診所報到，因為她的牙齒又開始腫痛。當時的我只是就牙齒來思考問題，只能用雷射來穩定發炎部位，納悶這個疼痛何以如此難控制。

直到，我研究到筋膜。筋膜的研究讓我驚覺，其實牙科很多難以控制的疼痛與發炎問題，竟然深受筋膜影響！比如，當咬力過強，使得牙根不斷與牙槽骨摩擦時，那股力量就會刺激到牙齒周邊的筋膜，進而牽動其中的痛覺神經。因此，許多牙痛並非牙齒的神經出問題，而是牙齒周邊的筋膜受力衝擊所致。

為了改善柯小姐的筋膜系統，我幫她做了上下顎牙套。柯小姐初期配戴時，幾乎是嘴巴鬆著戴，因為只要上下一咬到，牙齒就很痛。但柯小姐執行決心強，她晚上口貼膠帶讓嘴巴不過度鬆開，日間有機會就戴牙套適應。將近五、六個月後，柯小姐終於擺脫牙痛，她再也沒有因為牙周腫痛的問題，出現在我診所。

如今，臨床上當我遇到牙周病很難控制的患者時，我都會詳問他們的睡眠狀況，以及筋膜系統的問題。毫無意外，那些經常要回診做雷射治療的患者，幾乎都有睡眠障礙與肌筋膜疼痛的症狀。那種發炎症狀，已經不是單純牙周的問題，而是關乎免疫系統。我發現，如果幫助這些患者改善他們的睡眠品質，並調整好筋膜系統，他們的免疫力就會提升，進而降低身體的發炎症狀。

如果你正在與牙周病纏鬥，偏偏牙齒再怎麼努力刷，牙周病卻還是復發，你該認真檢視你的睡眠狀態與筋膜系統。或許，解痛之鑰就在此。

從心跳過緩到心跳變強的蔡女士／心血管問題

蔡女士年齡已屆七十三歲，但笑容卻有著忘憂的童趣。看著她矯健地活動，很難想像，幾年前曾因為心跳過慢只剩三十初，暈倒而被送急診的病情。原本以為生命可能如殘燭熄弱，但蔡女士卻逆勢而上，反倒活得更輕鬆、更有精神且更有勁。

蔡女士原本有著一般年長者的常見毛病，這裏痠那裡痛、難以入眠、心臟機能越來越弱。配戴牙套調整呼吸、活化筋膜後，身體產生許多連她自己都訝異的變化。

長年來，蔡女士的心跳都明顯偏慢，要不四十多下，好一點跳到五十多下。八年前，心跳因為慢到只剩三十多下，整個人感到暈眩而倒下送醫急診。為了提升心跳，心臟科醫師替她安裝了心律調節器，俗稱幫心臟裝電池。透過電池的放電，心臟就會得到刺激，維持在較正常的心跳數。

儘管安裝電池後，心跳能維持在六十多次，但她害怕如果心臟一直依賴電池，電池就很容易耗電用盡，要是沒幾年就得換怎麼辦？實在不想經常開刀。蔡女士心想：有可能用物理性的治療，幫助自己的心臟增強機能嗎？都已經這把年紀了，心臟還可能進步嗎？

全身器官都是被「筋膜」所包覆、支撐，且更重要的是：傳導張力，調控器官的環境壓力。假如器官周邊的筋膜，失去調控張力的活性，器官很可能就因此受到壓迫或阻塞，導致器官出毛病。

就心臟來說，心臟並非裸露地直接掛在體腔中，而是被多層筋膜與漿液包覆住。這層層筋膜，扮演著固定、保護與潤滑心臟的關鍵作用。

然而，當這圈像水球般的保護層，處於一種變厚鈣化、張力失調、漿液凝滯，或者是拉力壓力過大時，心臟會如何？心臟的收縮跳動，乃至其他的運作機能，勢必會受到壓迫影響。這也就是為什麼，當心包膜發炎、積水時，就會引發心臟病。

我對身體的觀察，習慣將局部放大到整體來看。心包膜並非個別的存在，而是與其他筋膜相連成一串，並且跟血管、神經包覆在一起。

這條彼此連貫在一起的筋膜，就是筋膜專家 Thomas W. Myers 所提的「深前線」（The Deep Front Line）。透過維護「深前線」這條筋膜的活性，將能影響全身三大重要系統：循環系統、呼吸系統與消化系統的運作。對此，一個直接、有力且可靠自己活化深前線的關鍵方法，就是「壓」、「頂」舌！因此，我一方面請蔡女士日間盡量練習使勁頂舌，另方面則製作一個加高版的壓舌牙套讓她配戴。

在配戴牙套前，蔡女士裝電池的心跳，大約維持在六十多下。配戴第一版牙套後，她的平均心跳略為提升，約莫七十多下。我特地做了一個加高版的牙套讓蔡女士配戴。沒想到換戴高版牙套的那一、兩週，她的心跳竟然出現幾次八十多下的紀錄，甚至平均都高達七十八、七十九左右！。

這麼高的心跳數，讓蔡女士相當緊張。她想是不是心臟出了什麼問題？可是整體而言，就算心跳跳這麼快，卻沒有感覺不舒服，血壓也沒有特別飆高，呼吸穩定。但為求謹慎，蔡女士去找她的心臟主治醫師，醫師認為這情況的確不尋常，因此幫她安排全面的檢查。做了一整輪檢查後，報告顯示心肺功能一切正常，並沒有什麼結構上或機能上的問題。

你可以說這是巧合，但就學理與臨床來說，這變化實在是太有意義了！我認為，很可能就是因為壓舌的刺激，使得心包膜所屬的深前線筋膜張力改變，而影響到心臟的跳動。儘管我目前只遇到蔡女士一位心跳過緩的患者，但她的個案讓我相信，「深前線」絕對是一個關鍵的筋膜系統，而壓舌的潛力，實在不容小覷！

Part

5

實驗，探究人體的智慧

醫師若不從病患身上學習他們的智慧，就不算接受過完整的醫學訓練。

——《在候診室遇見佛陀》保羅．布倫納

Buddha in the Waiting Room: Simple Truths about Health, Illness, and Healing.
Paul Brenner.

做實驗，是許多基層診所醫師，想都別想的一件事。每天診所一開，光是要妥善處理每位患者的問題，精力就被消耗殆盡；尤其在醫糾事件層出不窮的氛圍下，診所醫師們更傾向保守治療，最好是依循醫療指南上的SOP，否則有個萬一就關門大吉。

但偏偏我就是一位不怕找碴的醫師，而且還特別愛找問題。我總是對患者身上千奇百怪的反應感到好奇，不管是他個人的主觀感受，還是我對患者的生理觀察，我都感覺那背後有一套令人崇敬的智慧在運作。

我充分相信，我們人體自癒的智慧，是最厲害的治療。它能將大病化小、小病化無，比藥物和開刀的療效來得全面且徹底。奈何，當今醫學的研發方向，都往更複雜的藥物、更精細的手術開發。面對那足以療癒全身的智慧，卻視而不見，或認為只是一種安慰劑效應，將它打入非科學的冷宮。

我的實驗，就是要去探究這個已經演化幾百萬年的人體療癒智慧。而它，就活生生地表現在每一位患者身上，就看我夠不夠機靈去注意到它，能不能用現有的醫學研究來印證它。

我雖然沒有醫學中心的資源，沒有實驗室設備與人力，但這些都不是問題。因為我認為，最重要的事莫過於自己的「觀察」！與其仰賴儀器的檢測數據，我更在意患者與他的身體說些什麼！畢竟，再怎樣精良高科技的儀器，都無法取代患者的真實感受。比如，當患者喊「痛」，我相信那個痛是真的，就算X光、MRI或各種掃描檢測儀器，都辨識不出那個痛的存在。

唯有透過自己對患者的切身觀察，我才可能發現重要的線索，找到關鍵的問題，來探究人體那令人崇敬的智慧。

一切從觀察開始

我探究的起點，始於一個大家最害臊的症狀：打鼾。很少人願意主動承認，自己睡覺時會發出呼呼鼾聲。檢舉者通常都是自己的枕邊人，他們就如同呼吸二手菸的受害者，無吸菸事實卻承受菸害，獨自忍受轟轟噪音、整夜難眠。

二〇一三年夏天，我診所的助理難掩倦容地告訴我：「林醫師，你可不可以幫我想想辦法？我先生晚上睡覺都會發出好大的噪音！除了恐怖的磨牙聲，還有快讓我耳聾的打鼾聲！我都被吵到沒辦法睡覺，就算搬到隔壁間自己睡也還是聽得到。我好困擾，這樣下去我真的快精神崩潰了……」

聽到助理這樣的訴求，我當時首先想到的解決方式，就是一般牙科都會做的咬合板。但，這種咬合板的用途，只是防止夜間磨牙而已，沒有止鼾的作用。突然，不知哪來的靈感，我腦子突然浮現一幅畫面：旗子被風吹得啪啪作響。

我想像到，我們嘴巴裡所傳出的鼾聲，不就跟這現象一樣嗎？由於打鼾的人十之八九，都是嘴巴開開睡覺。只要他們一吸氣或吐氣，這些氣流就如同「風」一樣，在嘴巴裏頭亂竄，導致嘴巴裏頭的軟組織就像旗子一樣，被風吹來吹去，結果發出吵人的聲音。

因為這個靈感，我假想出一個可能的解決方案：把「風」擋掉！於是，我就在一般咬合板構造的基礎上，多做了一片「擋風板」的牙套設計，想辦法讓風不要在口腔裡頭亂跑，把風屏蔽掉。

試戴後的隔天，我助理一早就驚喜地告訴我：「林醫師，我老公昨晚睡覺真的都沒什麼聲音耶！嘎嘎嘎的磨牙聲不見了，鼾聲雖然還有聽到，但已經變小聲許多了。真是太好了，我昨晚就比較好睡。」

一聽到鼾聲竟然可以變小，我覺得真是太有意思了。因此決定在「擋風板」上繼續加碼，再做一個板子更高的牙套，看看她先生的打鼾會有什麼變化。

試戴後，我助理跟我說，因為高版牙套先生戴了有點不舒服，前幾天口水一直流，戴沒多久就拿掉。但過幾天比較適應後，可以戴整夜時，她發現先生的鼾聲幾乎都不見了！當晚只偶爾冒出來一兩聲。我助理用不敢置信的表情告訴我：「我甚至以為我先生沒呼吸了，還經常起身觀察他是不是還活著。」

當她開心地告訴我這個實驗結果後，沒想到我另外一位助理也靠了過來，說她先生長期以來也都會打鼾，只是因為她聽久習慣了，想說就算了不理他。既然同事先牛有效，她也想讓先生試試。

我同樣做了一款加高的牙套，請這位助理的先生試戴。幾天後，她說先生的鼾聲是有變小一點，但讓她百思不得其解的是，她說先生竟然告訴她：「我覺得鼻子變通了耶！」

原本助理以為是先生的無心之語，開玩笑地轉述給我聽。但當我「聽到他先生有這種反應時，我瞬間充滿無比好奇心：「怎麼會這麼有意思？妳先生真的這麼說喔？快點快點，請他本人來一趟，我要親自問問他。」

她先生一來後，告訴我他長期以來，因為鼻中膈彎曲，鼻子經常都會塞住。前兩年雖然有動過手術，但是鼻塞症狀都不見好轉。他說，配戴牙套這兩、三天，他發現早上起來打噴嚏的次數明顯變少，而且只要一擤出鼻涕後，鼻子就可以吸到空氣。他甚至告訴我，這是他這幾年來頭一次感覺到，鼻子裡有涼涼的空氣在跑。

聽到這裏，我內心有股強烈的直覺，這個反應不能等閒放過！我得好好做些實驗，看這到底是怎麼一回事。幸運的是，我身邊太多、太多人都有鼻子過敏的問題：診所一半助理都有鼻過敏，我兒子也有，親戚、朋友與鄰居算一算，有鼻過敏症狀的人多到清單列不完。我想，這真是太好的一群實驗對象，能讓我就近觀察他們的反應。於是，我鼻過敏的牙套實驗，就這麼出其不意地展開。

什麼？鼻子這樣就通了嗎

在開始這個鼻過敏的牙套實驗時，說實話，我根本不知道這是怎麼一回事，什麼原理與機轉根本沒頭緒。但隨之而來的驚人結果，讓我不得不認真找論文研究，為什麼鼻過敏這樣就會好？

首先是一位經常來讓我看牙的鄰居，她鼻過敏的病史超過二十年，這五、六年來甚至嚴重到每週都要去看耳鼻喉科，每天都要噴通鼻劑，尤其睡覺前一定要噴。如果沒噴藥，她當晚睡覺鼻子就會塞到感覺彷彿要窒息，而且會頭痛不堪整夜難眠。

因為她就住在附近，我請她試戴牙套幾天後，就來告訴我她鼻子感覺如何。結果才隔天，她就興沖沖地跑來我診所，問我那牙套到底是怎麼一回事？她眼神發亮地說：「我昨晚睡覺前，就先戴上牙套看電視，結果電視看呀看地就睡著了。一醒來，發現已經天亮了，可是我昨晚也沒噴鼻噴劑，半夜也沒感覺呼吸困難而醒來，早上也沒怎麼打噴嚏、流鼻涕。我這幾年從來沒有這樣過，那個牙套到底對我鼻子做了什麼事？」

她感覺震撼，我比她更震撼。我根本不知道該怎麼跟她解釋，但她的鼻子就這麼越來越穩定，越來越通。接下來的好幾個月，她都不用再去耳鼻喉科拿藥，也都不用再噴通鼻劑。

同時，我身旁兩位助理，也產生相同的反應。她們從小就鼻過敏，症狀已持續三十多年。其中一位曾割過鼻瘜肉，另一位則長年洗鼻、吃遍益生菌、看中醫吃煎藥、塞鼻條與貼三伏貼，但兩位助理卻還是整日鼻塞，經常打噴嚏、包水餃且眼圈紅癢。我印象很深，在那個禮拜內，我看診時很少再聽到噴嚏聲與「哽、哽」的鼻塞吸氣聲。她們也自覺日間呼吸舒暢不少，晚上戴牙套睡覺時，鼻涕倒流與鼻塞的情況也大幅改善。

怎麼可能這麼巧合！好奇心越來越濃厚的我，更積極觀察身邊其他試戴者的反應。這些試戴者什麼年紀的人都有：小從國小學童，大到七十多歲的長輩。對他們來說，鼻過敏是種完全沒輒的困擾，他們鼻過敏的病史至少持續兩年以上，其中一位王先生甚至長達四十多年。那位王先生告訴我：「我從國小就好像沒用過鼻子呼吸，鼻子長期都是塞的。幾十年來，我什麼鼻子的藥物都用過，不管是吃的、貼的、噴的，甚至找過許多替代療法，但鼻子就是不見起色。無計可施之下，醫生建議我透過游泳或跑步來改善鼻塞，運動當下都會覺得不錯，但只要隔了一陣子，鼻塞過敏又會故態復萌。」

我請這群老中少們每晚配戴牙套睡覺，約定一個月後回診。為了比較客觀地衡量他們的鼻過敏症狀，我引用了一份鼻過敏問卷72，來看看他們配戴牙套前後，問卷分數有何變化。

因為這群人的鼻過敏都已經是長年舊疾，而我又只是單純地讓他們嘴巴裡戴個牙套，沒靠任何藥物或營養品，我想，如果改善的人數能有一半，問卷分數能進步50％，那就很了不起了。結果，真的是跌破我眼鏡！一個月後，竟然有問卷分數進步達90％以上！而且每一個人都有改善，儘管改善的程度大小不一。這讓我不得不認真地看待此事了。

但就在我想深入研究鼻過敏為何變好，思緒還很渾沌疑惑時，一些離奇的現象卻接連出現，搞得我來不及反應。

一堆不相干的症狀，怎麼都會改善？

首先是一位我熟識的患者「柱仔嫂」，她因為這幾年都跟小孫子們同房睡，半夜常會起來巡看、幫孫子們蓋被子，所以真正睡著的時間其實很少，有時甚至覺得整夜都沒睡著。可能長久下來已經習慣睡覺斷斷續續的模式，就算孫子不在身邊，她也非常淺眠。「柱仔嫂」跟我說：「每晚我躺在床上時，感覺身體飄飄的，好像浮在床上，整夜攏睏嘸落眠。」

「柱仔嫂」因為會打鼾，我想說讓她試戴牙套，原本只是希望能幫她改善鼾聲。沒想到，「柱仔嫂」過幾天竟然跑來診所告訴我：「林醫師，你那個牙套乎我足好睏！我這兩三天都照你說的，睡前就把牙套戴上，躺著躺著，就覺得身體好放鬆，不知不覺睡著了。結果醒來，竟然已經天亮了！我已經十幾年，攏嘸一瞑睡到天亮過，這幾天半夜都忘記起來幫孫子蓋被子了。」

因為睡眠品質明顯變好，「柱仔嫂」順便也把她女兒帶了過來。她女兒因為長年氣喘、鼻塞，晚上睡覺呼吸不順，睡眠品質極差。她女兒說：「我睡到半夜都覺得會呼吸困難，每夜腦子都好像在演連續劇一樣，整夜不斷作夢，夢到每早醒來根本像沒睡。」

老實說，我根本不知道「柱仔嫂」身體的反應是在演哪樁戲，但既然她這麼信任我，牙套又非侵入性也無藥物副作用，我便幫她女兒做了副牙套。約莫兩三週過去了，本以為期間都沒消息，她女兒身體應該是沒什麼明顯反應吧。正想要關心時，「柱仔嫂」跟她女兒竟然就出現在我面前。她女兒告訴我：「林醫師真歹勢，我因為擺攤做生意，從早忙到晚，都沒時間來跟你報告。不過，我有很認真戴喔，而且，我覺得我睡眠真的改善好多喔！以前如果整夜作夢的情況是十分，現在作夢的程度降到只剩三、四分耶！」

當我更進一步追問，她有沒有觀察到身體其他不同的反應時，她的回應讓我更驚訝。她說：「我喔，覺得自己鼻子和氣管好像有變好。我現在起床後都不大會打噴嚏，也不會口乾舌燥，而且上週天氣變冷，我氣喘與咳嗽也沒發作。」我問：「難道妳以前只要一變天，呼吸道就會不舒服嗎？」她女兒用納悶的表情回答我：「嗯，我就覺得很奇怪啊，怎麼這次都沒事？以前少說也要咳嗽、鼻塞個幾天，可能這陣子睡得比較好後，身體抵抗力變強了吧。」

我的思慮，就跟「柱仔嫂」女兒的表情一樣，同樣充滿問號。但我直覺，我似乎觸碰到了某種改變身體運作的樞紐。只是我當下還不清楚，它的機制是什麼，影響有多大。

後來，這個改變的效應如雪球般越滾越大。接下來幾位試戴牙套的朋友，讓我發現身體的潛能實在不可思議：有位胸腔科醫師試戴後，發現感冒的症狀很快就消除；有位民宿老闆娘試戴後，持續性的頭痛症狀幾乎消失，而且自覺體力與精神改善七成以上；有位餐廳主管咳嗽連咳了四個月，試戴三、四天後就不咳了；另位進入更年期的家庭主婦，被診斷患有乾燥症，原本每天水杯不離手、得經常點眼藥水，且這四、五年來睡前得吃鎮定劑才能入睡，結果試戴兩、三週後，不僅喝水、點眼藥水的頻率大幅降低，睡眠狀態也越來越穩定到竟然可以停藥，不用依賴鎮定劑也可安然入睡；還有位報社記者，原本容易脹氣、胃酸逆流，皮膚也總是容易過敏，經常冒出紅腫的痘痘，試戴一個多月後，不但很少再吃胃藥，就連臉頰皮膚也變得光滑，氣色明顯煥亮許多！

當我接二連三地，聽到這些身體的變化，而且症狀已經跨越各科別時，要不是他們本人就在我面前親口告訴我，我自己也很難相信，他們身上這些奧妙的療癒事實。

我不斷思索：牙套到底是誤打誤撞做了什麼事，才會讓睡眠多夢、頭痛、鼻過敏、咳嗽、氣喘、口乾、感冒、脹氣胃酸、皮膚過敏等症狀，都有所好轉？想來想去，牙套不過就是把嘴巴的「風」擋掉，讓呼吸氣流不要經由嘴巴。這麼一來，最可能的線索，就是「口呼吸」了吧。

口呼吸VS.鼻呼吸

我想，所有的研發者都可能有這樣的體會：當你用心想要探究一件事時，那件事的可能答案就會出現在你身旁，待你去判斷它是否為真。當我在思考呼吸從嘴巴與鼻子的差別時，多麼湊巧，就讓我看到幾本日本醫師探討「口呼吸」的書籍，[73]而且剛好在前幾年被翻譯到台灣。

這幾本書最先吸引我目光的是，書中提到的病例，絕大多數竟然都與我身旁那些親友的遭遇一樣！如打鼾、鼻過敏、氣喘、異位性皮膚炎、淺眠、腸胃不適、免疫失調等病症。這讓我更篤定，自己所經歷的臨床觀察，既非特例也非巧合！儘管每本書提出的解釋理論不同，但這些日本醫師們都槍口一致，認為口呼吸是萬病之源，全身從頭到腳各種疾病，都可追溯到口呼吸此違反自然法則的錯誤習慣。因此，這些日本醫師治病的重點，就是矯正口呼吸。

為了檢驗這些日本醫師的說法，並深化自己對口呼吸的理解，我廣泛檢索相關的醫學論文與專著，結果竟然讓我查到，一百多年前第一本探討口呼吸弊病的外文書籍。[74]

這本書讓我感觸最深的是，作者不是位醫師，而是位很會用自己眼睛觀察的「畫家」！他深入印第安部落生活，細心地發現他們有一種習俗，讓印第安人竟然活得比當時的都市人更健康、長壽！這個習俗，就是一個很簡單的自然法則：呼吸只用鼻子，杜絕口呼吸。

另外我也查到，近十幾年已經有多篇國際期刊論文，發表了口呼吸對身體各部位的傷害。這些研究經由科學方法印證，口呼吸會削弱呼吸機能、改變顏面與口腔結構、促使大腦神經過度活躍、引發消化與免疫系統失調等，而這些傷害，都與我在臨床上觀察到的種種症狀不謀而合！換言之，現代醫學也已證實，口呼吸的確會造成全身性疾病，這不再只是憑觀察臆測。

做了這些功課後，我終於瞭解牙套所產生的效果，在於誤打誤撞促成了一件事：逼鼻子呼吸。由於牙套的擋風板逼呼吸氣流只能從鼻腔跑，讓空氣從正確的器官進出，防止空氣從嘴巴進入消化道。這麼自然、簡單的原理，就能讓疾病不藥而癒，這真是顛覆一般各科醫師的藥物治療！

當時，我真覺得自己找到了一把鑰匙，可以解答那些症狀看似不相關、原理卻一貫而通的療癒事實。然而，這卻只是解謎的第一道門。後來出現的一些難題，讓我不得不再繼續往問題深處挖，思考口呼吸底下更關鍵的因素。

多吸氣VS.少吸氣

日本醫師們認為，只要解決口呼吸的問題，身體各種難以處理的疾病，都有可能改善。我原本也以為，答案就是這個。但隨之而來的一些棘手個案，讓我越來越覺得，這背後還有蹊蹺。

迫使我再深入調查的，是十幾位讓我束手無策的打鼾與睡眠呼吸中止症者。這群朋友們配合度相當高，他們每晚都相當認真地戴牙套，嘴巴也貼上膠帶。但就算徹底防堵口呼吸，他們仍跟我反應，打鼾聲還是非常大，或是仍有半夜呼吸不順猝醒、睡不安穩的問題。

「怎麼可能？膠帶都把嘴巴封得那麼密了，牙套的擋風板也加到最高極限了，鼾聲為什麼還是降不下來？怎麼還是睡不好？」這問題實在讓我納悶不已。

我心想：「如果口呼吸無法完全解決問題，就代表我還沒找到真正的答案。」儘管自己好不容易花了一段時間研究口呼吸，但我當下還是決定放下這一切看法，另尋新解。因為我相信，這樣的追尋，終究會讓我更趨近問題的真相。我該做的，就是拋開成見重新觀察。

哪裏有問題，就往哪裏栽。所以我第一個觀察的重點，還是鼾聲。之前，我最常聽聞的情況是：「林醫師，我老婆說我戴牙套後，還是會打鼾耶！不過，以前鼾聲都直接從嘴巴冒出來，現在卻從鼻子。你知道該怎麼降鼻鼾聲嗎？」

「從口鼾轉向鼻鼾啊？」我腦子馬上浮現鼾聲轉變的路徑圖。但，我對這變化並不感到意外。畢竟風本來是往嘴巴跑，現在嘴巴都被完全封住了，風當然往鼻子跑，結果就免不了傳出鼻鼾聲。突然，我意識到一個關鍵問題：「之前都只顧改變風向，卻沒考慮到風量。對喔，如果風還是很大，不管它往哪邊吹，結果還是會啪啪響。」

一注意到「風量」這個問題後，我開始認真觀察打鼾者的呼吸特徵。我發現，那些做好防堵口呼吸但仍會打鼾的人，有一個共通的現象：呼吸量很大！我仔細觀察他們的呼吸方式，他們要不胸腹腔起伏很大，要不就會傳出很重的呼吸聲，甚至下意識地常出現深吸氣、嘆大氣等動作。

當我依循「呼吸量」這條線索去查數據，卻得到相當慘澹的結果。幾乎所有打鼾與睡眠呼吸中止的研究，都沒有關於「呼吸量」的檢測。目前的睡眠檢查，要不就是測呼吸中止停幾次，要不就是測腦波或肢體動作，究竟這人的呼吸量多大，根本不在檢查項目裡。

如果沒數據，那我就自己調查。為此，我找遍國內外各種可以檢測呼吸量的儀器，發現幾乎沒有公司開發，最終才找到一間加拿大公司，購買了穿戴式的呼吸檢測裝置。我馬上請那些打鼾聲大的朋友，晚上睡覺時皆穿上裝置檢測，連續測量幾天後，結果發現：他們晚上的呼吸量，每分鐘平均高達二十公升以上！相較於一般成人每分鐘六公升的呼吸量，他們的呼吸量已經高出三、四倍。

在此之前，我跟一般睡眠醫學的觀念一樣，認為打鼾與睡眠呼吸中止是因為呼吸不足，有缺氧的危險，因此要盡可能地多做深呼吸補足氧氣，夜間就不會因為身體缺氧而呼吸失調。但看到那些數據，我直覺地意識到一個問題：如果呼吸量這麼大，怎麼可能還會缺氧呢？這實在是太矛盾了。

為了釐清呼吸量多少就夠，我們到底會不會缺氧的問題，我大量查閱呼吸生理學的基礎研究。越查，我就越發現「缺氧」疑點重重！不管是大從全身、肺部甚至小到細胞內外的呼吸代謝，研究數據都顯示，我們吸入的氧氣絕對夠用！以呼吸量來說，只要我們身體每分鐘吸進一千二百五十c.c.的空氣量，其中的氧氣就足夠全身行正常代謝。

看到這些基礎研究，我念頭一轉：「如果問題不是出在呼吸量不夠，而是呼吸量與氧氣太多呢？」當我把這個想法，告訴我身邊的助理與朋友時，大家都用荒謬的眼神看我，認為我在胡說八道。但我就有股強烈的直覺，這絕對是關鍵的問題所在！只是我還無法把手邊的線索拼湊起來，還沒找到那把直通問題核心的鑰匙。

那陣子，我經常隨意翻閱坊間探討氧氣的書。有天我讀到一段研究，其中寫到：「人體自由基的最大來源，是氧氣。」這句話一映入我眼簾時，我瞬間茅塞頓悟，所有的思緒終於理出一個清晰的觀點：我們是因為氧太多而生病，不是缺氧！

研究自由基的人都知道，自由基是造成人體老化、疾病甚至罹癌的肇因。甚至已經有許多醫學研究論文指出，目前85%以上的疾病，都是因為自由基的侵害。如果人體內自由基的主要來源，是我們呼吸攝入的氧氣，那我們怎麼還在拼命地補氧、認真地大量深吸氣？這不是在自掘墳墓，讓身體承受更大的氧化傷害嗎？

因為那一句話，我的立場徹底從缺氧轉變成氧過多，並地毯式地搜索所有與「氧化傷害」與「氧毒」相關的研究。沒想到，短短幾個星期，我就找到了一大堆證明氧氣有毒、氧氣不能吸太多、過度呼吸會形成大量氧自由基、氧自由基會導致全身性慢性與重大疾病等等的學術論文與專書。這讓我心頭一震：「氧氣太多，竟然會對身體產生這麼大的傷害，甚至比口呼吸更廣泛到全身各組織器官、更深入到每一個細胞內外。原來口呼吸只是個表象，口呼吸所吸進的過多氧氣，才是真正的元兇。」

這些氧化傷害的研究讓我認清，之前口呼吸原理的破綻，就是沒有考慮到「呼吸量」的問題！如果只是改變用鼻呼吸，但呼吸量還是過大的話，除了鼾聲降不下來之外，還會衍生許多「過度呼吸」的症狀：如頭痛、暈眩、焦慮、恐慌、胸痛、心悸、睡眠障礙、易疲勞、虛弱、反胃噁心等。而這些問題，都是先前我未能從口呼吸完全改善的症狀。

於是，我從原本跟隨「補氧」的觀念，顛覆性地轉變成「減量呼吸」。我不但反向揣摩如何讓呼吸少一點、慢一點，更實驗晚上配戴面罩睡覺，屏蔽過量的呼吸氣流。當我請那些打鼾與睡眠呼吸中止難以改善的朋友，將牙套搭配減量呼吸策略執行後，他們的症狀竟然有前所未見的提升。

首先是鼾聲很難控制的問題。當我請他們日間就控制自己的吸氣量，睡前至少花個半小時躺著練習減量呼吸，他們的鼾聲竟然都明顯下降，甚至連鼻鼾聲都不見了！而原本再牙套再怎麼加高，也還是會睡到一半猝醒的情況，竟然也變得整晚呼吸平順、一夜到天亮。

除了打鼾與睡眠呼吸中止明顯好轉外，我發現減量呼吸還達到更多始料未及的功效。包括緩解身體發炎症狀、不明疼痛、空間幽閉恐懼症、耳鳴腦鳴、暈眩等感知異常的問題，甚至讓患者體重減輕好幾公斤。而這些改善，其實都是伴隨著降低氧化傷害而來的自癒結果。

為了檢驗自己這樣的醫療觀念，是否有人已經提出或實行，我開始往「減量呼吸」、「低氧」的方向查資料。結果發現，早在一九五〇年代時，俄羅斯就有一位菩提格（Buteyko）醫師提倡減量呼吸，至今他的治療方法，甚至已經蔚為一個「菩提格學派」，在世界多國得到認可而納入醫療保險制度。[75]除此之外，我更查到許多國際期刊論文，證實「低氧」讓細胞更有活性、身體修復力更強，並已將「低氧」納入到臨床手術，保護身體避免氧化傷害。尤其一堆關於「高山低氧環境」的研究，更直指一個關鍵的事實：氧氣較少，人體肥胖、罹患疾病與癌症的機率較低，壽命更長更健康。

這些研究，讓我走出「缺氧」的迷思，也讓我解開「口呼吸」所未能解釋之謎，看清過量呼吸與氧氣過多，才是對人體傷害至深的真相，也是療癒身體的首要防治任務。

牙科「咬合」的難解之謎

「咬合」對一般人來說，可能就只是上、下牙齒咬起來的感覺：是不是太高、沒咬到或咬起來感覺彆扭？你也許認為，這種差一點點的「感覺」，就像芝麻綠豆般的小事，忍一忍就過去了。殊不知，這種咬起來怪怪的問題，竟然會讓你生病，而且影響遍及全身。

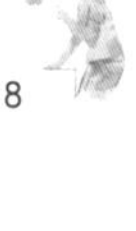

我開始對「咬合」有另類觀察與思考，是我出來開業看診時。那時我接觸到不少患者，他們的咬合相當理想，就像做完齒顎矯正那般完美。但，患者們就是覺得不對勁，而且身體陸續出現一些症狀：如牙齦易發炎、頭痛、三叉神經痛、顳顎關節痛、肩膀僵硬、頸椎痠痛、背痛、腰痛、手腳痠麻、易疲勞、易焦慮緊張、腸胃消化不良、容易過敏等。

說實話，那時我根本不知道「咬合」跟這些症狀有關係。以前在校時，老師教的咬合主要就是顧好牙齒咬的「位置」，如牙齒前後有沒有彼此干擾到、上下顎的接觸穩不穩定、左右側咬起來有沒有平衡。但，就算把牙齒調整到一個理想的咬合位置，如同兩個齒輪完美契合般，患者還是喊痛。

我知道患者是真的痛，不是他的心理作用。於是，我做了一個大膽之舉：把他牙齒咬起來喊痛的接觸點，磨掉、削掉一點高度，讓他那個痛點不要咬到。儘管這破壞了理想的咬合結構，但，患者好幾個月的痛，就在幾分鐘之內消失了。而在這之前，他已經跑遍十幾間牙醫診所治療牙痛。

這個變化，突然讓我意識到一件事：也許，影響的關鍵並不是咬「合」，而是咬「力」。

咬力：隱不可見的創傷

一般人很難想像，我們全身肌肉施力最大的部位，竟然是嘴巴！我們咀嚼食物時，平均力道就可達二、三十公斤，但這還不是咬力最驚人的時刻。咬力展現它最強力道時，是夜晚你睡得不省人事之時！此時睡著的你，因為無自主意識幫身體節制，竟然可以咬出上百斤的力量！這比你白天使勁全力緊咬產生的力量，能大上十倍之多。

你可以想像，如果這麼大的力道，整夜長時間地衝擊在你的牙齒上時，你的身體會產生什麼問題嗎？就口腔來說，我注意到咬力最常見的傷害，就是牙周病。絕大多數的牙醫師都認為，牙周病的主要肇因是口腔細菌，但我卻有不同的觀察。因為，就算我竭盡心力地幫患者去除牙結石、牙菌斑等感染源，甚至開刀補上骨粉與再生膜，患者也已經非常勤奮認真地清潔牙齒，牙齦發炎的狀況還是控制不了，牙周組織的狀況還是很糟。

明明患者口腔這麼乾淨，為什麼牙齦還是一直發炎？於是，我發現我們錯怪了口腔細菌。真正的元兇，其實是夜間威猛的咬力。

我們的牙齒就像一棵棵的小樹。過強的咬力對牙齒來說，就像不斷在搖晃拉扯樹根，導致牙齒的根部跟牙齦縫隙越來越大，牙齦也容易產生創傷。如果此時不想辦法屏蔽掉咬力，口腔細菌就會趁機而入，讓牙齦發炎的情況更加惡化。因此，與其想方設法要將口腔細菌趕盡殺絕（但口內細菌是不可能殺光的），應該去處理咬力的問題，讓牙根與牙齦穩定下來。

所以，我牙周病的治療重點，就是不要讓咬力傷害牙齒，從調整咬合下手。在我的牙周病治療計畫裡，我甚至沒有去糾正患者的刷牙習慣，也沒有叮嚀他們要認真清潔牙齒。反而，我治療牙周病的成功率大幅提升。不僅療程更短、復發機率微乎其微，就連看似留不住的牙齒（牙根周遭的骨頭高度僅剩三分之一），也能因此穩定下來。這讓我更加確信，造成牙周病的主要肇因並非是細菌問題，更關鍵的影響，是那看不見的咬力。

刺激到的，究竟是什麼？

咬力太強，會傷及牙齦；但若運力得當，卻可療癒疾病！這之間的差異，就是力量的分配得靈活調整，創造一種動態平衡。

啟發我這個認知，是我的牙科患者。首先是一位阿嬤，她來給我補蛀牙。她走路不穩，膝蓋已經多年無法靈活彎曲。我幫阿嬤補蛀牙時，不過就是增加了點咬合高度。結果補完牙隔日，阿嬤又來了趟診所，她問我：「醫生，你是給我吃了什麼藥？怎麼我的膝蓋變得可以彎，什麼藥這麼好用？」說完，她就在我面前蹲了幾下給我看。

另一位是牙周病的患者，長年腰椎不好。當他牙周病的療程進行到中途時，他竟然告訴我：「醫師，最近我的腰痛好了耶！」

調整咬合，為什麼會影響到膝蓋跟腰？我隱約覺得，咬合似乎動到了身體某個系統。當我開始搜尋咬合的研究，我看到日本早有牙醫師透過改變咬合，治療口腔之外的疾病，包括頭痛、腰痠背痛、關節炎、手腳麻痺冰冷、異位性皮膚炎、腹脹、頻尿、生理痛、肥胖、焦躁、憂鬱、失智……幾乎涵蓋全身各種毛病，甚至涉及免疫疾病與神經情緒。

日本牙醫師用「齒臟」的理論解釋這些成效，但我不認為單憑牙齒足以影響這麼多事情，畢竟，有人沒牙身體也沒事，牙齒完美的人卻可能病況百出。

但是，我無法忽視，書中那些個案的成效。究竟是什麼原理？我靈光一閃，想到了中醫的「經絡穴道」。經絡這回事，遍及全身。諸如筋骨痠痛、神經痛、內科、風濕免疫、自律神經失調等毛病，都與經絡氣血不通有關。巧的是，近十幾年西醫提出的「筋膜」系統，與中醫的「經絡」系統高度重疊，認為「筋膜」系統扮演調解身體免疫的重要角色。

當我從「經絡」延伸到「筋膜」，鑽入「筋膜」的世界後，我赫然發現，這真是人體一個奇妙無比的運作系統！在所有研究中，Thomas W. Myers 的《解剖列車》（Anatomy Trains），是啟發我最大的一本書。我非常佩服這位學者，他對筋膜的觀察與觀念，跳脫既有物理治療的認知框架，他讓我找到解釋咬合、咬力為何影響全身的答案，使我豁然開朗。

我認為 Myers 提出幾個開創性的觀念：

- 筋膜應從廣義來看，凡體內與膠原蛋白特性有關的，都可看作是筋膜系統。
- 筋膜從胚胎階段，就與細胞的生長無可分割，包覆影響每一顆細胞。
- 筋膜遍及全身，它是一套立體的力學網絡，一方受力、全身連動。
- 筋膜阻塞失衡，就會疼痛生病，扭轉的方式，就是施力使筋膜恢復動態平衡。

我認為，調整咬合刺激到的，不是牙齒對應的神經，而是筋膜！當咬合高度改變，牙齒一咬下去，這個咬力，就會使全身筋膜網重新調整，結果產生臨床上那些看似不相關、但其實本質相連的治療成效。

故意「咬」一邊：咬紗棉的實驗

因此，我又開始實驗，想觀察咬力對筋膜的影響，究竟能改變哪些事。日本牙醫師的作法，是先讓患者咬紗布，觀察左右身的平衡，然後做固定式的假牙改變咬合高度。一開始，我也依循著他們咬紗布的作法。我有一位朋友，他又高又瘦、頸椎腰椎不好，有脊椎側彎的情況，因此是我實驗的最佳人選。

我將紗布摺成一疊厚度，請他放在嘴巴單側持續咬看看。沒想到，就在那短短一分鐘之內，他馬上覺得肩背的筋有被拉到的感覺！我目瞪口呆地看著他，覺得這反應實在太有意思了。

於是，我開始構想能夠放在嘴巴持續咬的東西，來替代紗布。我並不考慮日本醫師做固定假牙的方法，而是想要設計一種活動式的咬具。靈光一現，我想到把牙套分成兩半，既耐咬、可輪流換，又可隨意拿上拿下。覺得，這種「輪流咬一邊」的作法，或許可以創造一種動態平衡，就像蹺蹺板一樣，讓左右身調回平衡。

另一場實驗又開始了。我把身邊一票有筋骨痠痛問題的人全找過來，包括我自己。

我想不少牙醫師跟我一樣，都有痠痛的職業病，如肩膀、手臂特別容易痠疼麻痺，有些人甚至上到頸脊下到坐骨神經都會疼痛。這是因為牙醫師的工作姿態很不符合人體工學，得長時間維持在上身前弓、肩臂撐開的緊繃狀態。由於累積了將近二十年的肩臂壓力，這幾年我肩膀的疼痛越來越劇烈，整條手臂到指尖也經常覺得痠麻。以前一下診時，我都會用舒壓木器自己按壓疼痛的部位，但清楚這不過是緩兵之計。繼續看診後，我的肩臂還是會痠痛麻。

另外就是我的助理群。我有位助理生產時傷到腰部，導致產後腰椎特別疼痛。此疼痛持續至今約莫兩年，每當入睡後，她的腰就彷彿像被針刺到般產生劇烈疼痛，早上醒來時也是如此。另有位助理是腰痛無法久站或久坐，雙手若維持在同樣動作幾分鐘，整條手臂就會開始痠麻。還有位助理則是因為習慣用左手食指抽病例，久而久之就演變成板機指，手指關節一彎便卡住、一動就疼痛。

其他還有一群朋友：每晚腳抽筋的餐廳主管、頸腰椎痛的校長、晨僵症的物流管理員、網球肘的花農、坐骨神經痛的農夫、投手肩的專利師、肩頸緊繃痠痛的美髮師……等等。

我請大家每次只咬一邊牙套，日間活動時可咬，晚上睡覺時也咬。持續咬個幾天後，再跟我回報疼痛感有何變化。

改變的速度，出乎我意料之外。首先是我自己的感受。由於我左肩臂痠痛麻，所以我就先戴右牙套。當我咬了一整天後，一個特殊的感受發生了！我左臂痠麻的感覺竟然慢慢消退，左肩的痛也比較不那麼劇烈。之後當我再持續咬下去，我左肩痛的症狀就完全消失，沒有什麼不適的感受。這種身體的反應讓我非常震撼。

由於無法避免看診工作姿態的傷害，所以接下來幾天，我肩臂還是會偶而疼痛痠麻。但只要我一咬牙套，這種症狀就會改善。就算我做大組固定假牙這種耗時長的治療，我不僅動作感覺更輕鬆之外，右肩臂也比較不常抗議，不會下診時覺得右肩臂快癱掉。

我原本以為可能是自己對身體比較敏感，比較快有感覺。但沒想到，有人隔天就告訴我身體變得輕鬆，有人隔了幾天告訴我痛不見了，有人則覺得勞動、運動時身體更靈活，比較不會累。約莫在兩個禮拜內，所有試驗的助理與朋友們，身體的痠痛感都明顯改善。

這麼高的改善率，讓我更投入筋膜的研究，想深入瞭解「力量」對身體的影響。結果，臨床上的一個案例，讓我看到咬力刺激筋膜，竟然可以影響癌症患者。

施力刺激筋膜，扭轉細胞命運

當我開始研究力與筋膜的關係後，我注意到歐美「細胞力學」的研究，讓我對「力量」的影響更加重視。以哈佛大學教授 Donald Ingber 為例，他投入三十多年的時間，研究「力」如何影響細胞的行為。他得出一個結論：「我們不需要改變基因，只要對細胞外形施力推拉，就能決定細胞要長成腦組織、肌肉或是致命腫瘤。」

真的嗎？只靠「力」的影響，真的可以決定細胞的功能？甚至影響細胞的癌變？

我並不是細胞生物學家，也無法進行這方面的實驗。但我卻從一位癌症患者的身體，觀察到這個理論真實性。

接觸這位患者時，他已經是口腔癌末期。當時他右臉頰傷口潰爛，露了一個大洞，口腔軟組織也纖維化，嘴巴只能開一條小縫。由於傷口不斷流出化膿的組織液，看診時我都會聞到一股口臭味。

為了讓他嘴巴能開，活化臉頰肌肉，我做了牙套讓他持續咬一咬，目的只是希望能幫他撐開口顎，復健咀嚼機能。兩、三周後他回診時，我對他口腔的情況大吃一驚。我第一個最訝異的發現，是他的口臭味不見了！之後他告訴我，每當他咬一咬牙套後，他的傷口就比較不會化膿，比較不會滲出組織液。讓我更驚訝的是，他子女告訴我，前幾天爸爸做檢查的報告數據，是他好幾個月以來最好的一次。而且這陣子爸爸精神也變好，甚至可以騎腳踏車載著孫女去公園玩。

儘管這位口腔癌患者，並未繼續再來我這邊看診，但他這一段身體的變化：如傷口較少流膿、口臭消失、身體指數進步、精神變好，我認為是筋膜活化、身體免疫機能提升的象徵。或許在不久的將來，力、筋膜與細胞免疫的研究，將能為癌症治療指出一條新方向。

擾動的舌頭，發現深前線

研究筋膜的過程，最戲劇性的發現，可說是舌頭。牙科的臨床診療裡，我經常會遇到，舌頭特別容易擾動、無法控制，或是舌頭異常敏感、口鏡一壓舌頭就想吐的患者。當我一問這些患者身體有沒有哪裡不舒服時，他們要不就反應自己睡不好、有筋骨痠痛或不明疼痛的問題，要不就提到自己腸胃不好，有免疫科或神經內科方面的問題。

每次問，每次賓果。甚至問到有患者覺得，我怎麼那麼懂他身體一堆症狀，懷疑我會算命。

就是這種高到驚人的巧合性，讓我覺得舌頭一定有什麼祕密。但當我翻遍所有醫學教科書，甚至連中醫的都翻了，卻還是查不到什麼關鍵的線索，多半只是一些舌頭的生理解剖圖，或是教人怎麼辨識舌苔顏色或肥厚度。

直到我從患者身上的症狀，一樣樣來查閱相關論文後，才逐漸拼湊出一個前所未知的「舌頭」。

因此發現，只要掌握好舌頭，就可以同時處理呼吸與筋膜兩大系統，畢其功於一「舌」。

以呼吸來說，原來舌頭的活動，與呼吸中樞、橫膈膜是連動的，並負責維持上呼吸道的通暢。爾後，當我又看到 Myers 書中，列出一幅「深前線」的解剖圖：舌頭與氣管、肺臟、心臟、橫膈膜是一脈相連時，我突然茅塞頓開，原來舌頭位居「深前線」的前端，與筋膜狀態息息相關。

這就難怪，有呼吸障礙或是筋膜失調的人，舌頭都有異狀。當我發現舌頭這個大秘密後，我治療呼吸與筋膜的重點，就鎖定舌頭。於是，我開始一連串舌頭的實驗，諸如設計不同壓舌高度的牙套，試驗各種出力頂舌的方法，甚至研發一個按摩球，從下巴處頂壓舌底肌肉等。每一階段的試驗，都讓我看到身體令人驚訝的反應：如鼻塞變通、鼾聲與呼吸中止改善、顳顎關節不痛了、心悸與胸悶感消失、腸胃道變好、大腿筋變鬆、髖關節痛改善、足底筋膜炎不痛了、肢體協調感變好……等等。

這時，我自己也有個親身體驗，讓我更確信 Myers 對深前線的看法是對。Myers 認為，深前線的失衡會轉移到表淺層，導致表淺層筋膜與骨骼受損，出現關節與周遭組織退化的現象。之前我成天咬下顎牙套時，長年來左臂痠痛的症狀的確消失，但麻的感覺卻還是會出現。當我因為實驗壓舌的效果，自己做了一版超高的牙套。戴了幾天後，竟然，那個麻意就不見了！這個麻的改變，讓我體會到深前線對肢體的影響，了解肢體痠痛症狀其實是深前線失調發生在先，更重視深前線的調理。

這些臨床反應，與我在筋膜和呼吸方面看到的理論研究，彼此不謀而合。我相信，舌頭還有一些機制，是我還沒去理解與掌握的。或許，我又會再發現什麼新方法，來更有效率地訓練舌頭、透過舌頭影響身體其他部位。

這段探究人體的旅程，讓我放下自己一般所熟悉的知識，甚至奉為圭臬的許多規則與觀念。有時，我甚至必須打臉自己之前已經建立的說法，重新思考，重新理解。

為此，我由衷感謝每一位信任我的患者們。他們隨同我迂迴地嘗試可能的方法，靜觀身體的反應；大家途中經歷的各種辛苦與考驗，每一段，至今仍歷歷在目。我或許讓患者抱怨、讓醫療專業人士質疑，但我不願放棄，找尋更有效解決問題的方向與方法。因為我知道，在那刺點裡，很可能就是療癒的亮點。

這本書裡所提的理論與方法，都是我面對每一位患者身體疑難雜症，膽大但認真思索的體悟。這，不是答案的終點，而是重新理解問題的開端。我多麼希望，有更多跟我一樣不甘束手無策的人，能投入我所發現的醫療方向，研發並檢證各種可能的自癒法則。在揭露身體真相之前，我不會退卻，任何眼睛觀察與付諸實驗的機會。

人體探究的旅程，好奇無盡。

James H. Austin, *Zen and the Brain: Toward an understanding of meditation and conciousness* (MIT Press, 1999)
邱豔芬，〈長吐氣呼吸法對肺葉切除術後病人心肺功能之效果〉，《臺灣醫學》（2001 年第 5 期）頁 516-522。

70 Harshada Rajadhyaksha, "The Winning Breath." *Prakruti* 2012 July 29: http://prakrutihealth.com/v2/blogs/?p=106

71 Jordi Martinez-Gomis, et al., "Five Years of Sleep Apnea Treatment with a Mandibular Advancement Device: Side Effects and Technical Complications." *Angle Orthodontist* 2010; 80(1): 30-36.
Hiroshi Ueda, et al., "Short-Term Change in Occlusal Function after Using Mandibular Advancement Appliance for Snoring: A Pilot Study." *Sleep Disorders* 2012: 1-7.
M. H. J. Doff, et al., "Long-term oral appliance therapy in obstructive sleep apnea syndrome: a controlled study on dental side effects." *Clin Oral Invest* 2013; 17: 475-482.

72 簡易鼻結膜炎生活品質調查問卷 Mini Rhinoconjunctivitis Quality of Life Questionnaire (mini RQLQ)

73 今井一彰《呼吸力體操》(世茂：2010)
西原克成《呼吸力》(臉譜：2010)
臼井篤伸《口罩博士的免疫力革命》(平安文化：2009)

74 George Catlin, *Shut Your Mouth and Save Your Life* (Health Publishing, 1870)

75 Rosalba Courtney, "Strengths, Weaknesses, and Possibilities of the Buteyko Breathing Method." *Biofeedback* 2008; 36(2): 59-63

64 Thomas W. Myers《解剖列車：針對徒手及動作治療師的肌筋膜筋線》（台灣愛思唯爾：2016）

65 McSharry D, et al., "Genioglossus fatigue in obstructive sleep apnea." *Respir Physiol Neurobiol*. 2012; 15; 183(2):59-66.
Wang W, Kang J, Kong D. "The central motor conductivity of genioglossus in obstructive sleep apnoea. " *Respirology*. 2010; 15(8): 1209-14.
Sauerland EK, Harper RM. "The human tongue during sleep: electromyographic activity of the genioglossus muscle." *Exp Neurol*. 1976; 51(1): 160-70.

66 Nicholas Wirtz, et al., "Genioglossus advancement for obstructive sleep apnea." *Operative Techniques in Otolaryngology-Head and Neck Surgery* 2015; 26(4): 193–196.
Kezirian EJ, et al., "Hypoglossal nerve stimulation improves obstructive sleep apnea: 12-month outcomes." *J Sleep Res*. 2014; 23(1): 77-83.
Shinagawa H, et al., "Effect of oral appliances on genioglossus muscle tonicity seen with diffusion tensor imaging: a pilot study." *Oral Surg Oral Med Oral Pathol Oral Radiol Endod*. 2009; 107(3): e57-63.
Randerath WJ, et al., "Tongue-muscle training by intraoral electrical neurostimulation in patients with obstructive sleep apnea." *Sleep* 2004; 15; 27(2): 254-9.

67 Charles Moorein, "Increased R&D Focus on PoNS Neuromodulation Therapy Device for People with MS; Other Neurological Conditions." *Multiple Sclerosis News*, June 19, 2014, https://goo.gl/YAX8sl.

68 Ann Grauvogl, "Healing the Brain Through the Tongue." *University of Wisconsin Foundation*, March 2, 2010, https://goo.gl/vD3QiJ.
Peter Weiss, "The Seeing Tongue: in-the-mouth electrodes give blind people a feel for vision." *Science News*, Sept. 1, 2001, http://www.sciencenews.org/20010901/bob14.asp.

69 L.M. Silva, et al, "Movement of diaphragm before and after use of prolonged slow expiration technique in healthy infants: a pilot study." *Am J Respir Crit Care Med* 2014; 189: A3238.
Yoon TL, et al., "Slow expiration reduces sternocleidomastoid activity and increase transversus abdominis and internal oblique muscle activity during abdominal curl-up." *J Electromyogr Kinesiol* 2014; 24(2): 228-32.
Martins JA, et al., "Effect of slow expiration with glottis opened in lateral posture on mucus clearance in stable patients with chronic bronchitis." *Respiratory Care* 2012; 57(3): 420-426.
Grossman E, et al, "Breathing-control lowers blood pressure." *J Hum Hypertens* 2001; 15: 263-269.
James H. Lake, et al., *Breathing, Complementary and Alternative Treatments in Mental Health Care* (Amer Psychiatric Pub, 2006)

59 Haase K, Pelling AE, "Investigating cell mechanics with atomic force microscopy." *Interface*. 2015; 12(104):20140970.
Blanchoin L, et al., "Actin dynamics, architecture, and mechanics in cell motility." *Physiol Rev*. 2014; 94(1):235-63.
Pritchard RH, et al., "Mechanics of biological networks: from the cell cytoskeleton to connective tissue." *Soft Matter*. 2014; 10(12): 1864-84.
Frans CS Ramaekers, Fred T Bosman, "The cytoskeleton and disease." *Journal of Pathology*. 2004(204): 351-354.

60 Mao X, Gavara N, Song G. "Nuclear Mechanics and Stem Cell Differentiation." *Stem Cell Rev*. 2015; 11(6): 804-12.
Murphy WL, et al., "Materials as stem cell regulators." *Nat Mater*. 2014; 13(6): 547-57.
Sun Y, et al., "Mechanics regulates fate decisions of human embryonic stem cells." *PLoS One*. 2012; 7(5): e37178.
Adamo L, García-Cardeña G. "Directed stem cell differentiation by fluid mechanical forces." *Antioxid Redox Signal*. 2011; 15(5): 1463-73.
Knothe Tate ML, et al., "Mechanical modulation of osteochondroprogenitor cell fate." *Int J Biochem Cell Biol*. 2008; 40(12): 2720-38.
Titushkin I, Cho M. "Modulation of cellular mechanics during osteogenic differentiation of human mesenchymal stem cells." *Biophys J*. 2007; 93(10): 3693-702.

61 Donald E. Ingber, et al., "Mechanobiology and Developmental Control." *Annual Review of Cell and Developmental Biology*. 2013(29): 27-61.

62 Andrew MS Wong. "Why do cells stretch? Cyclic stretching helps soft tissues spread and grow. " *Mechanobiology Institute, National University of Singapore*. 23 Febraury 2015.
Cui, Y., et al., "Cyclic stretching of soft substrates induces spreading and growth." *Nat Commun*, 2015; 6: 6333.

63 村津醫師提出的「齒臟」理論，他認為牙齒是一種與中樞神經系統連結的「器官」。如果牙齒出狀況，中樞神經系統與身體各項機能就會失衡，而產生各種不明怪病與身體不適症狀。根據此連結角色，「齒臟」理論更進一步發展出每一顆牙齒如何對應到全身器官。然而就我診治牙齒的臨床觀察，我認為牙齒並未具備如此敏感且足以影響全身器官的感應作用。我經常為了消除過強的咬力，而將牙齒高度削去不少，如果牙齒是連結全身的感應器，那被我調整過咬合的患者應該身體會出狀況，但目前並未有此現象。另外，許多缺牙的人，也不會因為缺乏牙齒的感應而身體出現問題。我認為「齒臟」理論的問題在於，牙齒與神經系統和器官的對應並非絕對，咬合要調整的標準也因人而異且因時制宜。在只是現象相關且條件變異大的情形下，認為牙齒具備影響全身機能的感應機制，此因果推論並不符合臨床症狀。

48 Coffee JC. "Is chronic hyperventilation syndrome a risk factor for sleep apnea?" *Journal of Bodywork and Movement Therapies* 2006; Part 1, 2: 134-174.
Moldovanou I and Tcheban, "Hyperventilation-apnea syndrome: a new clinical entity?" *Biological Psychology* 1995; 41(1):93.

49 Tess Graham, *Relief from Snoring and Sleep Apnoea: A step-by-step guide to restful sleep and better health through changing the way you breathe* (Createspace Independent, 2014)

50 Stefan K. Hetz, Timonthy J. Bradley, "Insects breathe discontinuously to avoid oxygen toxicity." *Nature* 2005; 433(3): 516-519.
Timothy J. Bradley, "Discontinuous ventilation in insects: protecting tissues from O2." *Respiratory Physiology & Neurobiology* 2006; 154: 30-36.

51 Johnston TP, et al., "Behavioral hyperventilation and central sleep apnea in two children." *Journal of Clinical Sleep Medicine* 2015; 11(4): 487-489
Pevernagie D, et al., "Behavioral hyperventilation as a novel clinical condition associated with central sleep apnea: a report of three cases." *Sleep Medicine* 2012; 13. 1317-1320.
Jodianne C. Coffee, "Is chronic hyperventilation syndrome a risk factor for sleep apnea? Part 1." *Journal of Bodywork and Movement Therapies* 2006; 10(2): 134-146.
Xie A et al., "Interaction of hyperventilation and arousal in the pathogenesis of idiopathic central sleep apnea." *Am J Respire Crit Care Med* 1994; 150: 489-495

52 Siegfried Mense, Ulrich Hoheisel, "Evidence for the existence of nociceptors in rat thoracolumbar fascia." *Journal of Bodywork and Movement Therapies*. 2016. In Press http://dx.doi.org/10.1016/j.jbmt.2016.01.006.
Langevin HM, "Connective tissue: a body-wide signaling network?" *Med Hypotheses*. 2006; 66(6): 1074-7.
羅伯特．施萊普，約翰娜．拜爾《肌筋膜健身全書》(商周：2016)，頁 36-51。

53 Thomas W. Myers 《解剖列車：針對徒手及動作治療師的肌筋膜筋線》（台灣愛思唯爾：2016）

54 原林《筋膜學》（清華大學出版社：2011）

55 Haake M, et al., "German Acupuncture Trials (GERAC) for chronic low back pain: randomized, multicenter, blinded, parallel-group trial with 3 groups." *Arch Intern Med*. 2007 24; 167(17): 1892-8.

56 Stefano Piccolo，"扭轉細胞命運"，《科學人雜誌》（2014 年 11 月第 153 期）

57 Donald E. Ingber, "The Architecture of Life." *Scientific American* January 1998: 48-57.

58 Donald E. Ingber, et al., "Mechanobiology and Developmental Control." *Annual Review of Cell and Developmental Biology* 2013;29: 27-61. 參考影片 https://goo.gl/OybFuz.

❷ Debevec T et al., "Separate and combined effects of 21-day bed rest and hypoxic confinement on body composition." *Eur J Appl Physiol* 2014; 114: 2411-2425.
Kong Z et al., "Normobaric hypoxia training causes more weight loss than normoxia training after a 4-week residential camp for obese young adults." *Sleep Breath* 2014; 18: 591-597.
Voss JD et al., "Association of elevation, urbanization and ambient temperature with obesity prevalence in the United States." *International Journal of Obesity* 2013;37: 1407-1412.
Lippl FJ et al., "Hypobaric hypoxia causes body weight reduction in obese subjects." *Obesity* 2010;18: 675-681.
Wiesner S, et al., "Influences of normobaric hypoxia training on physical fitness and metabolic risk markers in overweight to obese subjects." *Obesity* 2009;18: 116-120.
Netzer NC, et al., "Low intense physical exercise in normobaric hypoxia leads to more weight loss in obese people than low intense physical exercise in normobaric sham hypoxia." *Sleep Breathe* 2008;12: 129-134.

43 Kayser B, Verges S. "Hypoxia, energy balance and obesity: from pathophysiological mechanisms to new treatment strategies." *Obes Rev*. 2013;14(7): 579-92.

44 羅伯· 唐恩《我們的身體，想念野蠻的自然：人體的原始記憶與演化》（商周：2012）
丹尼爾· 李伯曼《從叢林到文明，人類身體的演化和疾病的產生》（商周：2014）

45 Sano M, et al, "Increased oxygen load in the prefrontal cortex from mouth breathing: a vector-based near-infrared spectroscopy study." *Neuroreport*. 2013; 24(17): 935-40.

46 Terry Bolin, "Wind: problems with intestinal gas." *Australian Family Physician* 2013; 42(5): 280-283.
R.A. Hinder, G.P. Fakhre, "A question of gas." *Digestive and Liver Disease* 2007; 39: 319-320.

47 Iurii Koboziev, et al., " Role of the enteric microbiota in intestinal homeostasis and inflammation." *Free Radical Biology and Medicine* 2014; 68: 122–133.
Valérie Andriantsoanirina, et al., "Tolerance of Bifidobacterium human isolates to bile, acid and oxygen." *Anaerobe* 2013; 21: 39-42.
Michael Graham Espey, "Role of oxygen gradients in shaping redox relationships between the human intestine and its microbiota." *Free Radical Biology and Medicine* 2013; 55: 130–140.
Akshat Talwalkar, Kaila Kailasapathy, "The Role of Oxygen in the Viability of Probiotic Bacteria with Reference to L. acidophilus and Bifidobacterium spp.." *Curr. Issues Intest. Microbiol*. 2004; 5: 1-8.
Kevin P. et al., "Role of reactive metabolites of oxygen and nitrogen in inflammatory bowel disease." *Free Radical Biology & Medicine* 2002; 33(3): 311–322.

38 Thomas Rothe, "High-altitude sojourn: a treatment option in allergic asthma." *Swiss Med Wkly 2013*; 143: w13833.

Ezzati M, et al. "Altitude, life expectancy and mortality from ischaemic heart disease, stroke, COPD and cancers: national population-based analysis of US counties." *J Epidemiol Community Health*, 2012; 66: e17.

Youk AO, et al., "An ecological study of cancer mortality rates in high altitude counties of the United States." *High Alt Med Biol*. 2012;13: 98-104.

Lucia H. Rijssenbeek-Nouwens, et al., "High-altitude treatment in atopic and nonatopic patients with severe asthma." *Eur Respir J, 2012; 40*: 1374–1380.

Sullivan JL, et al., "Lower mortality from coronary heart disease and stroke at higher altitudes in Switzerland." *Circulation* 2010;121: e376.

Laniado-Laborin R, et al., "Chronic obstructive pulmonary disease case finding in Mexico in an at-risk population." *Int J Tuberc Lung Dis* 2011; 15: 818-823.

Faeh D, et al., "Lower mortality from coronary heart disease and stroke at higher altitudes in Switzerland." *Circulation* 2009;120: 495-501.

Günter Menz, "Effect of sustained high altitude on asthma patients." *Expert Rev Respir Med* 2007; 1(2): 219-25.

Menezes AMB, et al., "Chronic obstructive pulmonary disease in five Latin American cities (the PLATINO study): a prevalence study." *Lancet* 2005; 366: 1875-1881.

Baibas N, et al. "Residence in mountainous compared with lowland areas in relation to total and coronary mortality. A study in rural Greece." *J Epidemiol Community Health* 2005; 59: 274-278.

Franz Petermann et al., "Effects of Allergen Avoidance at High Altitude on Children with Asthma or Atopic Dermatitis." *Pediatric Asthma, Allergy & Immunology* 2004; 17(1): 15-24.

Amsel J, et al., "Relationship of site-specific cancer mortality rates to altitude." *Carcinogenesis* 1982; 3: 461-465.

Mortimer EA Jr et al., "Reduction in mortality from coronary heart disease in men residing at high altitude. " *N Engl J Med* 1977; 296: 581-585.

39 Winkelmayer WC et al., "Altitude and the risk of cardiovascular events in incident US dialysis patients." *Nephrol Dial Transplant*, 2012; 27: 2411-2417.

Wozniak CJ, et al., "Improved survival in heart transplant patients living at high altitude." *J Thorac Cardiovasc Surg*, 2012; 143: 735-741.

40 Weinberg CR, et al., "Altitude, radiation, and mortality from cancer and heart disease." *Radiat Res*. 1987; 112(2): 381-90.

41 Third European Consensus Conference in Intensive Care Medicine. "Tissue hypoxia: How to detect, how to correct, how to prevent." *American Journal of Respiratory and Critical Care Medicine* 1996, 154(5): 1573-1578.

Andrew B. et al., "Perioperative Oxygen Toxicity." *Anesthesiology Clin* 2012; 30: 591-605.
Ola Didrik Saugstad, "Take a breath - but do not add oxygen (if not needed)" *Acta Padiatroca* 2007; 96: 798-800.

30 Augusto Sola, "Oxygen in neonatal anesthesia: friend or foe?" *Curr Opin Anaesthesil* 2008; 21(3): 332-339.

31 Stadtman, E.R., "Role of oxidant species in aging." *Curr. Med. Chem* 2004; 11: 1105–1112.
Finkel T., et al., "Oxidants, oxidative stress and the biology of ageing." *Nature* 2000; 408: 239–245
Schwarze S.R. et al., "Oxidative stress and aging reduce Cox 1 RNA and cytochrome oxidase activity in Drosophila." *Free Radic. Biol. Med* 1998; 25: 740–747.
Sohal R.S., et al., "Simultaneous overexpression of copper- and zinc-containing superoxide dismutase and catalase retards age-related oxidative damage and increases metabolic potential in Drosophila melanogaster. " *J. Biol. Chem* 1995; 270: 15671–15674.

32 Sagone AL Jr. "Effect of hyperoxia on the carbohydrate metabolism of human lymphocytes." *Am J Hematol*. 1985; 18: 269–274.

33 Nick Lane, Oxygen: *The molecule that made the world* (Oxford University Press, 2003)

34 Amorin B, et al., "Characterisitics of Mesenchymal stem cells under hypoxia." *CellBio* 2013; 2: 11-19.

35 Tung-Fu Huang, et al., "Mesenchymal stem cells from a hypoxic culture improve and engraft achilles tendon repair." *The American Journal of Sports Medicine* 2013; 41(5): 1117-1125.

36 Ching-Ping Chang, et al., "Hypoxic preconditioning enhances the therapeutic potential of the secretome from cultured human mesenchymal stem cells in experimental traumatic brain injury." *Clinical Science* 2013; 124: 165-176.
Ara J, "Hypoxic- preconditioning enhances the regenerative capacity of neural stem/progenitors in subventricular zone of newborn piglet brain." *Stem Cell Research* 2013; 11(2): 669-686.
Yen-Zhen Lu, et al., "Neutrophil priming by hypoxic preconditioning protects against epithelial barrier damage and enteric bacterial translocation in intestinal ischemia/reperfusion." *Laboratory Investigation* 2012; 92: 783-796.

37 王維平，《慢性間歇性低壓低氧對癲癇大鼠的腦保護作用和機制探討》，河北醫科大學神經病學博士論文，2014 年。
王證豪，《低氧預處理減弱海人草酸在大白鼠海馬迴所引起的神經毒性》，國立陽明大學生理學研究所碩士論文，2002 年。

㉑ B.J. Rawdin, et al., “Dysregulated relationship of inflammation and oxidative stress in major depression.” *Brain Behav Immun*. 2013; 31: 143–152.
Simone Reuter, et al., “Oxidative stress, inflammation, and cancer: how are they linked?” *Free Radic Biol Med* 2010; 49(11): 1603–1616.
Nemat Khansari et al., “Chronic inflammation and oxidative stress as a major cause of age-related diseases and cancer,” *Recent Patents on Inflammation & Allergy Drug Discovery* 2009;3: 73-80.
Barry Halliwell and John Gutteridge, *Free Radical in Biology and Medicine* (Oxford University Press, 2007)
Okayama Y, “Oxidative stress in allergic and inflammatory skin diseases.” *Curr Drug Targets Inflamm Allergy* 2005;4(4): 517-519.
Russell PB, et al., “Oxidative stress in allergic respiratory diseases.” *Journal of Allergy and Clinical Immunology* 2002; 110(3): 349-356.

㉒ J. P. Kehrer, et al., “Free Radicals and Reactive Oxygen Species,” ed. by Charlene A McQueen, *Comprehensive Toxicology* (Elsevier, 2010): 277-308.

㉓ Downs JB, “Has oxygen administration delayed appropriate respiratory care? Fallacies regarding oxygen therapy.” *Respir Care* 2003; 48(6): 611-620.

㉔ Ola Didrik Saugstad, “Take a breath - but do not add oxygen (if not needed).” *Acta Padiatroca* 2007; 96: 798-800.

㉕ Munkeby B H, et al. “Resuscitation of hypoxic piglets with 100% O2 increases pulmonary metalloproteinases and IL-8.” *Pediatr Res* 2005; 58: 542- 8.
G E Carpaganano, et al. “Supplementary oxygen in healthy subjects and those with COPD increases oxidative stress and airway inflammation.” *Thorax* 2004; 59: 1016- 1019.
Bagenholm R, et al., “Free radicals are formed in the brain of fetal sheep during reperfusion after cerebral ischemia.” *Pediatr Res*, 1998; 43: 271-5.

㉖ William J. et al. “Consequences of Hyperoxia and the Toxicity of Oxygen in the Lung,” *Nursing Research and Practice* 2011; 1-7.
Editorial I, “Just a little oxygen to breathe as you go off to sleep...is it always a good idea?” *British Journal of Anaesthesia* 2007; 99(6): 760 71.

㉗ Solberg R. et al. “Resuscitation of hypoxic newborn piglets with oxygen induces a dose-dependent increase in markers of oxidation.” *Pediatr Res* 2007; 62: 559-563.

㉘ Thomas C Blakeman Msc RRT, “Evidence for oxygen use in the hospitalized patient: is more really the enemy of good?” *Respiratory Care* 2013; 58(10): 1679-1694.

㉙ Mike McEvoy, “Can oxygen hurt? Drug we use most often can cause harm if we give it without good reason. ” *EMS1.com* 2012 July 1. http://goo.gl/8oH34U

❻ Wagne PD, "Muscle intracellular oxygenation during exercise: optimization for oxygen transport, metabolism, and adaptive change." *Eur J Appl Physiol* 2012; 112:1–8.

❼ "The Player's Poll." *FourFourTwo* February 2013: 47.

❽ Schwenk TL, et al., "Depression and pain in retired professional football players." *Med Sci Sports Exerc*. 2007; 39(4): 599-605.

❾ Fisher-Wellman K, et al., "Acute exercise and oxidative stress: a 30 year history." *Dynamic Medicine* 2009; 13(8): 1-25.
Powers SK, et al., "Exercise-induced oxidative stress: cellular mechanisms and impact on muscle force production." *Physiol Rev*. 2008 Oct; 88(4): 1243-76.
Cooper CE, et al., "Exercise, free radicals and oxidative stress." *Biochemical Society Transactions* 2002(30): 280-285.

❿ Dillard CJ, et al. "Effects of exercise, vitaminE, and ozone on pulmonary function and lipid peroxidation." *J Appl Physiol* 1978; 45(6): 927-932.

⓫ Fisher-Wellman K, et al., "Acute exercise and oxidative stress: a 30 year history." *Dynamic Medicine* 2009; 13(8): 1-25.

⓬ Davies KJA, et al., "Free radicals and tissue damage produce by exercise." *Biochemistry, Biophysiological Research Communication* 1982; 107 (4): 1198-1205.

⓭ Kenneth Cooper, *Antioxidant Revolution* (Thomas Nelson Publishers, 1994)

⓮ John Hall, "Diffusion of Oxygen from the Peripheral Capillaries to the Tissue Cells." *Guyton and Hall textbook of medical physiology* (Saunders/Elsevier, 2011): 497.

⓯ Third European Consensus Conference in Intensive Care Medicine. "Tissue hypoxia: How to detect, how to correct, how to prevent."*American Journal of Respiratory and Critical Care Medicine*, 1996; 154(5): 1573-1578.

⓰ Sagone AL Jr. "Effect of hyperoxia on the carbohydrate metabolism of human lymphocytes." *Am J Hematol*. 1985; 18: 269–274.

⓱ Emily Monosson, *Evolution in a Toxic World. How Life Responds to Chemical Threats* (Island Press, 2012)

⓲ Doris Abele, "Toxic oxygen: the radical life-giver." *Nature* 2002; 420(6911): 27.

⓳ Barry Halliwell and John Gutteridge, *Free Radical in Biology and Medicine* (Oxford University Press, 2007): 1.

⓴ John E Heffner, "The Story of Oxygen." *Respiratory Care* 2013; 58(1): 19.

Notes
資料來源

❶ Terry Des Jardins, "Chapter 6- Oxygen Transport Calculation." *Cardiopulmonary Anatomy & Physiology: Essentials of Respiratory Care six edition* (2013): 277.

❷ Randolph W. Evans, "Hyperventilation Syndorme." *Imitators of Epilepsy 2th ed*. (Demos Medical, 2004)

❸ Steven G. Gabbe, et al., "Gas Exchange." *Obstetrics: Normal and Problem Pregnancies 6th ed*. (Elsevier Saunders, 2012): 50.
Susan Blackburn, "Respiration system." *Maternal, Fetal, and Neonatal Physiology 4th ed*. (Elsevier Saunders, 2014): 300.

❹ P.Saikumar, et al., "Oxidative Stress in Pregnancy." *Journal of Dental and Medical Sciences* 2013; 3(6): 12-13.
Sabau LI, et al., "Changes in serum levels of reactive oxygen species, antioxidants and nitric oxide during normal pregnancy." *J Physiol* 2005; 567P: C140.
Ashok Agarwal, et al., "Role of oxidative stress in female reproduction." *Reproductive Biology and Endocrinology* 2005; 3(28): 1-21.

❺ Al-Gubory KH, et al., "The roles of cellular reactive oxygen species, oxidative stress and antioxidants in pregnancy outcomes." *Int J Biochem Cell Biol* 2010; 42(10): 1634-1650.

國家圖書館出版品預行編目資料

鬆肩頸、解疼痛、通鼻病、救失眠，我有一套：
閉嘴咬一咬，調整筋膜自癒力 / 林彥璋，林子宸作 .
-- 初版 . -- 新北市：方舟文化出版：
遠足文化發行，2016.10
面；　公分 . --（生活方舟；20）
ISBN 978-986-92689-8-1(平裝)

1. 呼吸法 2. 健康法

411.12　　105014106

生活方舟 0ALF020

鬆肩頸、解疼痛、通鼻病、救失眠，我有一「套」！

——閉嘴咬一咬，調整筋膜自癒力

作　　者　林彥璋、林子宸
封面設計　耶麗米
內文設計　游萬國
插　　畫　林家棟
行銷企劃　林佩蓉、林裴瑤
副總編輯　郭玢玢
總 編 輯　林淑雯

出 版 者　方舟文化出版/遠足文化事業股份有限公司
發　　行　遠足文化事業股份有限公司（讀書共和國出版集團）
231 新北市新店區民權路 108 - 2 號 9 樓
電　　話｜(02) 2218 - 1417
傳　　真｜(02) 8667 - 1891
劃撥帳號｜19504465
戶　　名｜遠足文化事業股份有限公司
客服專線｜0800-221-029
E-MAIL｜service@bookrep.com.tw
網　　站｜http://www.bookrep.com.tw/

印　　製　通南印刷股份有限公司　電話｜(02)2221-3532
法律顧問　華洋法律事務所　蘇文生律師
定　　價　360 元
初版一刷　2016 年 10 月
初版十刷　2024 年 08 月